科学出版社"十四五"普通高等教育本科规划教材

中医耳鼻咽喉科学

主编 朱镇华

科学出版社

北　京

内 容 简 介

本教材分为上、下两篇，上篇为总论，包括绪论、耳鼻咽喉应用解剖与生理、耳鼻咽喉基本检查法、耳鼻咽喉与脏腑经络的联系、耳鼻咽喉疾病的病因病机概述、耳鼻咽喉疾病的诊断要点、耳鼻咽喉疾病的治疗概要、耳鼻咽喉科常用外治法；下篇为各论，详述50余种耳鼻咽喉临床常见疾病；并附常用方剂索引，以供读者进一步查阅。

本教材可供中医临床工作者、医学院校学生及中医爱好者参考阅读。

图书在版编目（CIP）数据

中医耳鼻咽喉科学／朱镇华主编. —北京：科学出版社，2023.7
科学出版社"十四五"普通高等教育本科规划教材
ISBN 978-7-03-075387-8

Ⅰ.①中… Ⅱ.①朱… Ⅲ.①中医五官科学－耳鼻咽喉科学－高等学校－教材 Ⅳ.①R276.1

中国国家版本馆 CIP 数据核字(2023)第 063832 号

责任编辑：郭海燕 李 媛／责任校对：刘 芳
责任印制：徐晓晨／封面设计：蓝正设计

版权所有，违者必究。未经本社许可，数字图书馆不得使用

科学出版社 出版
北京东黄城根北街 16 号
邮政编码：100717
http://www.sciencep.com

北京虎彩文化传播有限公司 印刷
科学出版社发行 各地新华书店经销

*

2023 年 7 月第 一 版　开本：787×1092　1/16
2023 年 7 月第一次印刷　印张：15
字数：423 000

定价：59.00 元
（如有印刷质量问题，我社负责调换）

《中医耳鼻咽喉科学》
编委会

主　审　田道法
主　编　朱镇华
副主编　冷　辉　申　琪
编　委（按姓氏笔画排列）

王贤文　湖南中医药大学
邓可斌　湖北中医药大学
申　琪　河南中医药大学
白丽君　甘肃中医药大学
朱任良　广州中医药大学
朱镇华　湖南中医药大学
刘莉萍　陕西中医药大学
闫占峰　北京中医药大学
李　岩　黑龙江中医药大学
李　莉　山西中医药大学
杨仕蕊　天津中医药大学
杨荣刚　贵州中医药大学
吴拥军　南京中医药大学
冷　辉　辽宁中医药大学
汪常伟　新疆医科大学
宋若会　安徽中医药大学

张剑宁　上海中医药大学
陈　宇　福建中医药大学
陈　潇　广西中医药大学
孟　伟　山东中医药大学
姜　红　宁夏医科大学
秦　琼　云南中医药大学
徐婧瑶　长春中医药大学
郭树繁　河北中医学院
唐旭霞　浙江中医药大学
陶　波　江西中医药大学
谢　慧　成都中医药大学

学术秘书　马月湘　湖南中医药大学

编写说明

党的二十大报告提出：加强基础学科、新兴学科、交叉学科建设，加快建设中国特色、世界一流的大学和优势学科。高等教育体系在教育体系中具有引领性、先导性作用，在加快建设高质量教育体系中应走在时代前列。本教材的编写对于建设具有中国特色的优势中医耳鼻咽喉科学具有重要意义，在二十大胜利召开的背景下，根据《国务院办公厅关于加快中医药特色发展的若干政策措施》、《国务院办公厅关于深化医教协同进一步推进医学教育改革与发展的意见》、《教育部关于一流本科课程建设的实施意见》（教高〔2019〕8号）、《高等学校课程思政建设指导纲要》（教高〔2020〕3号）等文件的精神，由全国26所高等中医药院校集体编写而成，供中医学专业五年制本科教学使用，也可供本专业硕士、博士研究生及其他专业本科生、硕士研究生，以及从事耳鼻咽喉科临床工作者参考使用。

本教材在编写过程中参考了历年的中医和中西医结合耳鼻咽喉科学规划教材内容，同时结合本教材的定位：依据中医药行业人才培养规律和实际需求，旨在以课程思政为抓手，五育并举，立德树人，以"三基"、"五性"、"三特定"为基础，服务于中医药人才的中医思维培养与临床技能培训，及中医药人才创新能力和实践能力的培养。因此本教材注重思政内容的结合，突出临床思维能力的培养，在保持并突出中医特色的同时，也结合目前的临床实际情况，进行了部分内容的增补与调整，如没有录入传统的口齿部分内容，同时对专科常见的危急重症处理及疫毒性疾病进行了增补，以使学生适应新形势下对临床实践能力的需求。

全书分为上、下两篇，上篇为总论，包括绪论、耳鼻咽喉应用解剖与生理、耳鼻咽喉基本检查法、耳鼻咽喉与脏腑经络的联系、耳鼻咽喉疾病的病因病机概述、耳鼻咽喉疾病的诊断要点、耳鼻咽喉疾病的治疗概要、耳鼻咽喉科常用外治法；下篇为各论，详述50余种耳鼻咽喉临床常见疾病；并附常用方剂索引，以供师生进一步查阅参考。

在编写分工上，我们主要考虑了编写人员本身的研究方向和专业特长。本教材第一章由朱镇华编写；第二章由孟伟编写；第三章由徐婧瑶编写；第四章、第五章由杨仕蕊编写；第六章、第七章由邓可斌编写；第八章由杨荣刚编写；第九章第一至二节由闫占峰编写，第三至四节由唐旭霞编写；第十章第一至三节由秦琼编写，第四至六节由白丽君编写，第七至九节由吴拥军编写，第十至十二节由陶波编写；第十一章第一至四节由宋若会编写，第五至七节由冷辉编写，第八至十节由谢慧编写；第十二章第一至三节由李莉编写，第四至六节由陈宇编写，第十二章第七节及

第十三章第十六节由姜红编写；第十三章第一至三节由申琪编写，第四至六节由郭树繁编写，第七至九节由陈潇编写，第十至十二节由李岩编写，第十三至十五节由张剑宁编写；第十四章由王贤文编写；第十五章由朱任良编写；附录由汪常伟编写。数字化工作也是由各位编者分别负责。湖南中医药大学田道法教授系统审阅了全书并提出了宝贵的修改意见。对各位编委的辛勤工作，在此一并致谢！

本教材的编纂工作，按照新的编写要求并无前例可循，许多内容亦是大胆的改革和创新，需要在新时代背景下的教学实践中接受检验，并在此过程中逐步修订完善，同时因编者们对学科问题的认识差异，编写内容与形式难免有所疏漏。在此，恳请读者和同道在使用过程中慧眼识瑕，不吝赐教，以便再版时更趋完善。

《中医耳鼻咽喉科学》编委会

2023年1月

目 录

上篇 总 论

第一章 绪论 2
第二章 耳鼻咽喉应用解剖与生理 5
    第一节 鼻的应用解剖与生理 5
    第二节 咽的应用解剖与生理 11
    第三节 喉的应用解剖与生理 14
    第四节 耳的应用解剖与生理 18
第三章 耳鼻咽喉基本检查法 26
    第一节 物理检查法 26
    第二节 内镜检查法 30
    第三节 嗅觉检查法 30
    第四节 听功能检查法 30
    第五节 前庭功能检查法 33
第四章 耳鼻咽喉与脏腑经络的联系 35
    第一节 鼻与脏腑经络的关系 35
    第二节 咽与脏腑经络的关系 37
    第三节 喉与脏腑经络的关系 38
    第四节 耳与脏腑经络的关系 40
第五章 耳鼻咽喉疾病的病因病机概述 42
    第一节 耳鼻咽喉疾病的病因 42
    第二节 耳鼻咽喉疾病的主要病机 43
第六章 耳鼻咽喉疾病的诊断要点 46
    第一节 鼻部疾病的诊断要点 46
    第二节 咽部疾病的诊断要点 47
    第三节 喉部疾病的诊断要点 48
    第四节 耳部疾病的诊断要点 48
第七章 耳鼻咽喉疾病的治疗概要 50
    第一节 鼻部疾病治疗概要 50
    第二节 咽部疾病治疗概要 51

第三节　喉部疾病治疗概要 53
　　第四节　耳部疾病治疗概要 54
第八章　耳鼻咽喉科常用外治法 56
　　第一节　鼻部常用外治方法 56
　　第二节　咽喉部常用外治方法 59
　　第三节　耳部常用外治方法 59

下篇　各　论

第九章　耳鼻咽喉科常见急危重症 62
　　第一节　耳鼻咽喉异物 62
　　　　异物入鼻 62
　　　　骨鲠 64
　　　　异物入耳 69
　　第二节　耳鼻咽喉面颈损伤 71
　　　　鼻损伤 71
　　　　耳损伤 73
　　　　咽喉损伤 74
　　　　颌面损伤 75
　　　　颈部损伤 76
　　第三节　呼吸困难 79
　　第四节　吞咽困难 83

第十章　鼻部疾病 87
　　第一节　鼻疔 87
　　第二节　鼻疮 88
　　第三节　鼻疳 90
　　第四节　伤风鼻塞 92
　　第五节　鼻窒 94
　　第六节　鼻槁 96
　　第七节　鼻鼽 98
　　第八节　急鼻渊 101
　　第九节　慢鼻渊 103
　　第十节　小儿鼻渊 105
　　第十一节　鼻息肉 107
　　第十二节　鼻衄 109

第十一章　咽部疾病 113
　　第一节　急喉痹 113
　　第二节　慢喉痹 114
　　第三节　急乳蛾 117
　　第四节　慢乳蛾 119

  第五节 喉关痈 ··· 121
  第六节 里喉痈 ··· 123
  第七节 侧喉痈 ··· 124
  第八节 颃颡窒塞症 ·· 127
  第九节 鼾眠症 ··· 129
  第十节 梅核气 ··· 132
第十二章 喉部疾病 ··· 135
  第一节 会厌痈 ··· 135
  第二节 急喉喑 ··· 137
  第三节 慢喉喑 ··· 139
  第四节 急喉风 ··· 141
  第五节 喉息肉 ··· 144
  第六节 咽喉反流病 ·· 146
  第七节 肝郁失音 ··· 149
第十三章 耳部疾病 ··· 152
  第一节 耳疖 ·· 152
  第二节 耳疮 ·· 153
  第三节 旋耳疮 ··· 155
  第四节 耳癣 ·· 156
  第五节 耳膜疮 ··· 158
  第六节 耳火带疮 ··· 159
  第七节 急脓耳 ··· 161
  第八节 慢脓耳 ··· 164
  第九节 脓耳变证 ··· 166
    耳后附骨痈 ·· 167
    脓耳面瘫 ··· 168
    脓耳眩晕 ··· 170
    黄耳伤寒 ··· 173
  第十节 耳胀耳闭 ··· 175
  第十一节 暴聋 ··· 177
  第十二节 久聋 ··· 180
  第十三节 耳鸣 ··· 183
  第十四节 耳眩晕 ·· 187
  第十五节 耳面瘫 ·· 191
  第十六节 肝郁耳聋 ··· 194
第十四章 耳鼻咽喉的疫毒性疾病 ··· 197
  第一节 白喉 ·· 197
  第二节 耳鼻咽喉颈部瘰疬 ··· 199
  第三节 艾毒在耳鼻咽喉头颈部的表现与诊治 ·· 202

第十五章　耳鼻咽喉头颈部瘤与菌 206
　　第一节　耳鼻咽喉头颈部的痰包 206
　　第二节　耳鼻咽喉头颈部的瘤病 208
　　第三节　耳鼻咽喉头颈部菌与岩 211
　　　　鼻菌 211
　　　　颃颡岩 213
　　　　喉核菌 217
　　　　咽菌 219
　　　　喉菌 221
　　　　耳菌 223

思维导图二维码 225
课件二维码 225
附录 226

上篇 总 论

第一章 绪 论

一、中医耳鼻咽喉科学的定义和特点

中医耳鼻咽喉科学是运用中医基本理论和方法,研究人体耳鼻咽喉各器官的生理、病理及其疾病防治规律的一门临床学科。

耳鼻咽喉位居人体头颈部,具有狭小细长弯曲幽深的特点,其与内在的五脏六腑有着密切的联系,生理功能特殊、病理变化复杂。这些特点决定了中医耳鼻咽喉科学在中医学领域中独具自己的专科特色。

中医耳鼻咽喉科学的学习及临床应用,需不断强化中医整体观念,强调局部与整体相互作用关系,以扎实的中医基础理论与方法为基点,合理汲取现代诊疗技术优势,辨病与辨证相结合,内治与外治相结合,以达到有效防治疾病的目的。

二、中医耳鼻咽喉科学发展历程

夏商时期,人们对耳鼻咽喉疾病已有了初步的认识,如在殷墟甲骨文中就有"疾耳"、"疾言"等记载。从文字结构及其意义上来看,当时已经知道耳能听声音、鼻有嗅气味的功能,并有耳鼻咽喉病症的初步记录。

西周时期,人们在生活实践中已认识到耳鼻咽喉疾病与自然环境和气候的异常变化有密切关系,如《礼记·月令》中有记载"季秋行夏令,则其国大水,冬藏殃败,民多鼽嚏"。

春秋战国时期,是中华文化发展的活跃阶段,中医药作为中华传统文化的重要组成部分,在此阶段亦得到了极大的繁荣发展,涌现出许多经典之作,其中就分散记载了不少耳鼻咽喉疾病的防治经验。如《左传·僖公二十四年》提出"耳不听五声之和为聋",这是关于耳聋的最早定义。1973年长沙马王堆出土的帛书《五十二病方》是我国现存最早的医籍之一(成书于公元前6世纪至公元前4世纪),其中涉及耳鼻咽喉方面的内容有多处,尤其是这一时期产生了系统论述并奠定中医学的理论基础的巨著《黄帝内经》,它关于耳鼻咽喉方面的论述亦是相当丰富。例如,它首次提出五官是五脏的外窍,五脏通过经络联系将五官与全身连为一个整体。如《灵枢·五阅五使》指出:"鼻者,肺之官也;目者,肝之官也;口唇者,脾之官也;舌者,心之官也;耳者,肾之官也。"《灵枢·脉度》谓:"肺气通于鼻,肺和则鼻能知香臭矣;心气通于舌,心和则舌能知五味矣……肾气通于耳,肾和则耳能闻五音矣。"脏腑的病理变化可循经反映于五官,因此五官的功能活动在一定程度上反映了五脏的生理功能和病理变化,如《灵枢·本神》谓"肺气虚,则鼻塞不利,少气",《素问·气厥论》谓:"胆移热于脑,则辛頞鼻渊,鼻渊者,浊涕下不止也。"《黄帝内经》中还记载了不少针刺治疗耳鼻咽喉疾病的技巧,如《灵枢·刺节真邪》谓:"刺邪,以手坚按其两鼻窍,而疾偃,其声必应于针也。"《难经》在《黄帝内经》的基础上,对耳、鼻、咽、喉等部位的解剖进行了更全面而具体的论述,尤其是对咽和喉的解剖做了进一步补充,如《难经·四十二难》提出："咽门重十二两，广二寸半，至胃长一尺六寸"、"喉咙重十二两，广二寸，长一尺二寸，九节"。《神农本草经》是我国现存最早的药物学专著，载药365种，其中论及治疗耳鼻咽喉疾病的药物有50余种，这些药物大多沿用至今。

秦汉时期，医学开始分科，共分九科，其中含咽喉科。《淮南子》记载："喉中有病，无害于息，不可凿也。"说明当时已开展手术方法治疗喉部疾病。张仲景《伤寒杂病论》，以六经论伤寒，以脏腑论杂病，创立了包括理、法、方、药在内的辨证论治原则，对耳鼻咽喉专科疾病的诊治也产生很大的影响，其中记载了对少阴咽痛证进行辨证论治的内容，如运用猪肤汤、甘草汤、桔梗汤、苦酒汤、半夏散及半夏汤等不同方药治疗不同的咽喉病，成为后人治疗咽喉诸病的常用方法；《金匮要略》最先描述"妇人咽中如有炙脔"一症，即后世所称"梅核气"，所创立的半夏厚朴汤一直沿用至今。

魏晋南北朝时期，葛洪《肘后备急方》记载了百虫入耳及气道异物、食管异物的处理方法，如用韭菜取食管鱼骨等，还提出了用药液（或药末）滴耳治疗耳部疾病。皇甫谧《针灸甲乙经》对耳鼻咽喉疾病的针灸治疗也有不少记载。

隋唐时期，巢元方的《诸病源候论》开设专卷论述耳鼻咽喉疾病的病因，并另设专卷论述小儿耳鼻咽喉疾病；全书论及耳鼻咽喉口齿疾病130余候，共40余种疾病，提出了脓耳误治或失治所致之脓耳变证等危候。624年由唐政府设立的太医署是世界上最早的医学校，分医学部和药学部，医学部分医科、针科、按摩科和咒禁科四大科，医科下分体疗、疮肿、少小、耳目口齿、角法5个专业，可见当时"耳目口齿"（类今之五官科）已开始形成一个独立的专科。孙思邈《备急千金要方》、《千金翼方》中将鼻、口、舌、唇、齿、喉、耳病归为七窍病，收集治法甚多，列方291首，列有通九窍药品、衄血药品、耳聋药品、口干舌燥药品等；除内治外，还广泛地采用药物外治、手术、针灸、砭法、导引、食疗等，如提出用烧灼法治疗咽喉疾病。

两宋时期，医学分科更齐全，设十三科，其中有口齿兼咽喉科。由政府主持编撰的《太平圣惠方》、《圣济总录》、《太平惠民和剂局方》等对耳鼻咽喉疾病记载甚多。《圣济总录》将咽与喉分属不同脏腑，"咽门者，胃气之道路；喉咙者，肺气之往来"，其中耳鼻咽喉内容达6卷，类似于一部耳鼻咽喉专著。陈无择的《三因极一病证方论》对耳鼻咽喉疾病也有比较详尽的论述。沈括《梦溪笔谈》记载："世人以竹木牙骨之类为叫子，置入喉中，吹之能作人言，谓之颡叫子。尝有病喑者，为人所苦，烦冤无以自言，所讼者试取叫子，令颡作之声，如傀儡子，粗能辨其一二，其冤获申。"颡叫子颇类今之人工喉。严用和《济生方》中所载苍耳子散，目前仍广泛应用于临床治疗鼻科疾病。

金元时期，张从正《儒门事亲》对于咽、喉及会厌的功能进行了详细的描述，"咽与喉，会厌与舌，此四者同在一门……会厌与喉，上下以司开阖，食下则吸而掩，气上则呼而出，是以舌抵上腭，则会厌能闭其咽矣。四者相交为用，阙一则饮食废而死矣"，其记载的用纸卷成筒，放入口内，再用筷子缚小钩取异物的方法，已具今日内腔镜下取异物之雏形。刘完素《素问玄机原式》对鼻衄进行了明确的解释，认为"衄者，鼻出清涕也"，同时刘完素《素问病机气宜保命集》提出了"耳聋治肺"的观点，对后世有深刻影响。朱丹溪《丹溪心法》对眩晕发作时的症状进行了生动的描述，"眩者，言其黑运转旋，其状目闭眼暗，身转耳聋，如立舟船之上，起则欲倒"，对其病因病机则提出"无痰不作眩"的观点；该书还首次提出用棉签清洗外耳道再用药之方法，"棉缠竹签拭耳，换棉蘸药入耳"。李东垣注重脾胃，提出的益气升阳法为后世创新发展耳鼻咽喉疾病的内治法提供了很好的理论依据。窦材所辑《扁鹊心书》及窦汉卿著《疮疡全书》有用切开排脓治疗咽喉脓肿及牙痈的记载。《洪氏集验方》记载了应用压迫颈外动脉以止鼻衄的方法。危亦林《世医得效方》将过去有关咽喉疾病的理论和效方进行了一次删芜存精的大整理，并将《儒门事亲》首创的"喉风八证"补充为"喉风十八证",对后世关于喉风的分类有很大影响。

明代,薛己《口齿类要》是现存最早的一本咽喉科专著,书中论述了茧唇、口疮、齿痛、舌证、喉痹、喉痛、骨鲠等多种常见的咽喉疾病,并附若干验案,强调咽喉疾病应从整体上进行论治,因此所载60多首方剂多供内服。《解围元薮》是关于喉麻风的第一部论著。《红炉点雪》首论喉结核。《景岳全书》首载咽喉的梅毒及瘟疫病。《外科正宗》载有鼻息肉摘除方法,"取鼻痔秘法:先用回香草散连吹二次,次用细铜箸二根,箸头钻一小孔,用丝线穿孔内,二箸相离五分许,以二箸头直入鼻痔根上,将箸线绞紧,向下一拔,其痔自然拔落,置水中观其大小。预用胎发烧灰同象牙末等分吹鼻内,其血自止。戒口不发",这一方法与现代医学采用的鼻息肉圈套摘除的手术方法十分相似。《景岳全书》记载了鼓膜按摩法,"凡耳窍或损或塞,或震伤,以致暴聋,或鸣不止者,即宜以手中指于耳窍中轻轻按捺,随捺随放,随放随捺,或轻轻摇动,以引其气。捺之数次,其气必至,气至则窍自通矣"。曹士珩《保生秘要》详细论述了导引、运功治病之法,对于耳鼻咽喉疾病的导引法也搜集甚多,如治耳重(即耳胀),"定息以坐,塞兑,咬紧牙关,以脾肠二指捏紧鼻孔,睁二目,使气串耳通窍内,觉哄哄然有声,行之二三日,通窍为度",此即今之咽鼓管自行吹张法。王肯堂《证治准绳》中列有耳病、鼻病、咽喉病、口病、齿病、唇病等七类,并记载喉、耳、唇等外伤缝合术。

清代吴谦等编著《医宗金鉴》,整理前人的医疗经验,内容丰富,其中载有耳鼻咽喉唇舌的疾病50余种,并附有绘图,便于明了患病的部位,还初次出现了耳挺、耳蕈等病的记载。此外,在清代的不少医书中,对于脓耳的分类及辨证也更为详尽,说明当时对于耳部疾病有了更进一步的认识。清代白喉、烂喉痧等疫喉先后四次大流行,促进了医家们对喉病进行研究和防治,积累了不少经验,因此喉科有较快的发展,喉科专著陆续问世40多种,《喉科指掌》中首次记载运用压舌板检查咽喉,《喉科秘钥》中载有利用光学知识检查咽喉的方法,《重楼玉钥》首先提出用养阴清肺汤治疗白喉,其他还有《尤氏喉科秘书》、《咽喉经验秘传》、《经验喉科紫珍集》等,此外还有专论疫喉的,如《喉白阐微》、《疫痧草》、《白喉全生集》、《白喉治法忌表抉微》、《痧喉正义》、《白喉条辨》等30多种,至此对疫喉有了比较完善的治法。

新中国成立后,1956年开始建立中医学院,相继组建耳鼻咽喉科教研室。在第一、二版《中医喉科学讲义》基础上,1975年出版第三版教材《五官科学》,1979年第四版教材改为《中医耳鼻喉科学》。1982年天津市卫生干部进修学院即已开办3年制中医五官科学专业班,20世纪80年代初辽宁中医学院(现辽宁中医药大学)、北京中医学院(现北京中医药大学)开办中医耳鼻咽喉科学本科专业教育,但正式开办中医五官科学专业本科教育则始于1988年,广州、成都首办,辽宁、湖南、湖北、河南等地相继开办。1984年湖南中医学院(现湖南中医药大学)成为首批中医学硕士学位授权点,后其他中医药院校也相继成为授权点。1998年湖南中医学院开始中医五官科学博士研究生培养工作,现已有多家中医药院校招收培养中医五官科学专业博士研究生。学位教育的发展,大力推进了高层次专业人才的培养及学术进步。1987年9月,中华中医药学会耳鼻喉科分会在南京成立,中医耳鼻喉科学第一次有了自己的学术团体,更进一步促进了专科学术交流和进步。

总体而言,中医耳鼻咽喉科学是一门古老而新兴的学科,经过无数代人的努力,学科建设取得了很大进步,但也仍存在许多有待于攻克的难题,需不断传承创新,以更好地服务于大众健康。

第二章　耳鼻咽喉应用解剖与生理

第一节　鼻的应用解剖与生理

一、鼻的应用解剖

鼻位于面部中央，由外鼻、鼻腔和鼻窦三部分组成。

（一）外鼻

外鼻突出于面部中央，其形似一基底向下的三棱锥体，上窄下宽（图2-1）。外鼻以骨和软骨为支架，外覆皮肤而组成。左右鼻骨构成骨性支架，分别与上颌骨额突和额鼻突连接。左右成对的鼻外侧软骨、鼻侧软骨及鼻翼软骨等构成软骨支架（图2-2）。鼻骨下缘、上颌骨额突内侧缘和腭突游离缘共同围成梨状孔。

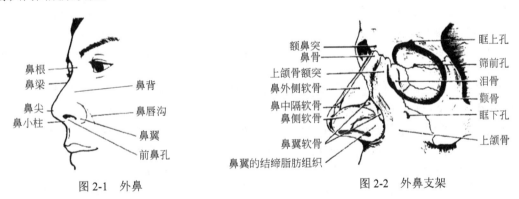

图2-1　外鼻　　　　　　　　图2-2　外鼻支架

1. 鼻骨　鼻骨左右成对，于中线处互相融合。其上部窄厚，下部宽薄，易受外伤而致骨折。

2. 软骨

（1）鼻外侧软骨：又称隔背软骨，位于鼻背部两侧，中间为鼻中隔软骨，互相连接成"个"字形结构，是构成鼻背外形的重要软骨支架。

（2）鼻侧软骨：左右各一，底面呈马蹄形，有内、外侧两脚。外侧脚构成鼻翼的支架，左右内侧脚向内侧延伸夹鼻中隔软骨前下部分构成鼻小柱支架，另有鼻翼软骨和籽状软骨（统称鼻副软骨）填充于鼻外侧软骨和鼻侧软骨之间。

3. 外鼻的皮肤　鼻根及鼻背处皮肤薄而松弛。鼻尖、鼻翼处皮肤较厚，与皮下组织及软骨膜紧密相连，而且富含皮脂腺和汗腺，是粉刺、痤疮、酒渣鼻和鼻疖的好发部位。

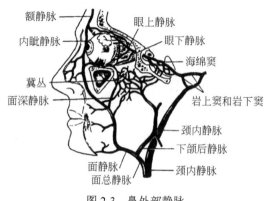

图 2-3 鼻外部静脉

4. 外鼻的血管、淋巴和神经 外鼻的血液供应特别丰富。动脉源自眼动脉分支鼻背动脉和面动脉的分支鼻外侧支及其终末之内眦动脉，静脉通过面静脉、内眦静脉汇入颈内静脉。由于内眦静脉又可经眼上、下静脉与海绵窦相通且面静脉管内无瓣膜（图 2-3），血液可双向流通，故上唇及外鼻区域（又称危险三角区）感染或疖肿时，如治疗不当或误加挤压，可循此途径引起海绵窦血栓性静脉炎或其他颅内并发症。

外鼻的淋巴主要汇流于耳前淋巴结、腮腺淋巴结和下颌下淋巴结。

外鼻的神经之运动神经主要为面神经颊支，感觉神经主要是三叉神经第一支（眼神经）和第二支（上颌神经）的分支。

（二）鼻腔

鼻腔由鼻中隔分为左右各一，为一顶窄底宽、前后径大于左右径的不规则狭长腔隙。前部起于前鼻孔，向后止于后鼻孔。以鼻阈（内鼻孔，鼻翼内侧弧形的隆起）为界，每侧鼻腔又分为鼻前庭和固有鼻腔两部分。

1. 鼻前庭 介于前鼻孔和固有鼻腔之间，位于鼻腔最前段，起于鼻缘，止于鼻阈。鼻前庭的外侧为鼻翼包裹，内侧为鼻小柱，表面覆盖皮肤，皮内富含毛囊、皮脂腺及汗腺，易发生疖肿，且因皮肤与软骨膜粘连紧密，发生疖肿时疼痛较剧。

2. 固有鼻腔 即通常所谓之鼻腔，前起内鼻孔，止于后鼻孔，有内、外、顶和底四壁。

（1）内壁：即鼻中隔，由鼻软骨部和骨部组成（图 2-4）。前段为鼻中隔软骨，中上部为筛骨正中板（筛骨垂直板），后下部为犁骨，并与上颌骨腭突连接。软骨膜和骨膜表面覆有黏膜，在鼻中隔前下方的黏膜内，血管汇聚成丛，此即利特尔区，是鼻出血的好发部位。

（2）外壁：是鼻腔解剖学上最为复杂的区域，也是最具生理和病理意义的部位。主要由上颌骨额突、泪骨、下鼻甲骨、筛骨（内壁）、腭骨垂直板及蝶骨翼突等构成。鼻腔外侧壁上有 3 个呈阶梯状排列的长条骨片，被覆黏膜，构成鼻甲，从上至下依次称为上、中、下鼻甲（图 2-5）。3 个鼻甲的大小从下向上递次缩小约 1/3，前端的位置递次后移约 1/3。各鼻甲的上缘均附着于鼻腔外侧壁，游离缘皆向内下方悬垂。各鼻甲外下方与鼻腔外侧壁形成的间隙称为鼻道，与鼻甲相应，依次为上、中、下鼻道。各鼻甲与鼻中隔之间的间隙称为总鼻道。在中鼻甲游离缘平面与对应鼻中隔之间的间隙称为嗅沟或嗅裂，该平面以上的鼻腔称为嗅区，之下者称为呼吸区。

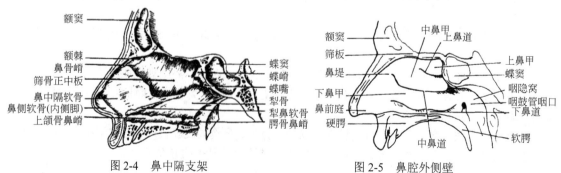

图 2-4 鼻中隔支架　　　　　图 2-5 鼻腔外侧壁

1）下鼻甲和下鼻道：下鼻甲为一独立骨片，是各鼻甲中最大者。下鼻甲前端距前鼻孔约 2cm，后端距咽鼓管咽口 1～1.5cm。故下鼻甲肿胀或肥厚时常引起鼻塞，也可影响咽鼓管功能而出现耳鸣和听力减退等耳部症状。下鼻道穹隆前段上方有鼻泪管的开口。下鼻道外侧壁前段与下鼻甲根部附着处的移行部位骨壁甚薄，其距下鼻甲前端 1～1.5cm 处是上颌窦穿刺冲洗的最佳进针位置。

2）中鼻甲和中鼻道：中鼻甲为筛窦内侧壁的标志，中鼻甲前端附着于筛窦顶壁和筛骨水平板交接处的前颅底骨，后部附着在鼻腔外侧壁（纸样板）的后部，这部分称为中鼻甲基板，中鼻甲后部附着于腭骨垂直突筛嵴处的鼻腔外侧壁。以中鼻甲前部下方游离缘水平为界，其上方鼻甲与鼻中隔之间的间隙称为嗅沟或嗅裂；在该水平以下，各鼻甲与鼻中隔之间腔隙称为总鼻道。中鼻道位于中鼻甲之下外侧，为前组筛窦的开口引流所在，中鼻道外侧壁上有两个隆起，前下方弧形嵴状隆起，称为钩突，后上方隆起称筛泡，为筛骨的一部分。两个隆起之间有一个半月状裂隙，称为半月裂孔。半月裂孔向前下和后上逐渐扩大的漏斗状空间，名为筛漏斗，筛漏斗以钩突为内界，筛泡为外界，向内经半月裂、中鼻道与鼻腔相通，前界为盲端，前上部为额隐窝，额窦引流口开放于此，其后是前组筛窦的开口，最后为上颌窦的开口。

3）上鼻甲和上鼻道：上鼻甲是筛骨结构之一，是三个鼻甲中最小的鼻甲，位于中鼻甲的后上方。其后上方有蝶筛隐窝，蝶窦开口于此。上鼻道则是后组筛窦开口之处。

（3）顶壁：呈穹隆状，前段倾斜上升，由鼻骨和额骨鼻部组成。中段呈水平状，为分隔颅前窝和鼻腔的筛骨水平板，又称筛板。筛板上有许多细孔，名为筛孔，由嗅丝构成的嗅神经纤维束穿过筛孔。筛板薄而脆，外伤或鼻部手术时易发生骨折，为鼻部手术的危险区。后段倾斜向下，主要由蝶骨前壁构成。

（4）底壁：即硬腭的鼻腔面，与口腔相隔，其骨质较厚。前 3/4 由上颌骨腭突、后 1/4 由腭骨水平部构成。先天性 2 度及以上腭裂即为此处裂开而致鼻腔口腔相通。

3. 鼻腔黏膜　与鼻窦、鼻咽部和鼻泪管的黏膜相连续，分为嗅区黏膜和呼吸区黏膜两部分。

（1）嗅区黏膜：系分布于上鼻甲内侧面及其对应部分鼻中隔的黏膜，为假复层无纤毛柱状上皮，由支持细胞、基底细胞和嗅细胞组成，嗅细胞顶端嗅泡的纤毛状结构感受嗅觉。

（2）呼吸区黏膜：除嗅区黏膜外的其余鼻腔黏膜，占鼻腔大部分。主要为假复层纤毛柱状上皮，由柱状纤毛细胞、柱状细胞、杯状细胞和基底细胞组成。呼吸区黏膜的纤毛向鼻咽方向摆动，鼻窦内纤毛向鼻窦口摆动，将尘埃等有害物质排到鼻咽部。黏膜下层有丰富的黏液腺和浆液腺，其分泌的液体在黏膜表面形成黏液毯参与鼻腔的部分呼吸功能调节，并与纤毛一起共同对局部黏膜发挥保护作用。

4. 鼻腔的血管、淋巴和神经

（1）血管：鼻腔的动脉主要来自颈内动脉的分支眼动脉和颈外动脉的分支上颌动脉及面动脉。眼动脉在眶内分出筛前动脉和筛后动脉，筛前动脉供应前、中筛窦、额窦、鼻腔外侧壁及鼻中隔前上部，筛后动脉供应后筛、鼻腔外侧壁及鼻中隔的后上部。上颌动脉在翼腭窝内分出蝶腭动脉、眶下动脉和腭大动脉，其中蝶腭动脉是鼻腔的主要供血动脉，蝶腭动脉分成内、外侧支，内侧支分成鼻后中隔动脉，供应鼻中隔后部和下部（图 2-6）。外侧支分成鼻后外侧动脉，供应鼻腔外侧壁后部、下部和鼻腔底。源于面动脉的上唇动脉分支供应鼻中隔下部。

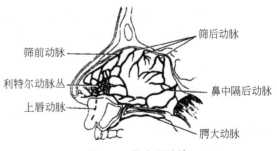

图 2-6　鼻中隔动脉

鼻腔前部、后部和下部的静脉汇入颈内、外静脉，鼻腔上部静脉汇入海绵窦或颅内静脉和硬脑膜窦。老年人下鼻道外侧壁后部近鼻咽处有扩张的鼻后侧静脉丛，称为吴氏鼻-鼻咽静脉丛，常是后部鼻出血的主要来源。

（2）淋巴：鼻腔前1/3的淋巴汇入耳前淋巴结、腮腺淋巴结及下颌下淋巴结。鼻腔后2/3的淋巴汇入咽后淋巴结和颈深淋巴结上群。鼻部恶性肿瘤可循上述途径发生淋巴结转移。

（3）神经：鼻腔的感觉神经来源于三叉神经的第一支眼支和第二支上颌支。嗅神经末梢分布于嗅区黏膜内，其中枢突形成无髓的嗅神经纤维即嗅丝，向上穿越筛孔而达嗅球。嗅神经的鞘膜为硬脑膜的延续部分，与蛛网膜下腔直接相通，故鼻腔顶部的手术损伤引起的继发感染可循此入颅，导致鼻源性颅内并发症。鼻腔的自主神经控制鼻黏膜血管的舒缩及腺体的分泌。交感神经来自岩深神经，主管鼻黏膜血管的收缩；副交感神经来自岩大神经，主管鼻黏膜血管的扩张和腺体的分泌。

（三）鼻窦

鼻窦是围绕鼻腔周围的面颅骨和脑颅骨内的含气空腔，借小孔或管道与鼻腔相通。鼻窦左右成双，共有4对。依据其所在颅骨命名，包括上颌窦、额窦、筛窦和蝶窦（图2-7）。按其解剖位置和窦口所在部位，将鼻窦分为前、后两组。前组鼻窦包括上颌窦、额窦和前组筛窦，窦口均位于中鼻道；后组鼻窦包括后组筛窦和蝶窦，前者开口于上鼻道，后者开口位于上鼻道后上方的蝶筛隐窝。鼻窦的黏膜与鼻腔黏膜相连续，表面为假复层纤毛柱状上皮，纤毛活动的方向均朝向窦口，可将窦腔内分泌物推移至窦口后排出。故前组鼻窦有炎症时，可见中鼻道内积脓；后组鼻窦炎症时，则在上鼻道或嗅裂积脓。

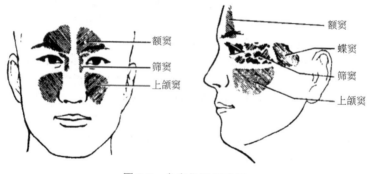

图2-7 鼻窦位置示意图

1. 上颌窦 是鼻窦中最大的一对，位于鼻腔两侧的上颌骨内，形似一横置锥体，锥底为鼻腔外侧，锥尖指向上颌骨颧突。平均容积为13ml，有5个壁。

（1）前壁：即面壁，中央薄而凹陷处称为尖牙窝，传统上颌窦手术时常经此进入窦腔。在眶下缘之下正对瞳孔有一骨孔称为眶下孔，为眶下神经和血管通过之处。

（2）上壁：即眶壁，为眼眶的底壁。

（3）底壁：即牙槽突，底壁常低于鼻腔底，与第2双尖牙及第1、2磨牙的根部相邻，有时牙根可直接突入窦腔内黏膜下，当牙根有病变时可波及上颌窦。

（4）内壁：即鼻腔外侧壁的一部分，前上方有上颌窦窦口与中鼻道相通。上颌窦因窦口位置较高而不易引流，故易患炎症。

（5）后外壁：与翼腭窝和颞下窝毗邻。

2. 筛窦 位于鼻腔外上方与两眶之间的筛骨内，呈蜂房样，视其发育程度不同，每侧气房数目从数个至 30 个不等。筛窦被中鼻甲基板分为前组筛窦和后组筛窦，前组筛窦开口于中鼻道，后组筛窦开口于上鼻道。筛窦内侧壁为鼻腔外侧壁之上部，附有上鼻甲和中鼻甲。筛窦的外侧壁为眼眶的内侧壁，由泪骨和纸样板构成。筛顶的上方为颅前窝。前壁由额骨的筛切迹、鼻骨嵴和上颌骨额突组成。后壁即蝶筛板与蝶窦相邻。

3. 额窦 位于额骨内、外两层骨板之间，筛窦的前上方，左右各一。额窦形似一底在下方、尖向上方的三棱锥体，但大小、形状极不一致。有时一侧或两侧均未发育；有时一侧大，另一侧小；有时发育很大，突入并伸延至颧突、眶顶。额窦开口位于额窦底部的后内方，凭借额鼻管通到中鼻道。额窦前壁为额骨外板，正居于前额部，骨质较厚。后壁为额骨内板，后对颅前窝，骨质较薄。底壁外侧 3/4 为眼眶顶部，内侧 1/4 为前组筛窦之顶，此壁骨质最薄。内壁又称额窦中隔，下部垂直，上部常偏曲，以致两侧额窦大小不一。

4. 蝶窦 位于蝶骨体内，居鼻腔的后上方，被蝶中隔分为左、右两腔，其大小形状多不对称且不规则。蝶窦开口位于上鼻甲后上方的蝶筛隐窝。蝶窦的外侧壁结构复杂，与海绵窦、视神经管、颈内动脉相邻。顶壁上方为颅中窝的底壁，呈鞍形，称为蝶鞍，蝶鞍的上方承托垂体。垂体肿瘤有时能穿透该壁突入到蝶窦腔。现常经蝶窦途径摘除垂体肿瘤。前壁参与构成鼻腔顶壁的后部和筛窦的后壁。后壁毗邻枕骨斜坡。下壁为后鼻孔上缘和鼻咽顶，翼管神经位于下壁的翼突根部。

二、鼻的生理

鼻腔主要有呼吸、嗅觉功能，另外还有发声共鸣、反射、过滤、加温、加湿、吸收和排泄泪液等功能。

（一）呼吸功能

鼻腔为呼吸道的首要门户，在机体与外界环境的接触中起着重要的作用。

1. 鼻腔气流形式 吸入鼻腔的空气在鼻内孔处遇到阻力后便分为层流和紊流。层流从鼻内孔朝后上方以弧形流向后鼻孔再散开，传输鼻腔气流的大部分，与鼻通气量关系最大，也是在肺部进行气体交换的主要部分。层流与鼻腔黏膜接触面积最广，可以充分发挥鼻腔调节湿度和温度的作用。紊流形成于鼻内孔的后方，呈旋涡状而又不规则的气流，为吸入空气的小部分，有利于增加气体与鼻腔黏膜之间的接触面积，更有效地发挥鼻腔对呼吸气流的调节作用。

2. 鼻阻力的产生和作用 鼻阻力是维持正常鼻通气的重要前提。鼻阻力由鼻瓣区的多个结构形成。鼻瓣区包括鼻中隔软骨前下端、鼻外侧软骨前端和鼻腔最前端的梨状孔底部。同时，鼻阻力与下鼻甲的大小也有很大关系。约 50% 全呼吸道阻力源于鼻阻力，而鼻总阻力的约 2/3 发生于鼻内孔或鼻瓣区附近，软骨性鼻前庭结构产生约 1/3 鼻阻力。鼻阻力有助于吸气时形成胸腔负压，使肺泡扩张以增加气体交换面积，同时也使呼气时气体在肺泡内停留的时间延长，以留有足够的气体交换时间。因此，正常鼻阻力的存在对充分保证肺泡气体交换过程的完成是重要的。如果鼻腔阻力降低（如萎缩性鼻炎、下鼻甲切除过多），可出现肺功能下降。鼻阻力过大（如肥厚性鼻炎），也会造成鼻腔通气不足，影响呼吸和循环功能。

3. 鼻周期 又称规律性的鼻甲周期。正常人两侧下鼻甲黏膜内的容量血管呈交替性和规律性地收缩与扩张，表现为两侧鼻甲大小和鼻腔阻力呈相应的交替性改变，但左右两侧的鼻总阻力仍保持相对的恒定，2~7 小时出现一个周期。鼻周期对呼吸无明显影响，所以正常人常不自觉，但如果两侧鼻腔明显不对称（如鼻中隔偏曲），在周期性收缩阶段的最小阻力不相等，总阻力发生显著变化，因而出现明显的周期性鼻塞。生理性鼻甲周期的生理意义在于促使睡眠时反复翻身，有助于解除睡眠时因姿势固定所造成的肌肉疲劳。

4. 温度调节作用 当吸入气体温度太低，会对下呼吸道黏膜造成大的损害。鼻呼吸的功用之一就是将吸入鼻腔的外界空气温度调节到接近体温，以保护下呼吸道黏膜，这一功能依赖于鼻腔广大而迂曲的黏膜面和丰富的血液供应。

5. 湿度调节作用 鼻黏膜中含有大量的腺体，在 24 小时呼吸期间分泌约 1000ml 液体，其中 70%用以提高吸入空气的湿度，少部分向后流入咽部。因此，常用口呼吸者会出现口干舌燥之感。

6. 过滤及清洁作用 鼻前庭的鼻毛对空气中较粗大的粉尘颗粒及细菌有阻挡和过滤作用；较小的尘埃颗粒吸入鼻腔后可随气流的紊流部分沉降，或随层流散落在鼻黏膜表面的黏液毯中，不能溶解的尘埃和细菌随此经鼻黏膜的纤毛摆动到达后鼻孔，进入咽腔，被吐出或咽下。

7. 黏膜纤毛系统的作用 人类鼻腔、鼻窦黏膜大部分为假复层纤毛柱状上皮。每个柱状上皮细胞有 250~300 根纤毛，长度 5~7μm，平均直径 0.3μm，每根纤毛朝鼻咽方向摆动的频率大约为 1000 次/分。在纤毛的表面覆盖了一层黏液毯，其主要物质成分为无机盐、黏多糖、黏蛋白、溶菌酶等，95%为水分。黏液毯以 0.5cm/min 的速率形成自前向后的黏液波，这一现象对维持鼻腔正常清洁功能起到重要作用。

空气中含有灰尘、细菌和真菌等，但吸入的空气到达鼻腔后部时，几乎无细菌存在，说明鼻腔黏膜对吸入空气的清洁过滤作用非常有效。较粗颗粒被鼻毛阻挡，吸入鼻腔后也可被喷嚏反射所清除。较细的尘粒和细菌附着在黏液毯上，借助于上皮纤毛运动，向后排至鼻咽部，为鼻腔的第一道防御线。鼻黏液中含有"溶菌酶"，具有抑菌和溶解细菌的作用，加上白细胞的噬菌作用，为鼻腔的第二道防御线。鼻腔的 pH 能影响溶菌酶的活性和纤毛运动。正常鼻分泌物的 pH 为 5.6~6.5，溶菌酶在酸性环境中能保持最佳活性状态。

（二）嗅觉功能

空气中气味物质的微小颗粒接触嗅黏膜后，溶解于嗅腺分泌液中，引发神经冲动，经嗅神经纤维、嗅球传入脑皮质嗅觉中枢而产生嗅觉。嗅觉功能有助于认识某些特殊环境而对机体发挥保护作用或搜寻特定的目标，咀嚼期间引发的后鼻嗅觉有助于体验食物美味，增进食欲而辅助消化。

人体约有 1000 个基因参与高度专一性气味受体的编码，分别感受相应气味分子的刺激。不同受体引发的传入冲动，在中枢内组合成不同的特定模式，分辨为不同的气味。大量的特定组合模式引发的气味感觉可以使人类具有辨别和记忆约 1 万种不同气味的能力。

（三）发声共鸣功能

喉发出的声音经过鼻腔共鸣会变得洪亮悦耳，因而鼻音为语音构成的重要部分。语音中"n"、"ng"音均经鼻腔共鸣而产生。当感冒鼻塞时，鼻腔共鸣作用受到影响，可致鼻音加重，语音重浊不清而成闭塞性鼻音。腭裂时则出现开放性鼻音。

（四）鼻的反射功能

鼻腔内神经分布丰富，当鼻黏膜遭受到物理性或化学性刺激时，可引起广泛的呼吸和循环反应。反应水平取决于刺激强度，表现为从打喷嚏到呼吸心跳停止的不同程度反应。最重要的鼻腔反射有鼻-肺反射和喷嚏反射。

鼻-肺反射以鼻黏膜三叉神经为传入支，广泛分布于支气管平滑肌的迷走神经纤维为传出支，以三叉神经核和迷走神经核为中枢核，共同形成反射弧。鼻-肺反射是鼻部刺激和鼻部疾病引起支气管病变的机制之一。

喷嚏反射的传入支为三叉神经。当鼻黏膜三叉神经末梢受到刺激时，经反射弧引发系列反射动作,如深吸气、悬雍垂下降、舌根上抬、腹肌和膈肌剧烈收缩、声门突然开放,以致气体从鼻腔急速喷出,借以清除鼻腔中的刺激物。

（五）鼻黏膜的其他功能

1. 免疫功能　鼻黏膜是人体黏膜免疫系统的重要组成部分,黏膜内的免疫活性成分在上呼吸道黏膜防御功能中发挥重要作用。鼻黏膜内的杯状细胞、黏膜下腺体（浆液腺细胞、黏液腺细胞）、分泌性细胞（浆细胞）等不仅产生分泌物,且可从血管渗出血浆蛋白,或由细胞合成、分泌免疫活性物质,加上局部的免疫活性细胞成分,构成了鼻黏膜免疫系统的重要物质基础。

来源于鼻黏膜的各种免疫活性物质可分为非特异性与特异性两大类。前者为天然免疫物质,如溶菌酶、乳铁蛋白等,后者则是在抗原刺激下产生的体液免疫物质（如 IgA、IgG 等特异性抗体）和经细胞免疫介导的免疫反应物质（多种细胞因子及参与细胞免疫反应的免疫活性细胞本身）,共同构成鼻腔黏膜免疫屏障。因此,鼻腔免疫可能成为一种安全的非侵入性疫苗接种途径,诱导系统和局部免疫应答,并通过共同黏膜免疫系统诱导远处黏膜免疫反应。

2. 吸收功能　人类鼻腔黏膜表面积约 150cm^2,黏膜上皮的微绒毛可增加吸收的有效面积。鼻黏膜上皮下层有丰富的毛细血管、静脉窦、动-静脉吻合支,以及淋巴毛细管交织成网,可使药物迅速吸收进入血液循环。因此,经鼻腔给药正成为一种简单速效的给药途径,甚至借此进行大脑特殊部位基因治疗。

3. 排泄泪液功能　泪液通过泪小点、泪小管、泪总管、泪囊和鼻泪管到达下鼻道的顶部。

（六）鼻窦的生理功能

（1）增加呼吸区黏膜面积,促进对吸入空气的加温加湿作用。

（2）对声音的共鸣作用。

（3）减轻头颅重量。

（4）缓冲外力撞击,保护重要器官。

第二节　咽的应用解剖与生理

一、咽的应用解剖

咽位于第 1~6 颈椎前方,是呼吸道和消化道的共同通道,上宽下窄、前后扁平略呈漏斗形。上起颅底,与颅底之间隔有咽颅底筋膜,横径约 3.5cm;下至第 6 颈椎下缘平面,于环状软骨下缘与食管口连接,横径约 1.5cm;全长约 12cm。咽前壁不完整,自上而下分别与鼻腔、口腔和喉相通。咽后壁扁平,与椎前筋膜相邻。两侧与颈内动脉、颈内静脉和迷走神经等重要的血管、神经毗邻。

（一）咽的分部

咽根据其位置,自上而下可分为鼻咽、口咽、喉咽三部分（图 2-8）。

1. 鼻咽　从硬腭向后做一假想延长线,此平面以上的咽腔称为鼻咽,又称上咽。前方以后鼻孔为界,通鼻腔。后壁紧邻第 1、2 颈椎的椎体。顶壁由蝶骨体及枕骨底部构成,呈穹隆状。顶壁与后壁之间无明显角度,呈穹隆状,常合称为顶后壁。儿童在鼻咽顶后壁上有淋巴组织团,称为腺样体（又称咽扁桃体、增殖体）。鼻咽两侧有咽鼓管的咽口,在下鼻甲后端后方 1~1.5cm 处。咽口的后上方有一隆起,称为圆枕。圆枕后上方有一凹陷,称为咽隐窝,是鼻咽癌好发部位。其上方与颅底破裂孔相邻,鼻咽癌常循此侵入颅内。咽鼓管周围散在的淋巴组织称为咽鼓管扁桃体。

2. 口咽 位于口腔之后,是口腔向后方的延续部,又称中咽。上界为软腭游离缘平面。下界为会厌上缘,习惯称咽部即指此区。后壁平对第3颈椎体,上接鼻咽,下接喉咽。前方经咽峡与口腔相通,咽峡系由上方的悬雍垂和软腭游离缘、下方舌背、两侧的腭舌弓和腭咽弓共同构成的一个环形狭窄部分(图2-9)。在腭舌弓和腭咽弓之间为扁桃体窝,腭扁桃体即位于其中。咽后壁黏膜下散在的淋巴组织,称为咽后壁淋巴滤泡。两侧腭咽弓后方各有纵行条索状淋巴组织,称为咽侧索。

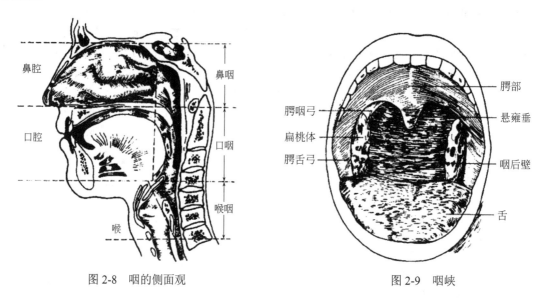

图 2-8 咽的侧面观　　　　　图 2-9 咽峡

3. 喉咽 又称下咽,上起会厌软骨上缘,下至环状软骨下缘平面,下接食管入口,该部位有环咽肌环绕。后壁平对第4～6颈椎。前面自上而下有会厌、杓状会厌襞和杓状软骨所围成的入口,称为喉入口,经此通喉腔。在会厌前方,舌会厌外侧襞和舌会厌正中襞之间,左右各有一个浅凹称会厌谷。喉咽的两侧和甲状软骨板内侧面之间,黏膜下陷形成左右两个独立且较深的隐窝,名为梨状隐窝。梨状隐窝下端为食管入口,喉上神经内支经此窝入喉并分布于其黏膜下。两侧梨状隐窝之间,环状软骨板之后称环后隙。梨状隐窝与会厌谷常为异物嵌顿之处。

(二)咽壁的构造

咽壁从内至外共有4层,即黏膜层、纤维层、肌肉层和外膜层。其特点是无明显黏膜下组织层,而由纤维层(即腱膜层,由咽颅底筋膜为主构成)与黏膜层紧密附着。鼻咽的黏膜与鼻腔及咽鼓管黏膜相连续,其表层为假复层纤毛柱状上皮,固有层中含混合腺。口咽和喉咽的黏膜上皮是复层鳞状上皮,黏膜下层有黏液腺。肌层有3组肌肉,分别为横行的咽缩肌3对、纵行的咽提肌3对、腭帆肌5组,参与吞咽过程咽期的咽部肌肉协调运动,腭帆还有开放咽鼓管咽口功能。外膜层即筋膜层,是颊咽筋膜向下延续而成。该筋膜层与椎前筋膜之间的间隙称咽后隙,其两侧紧邻颈部大血管及神经。该间隙在正中由纤维组织咽缝将其分为左右两部分,故咽后脓肿常偏于一侧。间隙内有疏松的结缔组织和淋巴组织,新生儿有8～10个淋巴结,扁桃体、口腔、咽后壁、鼻咽和咽鼓管等处的淋巴均引流于此。这些部位的炎症可引起咽后淋巴结感染化脓,严重者可形成咽后脓肿。咽后隙淋巴结在3～8岁逐渐萎缩消失,故脓肿多发生于婴幼儿。咽旁间隙又称咽上颌间隙,位于咽侧,左右各一，形如锥体，底向上，尖向下。其上界为颅底，向下达下颌角水平，内界为扁桃体被膜和咽缩肌的外侧面，外界是下颌骨升支的内面，其内含有颈动脉、颈内静脉及迷走神经等重要结构，炎症亦可波及于此。

（三）咽的淋巴组织

咽部有丰富的淋巴组织，有的聚成团块状如扁桃体，有些为淋巴滤泡散布在黏膜下，彼此间有淋巴管相通，其中腭扁桃体、腺样体、舌扁桃体、咽鼓管扁桃体、咽侧索和咽后壁淋巴滤泡等构成咽的淋巴内环。内环的淋巴结流向颈部四周的淋巴结，如咽后淋巴结、下颌角淋巴结、颌下淋巴结及颏下淋巴结等，后者又互相交通，形成咽的淋巴外环。外环的淋巴结又流向颈深淋巴结。当咽部的感染或肿瘤不能为内环的淋巴组织所局限时，可扩散或转移至相应的外环淋巴结（图2-10）。

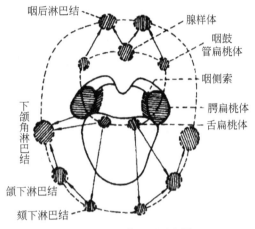

图 2-10 咽淋巴环示意图

1. 腭扁桃体 即俗称的扁桃体，为咽部淋巴组织团块中最大者，位于扁桃体窝内，左右各一。扁桃体外侧有被膜包裹，与咽上缩肌相邻，其间为一潜在间隙，称扁桃体周隙。扁桃体有10~20个由其表面伸入扁桃体腺体组织中的凹陷，称为扁桃体隐窝。其中位于扁桃体上极处的较大隐窝，向外可深达被膜，称扁桃体上隐窝。隐窝内积存有脱落上皮、淋巴细胞与其他白细胞及食物碎屑等构成的混合物，极易藏匿病原菌，可成为潜在的感染病灶。隐窝周围的扁桃体实质内排列许多淋巴滤泡，滤泡内有生发中心。

2. 腺样体 又称咽扁桃体，位于鼻咽顶后壁。腺体呈橘瓣样外观，由6~7个小叶组成。小叶间的纵行裂隙易存留细菌。居正中的沟裂最深，称为咽囊，该处发生炎症时称咽囊炎。腺样体与附着处之咽壁间无被膜，故手术时不易刮净。小儿的腺样体较大，一般在6~7岁时最显著，约到10岁后逐渐开始萎缩，至成年则消失，但亦有成年腺样体有残留者。

3. 舌扁桃体 位于舌根部，呈颗粒状，大小因人而异，含有丰富的黏液腺。舌扁桃体隐窝短而细，其周围的网状淋巴组织构成淋巴滤泡，多个此类淋巴滤泡组成舌扁桃体。

4. 咽鼓管扁桃体 为咽鼓管咽口后缘的淋巴组织，炎性增生肥大时可阻塞咽鼓管咽口而致听力减退或中耳感染。

5. 咽侧索 为咽侧壁的淋巴组织，位于双侧腭咽弓后方，呈垂直带状，由口咽部上延至鼻咽，与咽隐窝淋巴组织相连。

（四）咽的血管和神经

咽的动脉由颈外动脉之咽升动脉、甲状腺上动脉、腭升动脉、腭降动脉、舌背动脉供给。咽部静脉经咽静脉丛与翼丛，流经面静脉，汇入颈内静脉。

咽部的神经主要来自迷走神经咽支、舌咽神经咽支和颈交感神经纤维构成的咽丛，位于外膜层内，司理咽喉肌运动及口、下咽感觉，而鼻咽、软腭及扁桃体上极感觉由上颌神经负责，喉咽感觉由喉上神经支配。鉴于鼻咽黏膜神经支配的复杂性，其在局部器官乃至全身的生理、病理反射效应较为强烈，同时，鼻、咽反射也可用于咽喉危症的急救。

二、咽的生理

（一）呼吸功能

咽黏膜内或黏膜下含有丰富的腺体，当吸入空气经过咽部时，可得到一定程度的温度、湿度调节和清洁。食物咀嚼过程中的呼气动作有助于产生后鼻嗅觉，帮助消化。

（二）吞咽功能

食物进入咽腔前，为吞咽过程的自控阶段。当食物进入咽腔，吞咽动作是由许多肌肉参与的反射性协同运动。表现为舌体上抬接触硬腭封堵咽峡；软腭上抬关闭鼻咽；喉部上升、会厌后倾覆盖喉入口，声门关闭，呼吸暂停，隔绝喉腔与咽腔的交通；同时，食管上端环咽肌开放。在咽缩肌推动下，食团越过会厌，经梨状隐窝进入食管。

（三）共鸣作用

咽腔为上共鸣腔之一，发声时，咽腔和口腔可改变形状，产生不同的共鸣效应，使声音清晰、和谐悦耳，并由软腭、口、舌、唇、齿等协同作用，构成各种语音。

（四）调节中耳气压功能

咽鼓管咽口的主动开放参与中耳内外气压平衡的维持，由咽肌的运动完成，与吞咽运动密切相关。

（五）防御和保护功能

咽的防御和保护功能主要通过吞咽、呕吐反射来完成。吞咽反射可封闭喉腔和鼻咽，避免食物吸入气管或反流入鼻腔。当异物或有害物质接触咽壁时，可引发恶心呕吐，有利于排除异物及有害物质。来自鼻腔、鼻窦、下呼吸道的正常或病理性分泌物，可借此反射功能吐出，或咽下入胃。

（六）扁桃体的免疫功能

扁桃体出生时尚无生发中心，随着年龄的增长，免疫功能逐渐活跃，特别是 3～5 岁后，因接触外界变应原机会增多，扁桃体显著增大，可以表现为生理性扁桃体肥大。儿童期扁桃体是活跃的外周免疫器官，发挥体液免疫作用及一定的细胞免疫功能。腺样体也是外周免疫器官，在 7 岁以前同属活跃的免疫活性组织。咽部的扁桃体及其他淋巴结构组成了鼻咽相关淋巴组织的主要成分，参与鼻咽免疫反应。

第三节　喉的应用解剖与生理

一、喉的应用解剖

喉位于颈前正中、舌骨下方，上通喉咽，下接气管，是呼吸的重要通道。喉主要以软骨为支架，借韧带、纤维组织和肌肉等构成一个锥形管状器官。喉腔内表面覆盖黏膜，与咽和气管黏膜相连续（图 2-11）。

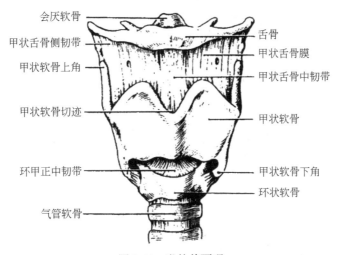

图 2-11 喉的前面观

（一）喉软骨

喉的软骨共有 9 块，是构成喉之形态的支架，包括单个而较大的甲状软骨、环状软骨、会厌软骨和成对而较小的杓状软骨、小角软骨及楔状软骨（图 2-12）。

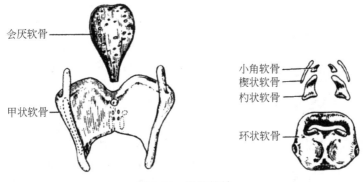

图 2-12 喉的软骨

1. 甲状软骨 是最大的喉软骨，由左右对称的四边形软骨板在颈前融合而成。甲状软骨板融合而成的角度在男性较小，上端前突明显，形成喉结，是成年男性的特征。女性者近似钝角，喉结不明显。甲状软骨上缘正中的"V"形凹陷称甲状软骨切迹，可以此作为辨别颈正中线的标志。甲状软骨板后缘向上、下延伸，分别形成上角和下角。下角较短，其内侧面与环状软骨后外侧面小凹形成环甲关节。

2. 环状软骨 位于甲状软骨下方。下连气管；前部较窄，称为环状软骨弓；后部宽阔，称为环状软骨板。该软骨是喉部唯一呈完整环形的软骨，对保持喉腔形状、保证呼吸道通畅具有重要作用。若因病变或外伤而破坏其完整性，易形成喉狭窄，导致呼吸困难。

3. 会厌软骨 居喉入口前上方，上宽下窄，形如叶片状。上缘游离呈弧形，下端叶柄附着于甲状软骨"V"形切迹后下方。会厌舌面黏膜下组织疏松，易发生炎性充血水肿，严重时可挤压会厌后倾而影响呼吸。咽喉黏膜与软骨附着较紧密，不易发生炎性水肿，一旦发生肿胀，更易堵塞喉腔而成喉阻塞。

4. 杓状软骨 为一对三角锥体形软骨，骑跨于环状软骨板后上部的外侧。底部和环状软骨相连而构成环杓关节，活动时可使声门关闭或张开。

5. 小角软骨 位于杓状软骨顶部，左右各一。

6. 楔状软骨 位于小角软骨之前外侧，左右各一。

（二）喉的韧带

喉韧带包括喉外韧带和喉内韧带两类。喉外韧带将喉与邻近组织相连接，参与悬挂喉体。喉内韧带则将各个喉软骨连接为一个整体，主要的韧带有甲状舌骨膜、喉弹性膜、甲状会厌韧带、舌会厌正中襞、环杓后韧带、环状软骨气管韧带。

（三）喉的肌肉

喉肌肉分为喉外肌和喉内肌两类。喉外肌连接喉与邻近组织，可升、降喉体或使之固定于某一位置。喉内肌按其功能又分为外展肌和内收肌，外展肌即环杓后肌，使声门张开；内收肌有环杓侧肌、杓斜肌和杓横肌，使声门闭合。还有环甲肌、甲杓肌，能调节声带紧张度；杓会厌部和甲状会厌部能使会厌具有一定活动度。

（四）喉腔

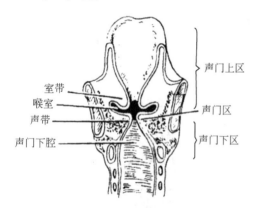

图 2-13 喉的冠状面

在喉腔内部，借室带和声带将其分为声门上区、声门区和声门下区三部分（图 2-13）。

1. 声门上区 又称喉前庭，居喉入口与声带上平面之间。其间包含室带与喉室两个结构。室带又称假声带，在声带上方，与声带平行，左右各一，由黏膜、室韧带和甲杓肌组成，外观呈淡红色。室带与声带之间，两侧各有一椭圆形的陷窝，称为喉室。喉室前端有喉室小囊，黏膜内含黏液腺，其分泌物可润滑声带。

2. 声门区 为两侧声带之间的区域。声带位于室带下方，左右各一，由声韧带和声带肌被覆黏膜而成。由于声带黏膜血管供应较少，镜下外观呈瓷白色，边缘光滑。其前端起于甲状软骨板交角内面，后端附着于杓状软骨声带突，可随声带突的运动而张开或闭合。声带张开时出现一个等腰三角形之裂隙，称为声门裂，是喉腔最狭窄处；声门裂之前端称为前联合。

3. 声门下区 为声带下缘至环状软骨下缘以上的喉腔，上小下大，两侧呈斜坡形。幼儿期此区黏膜下组织疏松，炎症时易发生水肿而致喉阻塞。

（五）喉的血管和淋巴

喉的动脉来自颈外动脉的甲状腺上动脉之喉上动脉、环甲动脉（喉中动脉）和甲状腺下动脉之喉下动脉。静脉伴随动脉汇入甲状腺上、中、下静脉，再汇入颈内静脉和无名静脉。

喉的淋巴分为声门上和声门下两组。声门上区淋巴管十分丰富，均引流入颈深淋巴结上群；声门下区淋巴管较少，引流入气管前和气管旁淋巴结，然后再汇入颈深淋巴结下群。

（六）喉的神经

喉的神经有喉上神经和喉返神经，都属迷走神经的分支。

喉上神经在舌骨大角平面处分为内、外两支。外支为运动神经，支配环甲肌；内支系感觉神经，分布于声带以上各处喉黏膜。

喉返神经是迷走神经进入胸腔后的分支，左右两侧路径不尽相同。右侧喉返神经在锁骨下动脉之前由迷走神经干分出，向下后方绕过锁骨下动脉，再折向上行，沿气管食管沟直达环甲关节后方进入喉内；左侧者路径较长，于迷走神经跨过主动脉弓后由主干分出，向后绕主动脉弓之下方，转而上行，此后的入喉路径与右侧相同。喉返神经以运动纤维为主，支配除环甲肌以外的喉内诸肌，亦有感觉纤维分布于声门下区黏膜。在喉返神经行程路径上，任何侵犯和压迫神经的病变都可能引发声带麻痹。由于左侧喉返神经路径比右侧长，故左侧声带麻痹发生率明显高于右侧。

（七）喉的间隙

喉有三个间隙，即会厌前间隙、咽旁间隙和任克间隙。这些间隙与喉癌的扩散有密切关系。

二、喉的生理

（一）呼吸功能

喉是呼吸的通道，其阻力调节作用对肺泡气体交换有重要影响。声门裂为喉腔最狭窄处，通过声带运动可改变其大小，平静呼吸时，声带位于轻外展位；剧烈运动时，声带极度外展，声门开大使气流阻力降至最小。呼出气流受声门阻力影响，可以增加呼气时的肺泡内压力，有利于肺泡与血液中的气体交换。血液 pH 及 CO_2 分压可以改变呼吸深浅及呼吸速率，影响肺通气，对维持体液酸碱平衡具有辅助作用。

（二）发声功能

喉是人体唯一的发声器官，发声时声带向中线移动，声门闭合，声带紧张，声门下气压增加，呼出气流冲击声带而使之振动发声，此为基音。其频率依声带张力的不同而在一定范围内变化，经喉腔、咽腔、鼻腔和胸腔的共鸣，基音得以放大，再经唇、牙、舌、软腭和颊部等构语器官的协调运动，便形成言语声。音调的高低取决于声带的长短、紧张度和呼出气流的力度。若声带张力增强并声带变短、变薄，则振动频率较高，声调亦高，反之则声调变低。

（三）保护功能

杓状会厌襞含有甲杓肌及杓间肌纤维，当它收缩时会关闭喉入口，可以防止食物、呕吐物及其他异物误入呼吸道而发挥保护效应。

（四）屏气功能

喉的杓状会厌襞、室带和声带等结构类似活瓣组织，具有括约肌作用。当喉括约肌共同收缩时，声门紧闭，控制膈肌活动，呼吸暂停，在上下两个方向形成支点，以有效固定胸腔压力和胸廓，以增加腹内压而利于排便、分娩，有助于上肢负重或下肢跳跃运动。

(五)吞咽功能

吞咽时,喉体上升,喉入口关闭,呼吸受抑制,咽及食管入口开放,这是一个复杂的反射动作。当食团积聚于会厌上时,喉和舌骨向上,同时舌骨旋转,其大角呈水平位,使会厌倒向咽后壁,阻止食物进入气道;在吞咽时,随着食团向下移动,舌骨体更向甲状软骨靠近,此时喉腔前后径约为平静呼吸时的1/3。喉关闭运动的最后动作是位于食团通道中的会厌突然下降,关闭喉入口。

第四节 耳的应用解剖与生理

一、耳的应用解剖

耳由外耳、中耳和内耳三部分组成(图2-14)。

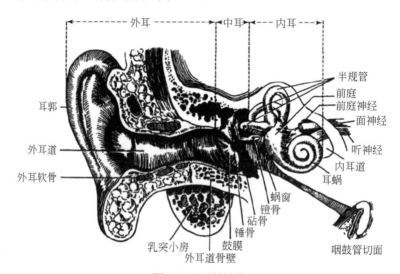

图2-14 耳的结构

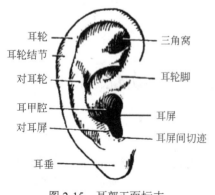

图2-15 耳郭正面标志

(一)外耳

外耳包括耳郭和外耳道。

1. 耳郭 借韧带、肌肉、软骨和皮肤附着于头部两侧并稍突起,与头部大约成30°角。除耳垂皮下是脂肪和结缔组织外,其余部分均以软骨为支架,外覆皮肤。前(外)面凹凸不平,后(内)面较为平坦(图2-15)。

耳郭的皮下组织很少,皮肤与软骨膜结合较紧密,当其发生炎症时疼痛较剧,出现血肿或渗出时极难吸收。耳郭的皮肤很薄,血管位置浅表,容易发生冻伤。因外伤或手术创伤致软骨膜炎时,可发生软骨坏死而导致耳郭变形。

2. 外耳道 起自耳甲腔底,向内直至鼓膜,长2.5~3.5cm,略呈S形。其外1/3为软骨段,内2/3为骨段,两者交界处较狭窄,称为外耳道峡,外耳道异物常嵌顿于此。软骨段皮肤较厚,含有耵聍腺，能分泌耵聍，并富有毛囊和皮脂腺；骨段外耳道皮肤则很薄，缺乏皮肤附属器结构。外耳道皮下组织很少，与软骨和骨膜黏着很紧，当其感染发炎时疼痛较重，还可因下颌关节运动、耳郭牵拉或耳屏按压而加剧疼痛。

3. 外耳的血管 由颈外动脉分支颞浅动脉、耳后动脉和上颌动脉供给，并经同名静脉回流入颈外静脉。

4. 外耳的淋巴 引流至耳郭周围淋巴结，最后汇于颈深淋巴结上群。

5. 外耳的神经 来自下颌神经耳颞支分布于外耳道前壁，故牙痛时可引起耳痛；迷走神经的耳支，分布于外耳道后壁，刺激外耳道后壁皮肤可引起咳嗽。此外还有来自颈丛的耳大神经和枕小神经及面神经的分支。

（二）中耳

中耳由鼓室、咽鼓管、鼓窦和乳突四部分组成。

1. 鼓室 位于鼓膜与内耳外侧壁之间的含气空腔，向前借咽鼓管与鼻咽相通，向后以鼓窦入口与鼓窦及乳突气房相连。鼓室可分为上、中、下鼓室三部分和外、内、前、后、顶、底六个壁（图2-16）。

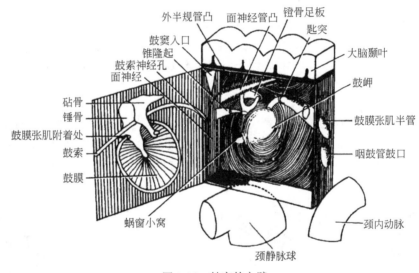

图2-16 鼓室的六壁

（1）鼓室的六个壁

1）外壁：主要由骨部及膜部构成。膜部较大，即鼓膜，宽约0.8cm，高约0.9cm，厚约0.01cm，为一椭圆形银灰色半透明的薄膜，有光泽（图2-17）。其位置与外耳道底成45°～50°角，新生儿倾斜度较大，约成35°角。鼓膜的边缘形成纤维软骨环，附着于鼓沟。鼓膜可分为松弛部和紧张部。松弛部位于上方，约占鼓膜面积的1/5，呈淡红色。紧张部约占4/5，呈灰白色，半透明，从外向里分为上皮层、纤维层和黏膜层。中心部最凹处称脐部。沿锤骨柄作一假想直线，另经鼓膜脐部作一与该线垂直相交的直线，可将鼓膜分为前上、前下、后上和后下四个象限（图2-18）。以鼓膜紧张部上下边缘为界，可将鼓室分为三部：上鼓室为鼓膜紧张部上缘平面以上的鼓室腔，中鼓室位于鼓膜紧张部上、下缘平面之间，下鼓室位于鼓膜下缘平面以下，下达鼓室底。

2）内壁：即内耳的外壁。中央有一较大隆起，称鼓岬；鼓岬的后上方有前庭窗（又名卵圆窗），由镫骨底板和环韧带将其封闭；后下方有蜗窗（又名圆窗），由膜性组织（圆窗膜）封闭。在前庭窗的上方有面神经管水平段，面神经在此管内通过。

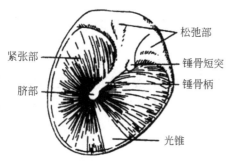 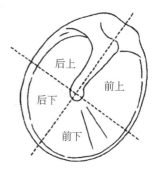

图 2-17　鼓膜的标志（右）　　　　图 2-18　鼓膜的四个象限（右）

3）前壁：亦称颈动脉壁。前壁下部以极薄的骨板与颈内动脉相隔，上部有两口：上为鼓膜张肌半管开口；下为咽鼓管鼓室口，鼓室借此口经咽鼓管与鼻咽部相通。

4）后壁：为乳突前壁，上部有鼓窦入口，鼓室借此与鼓窦和乳突气房相通。此壁内侧有面神经垂直段通过。

5）顶壁：又称鼓室盖，借薄骨板与颅中窝分隔。位于此壁的岩鳞裂在婴幼儿时期常未闭合，硬脑膜上的细小血管经此裂与鼓室相通，是中耳感染进入颅内的途径之一。

6）底壁：又称颈静脉壁，为一较上壁狭小的薄骨板将鼓室与颈静脉球分隔。若有缺损而致颈静脉球上突，可透过鼓膜下部隐约呈现蓝色。

（2）鼓室内容物

1）听小骨：是人体中最小的三块骨头，分别称为锤骨、砧骨和镫骨，借韧带悬吊于鼓室，并以关节互连，构成"听骨链"（图2-19）。其中，锤骨柄夹在鼓膜层内，砧骨居锤骨、镫骨之间，镫骨借其底板与前庭窗相连。听骨链构成一个完美的悬挂系统，借以将鼓膜振动传入内耳。

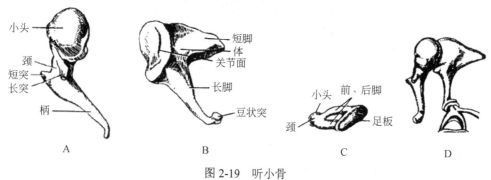

图 2-19　听小骨
A.锤骨；B.砧骨；C.镫骨；D.听骨链

2）听骨韧带、关节：听骨韧带主要有镫骨环韧带及多条悬韧带。听骨关节有锤骨小头与砧骨体相连接而成的锤砧关节，砧骨豆状突与镫骨小头相连接而成的砧镫关节。

3）鼓室肌肉：有鼓膜张肌和镫骨肌。鼓膜张肌作用是牵引锤骨柄向内使鼓膜紧张，以制止鼓膜及听小骨的颤动。镫骨肌是人体中最小的肌肉，起于锥隆起，附着于镫骨小头的后面，为鼓膜张肌的拮抗肌。

2. 咽鼓管 是沟通鼓室与鼻咽的管道，成人咽鼓管长 3.5～4.0cm，外 1/3 为骨段，内 2/3 为软骨段。儿咽鼓管较成人短且粗而直。其鼓室口位于鼓室前壁上部，咽口位于鼻咽侧壁。成人鼓室口高于咽口 1.5～2.5cm。儿童则两口位置几近在同一水平面，故易患中耳感染（图 2-20）。吞咽或打呵欠时，借助咽肌收缩而开放，空气由咽口经咽鼓管进入鼓室，平衡鼓室内气压，以维持鼓膜正常位置和振动功能。

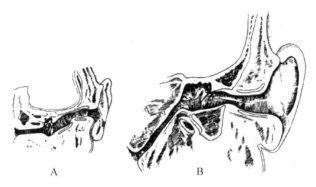

图 2-20　儿童与成人咽鼓管
A. 儿童；B. 成人

3. 鼓窦 是位于鼓室后上的含气腔，出生时即存在。其大小、位置和形态因人而异，并与乳突气化程度相关。鼓窦前方借鼓窦入口与鼓室相通，后下壁与乳突气房相邻，顶壁与鼓室盖相邻，内壁前下处为外半规管突起，在面神经管凸后上方，外壁较厚，对应外耳道后上方的筛区，是乳突手术进路标志。

4. 乳突 出生时乳突尚未发育完善，2 岁后开始气化，6 岁左右气化成许多大小不同、形状各异的蜂窝状腔隙，相互连通，内衬无纤毛的黏膜上皮。黏膜上皮向前与鼓窦、鼓室和咽鼓管黏膜相延续，根据气化程度，乳突气房可分为气化型、板障型和硬化型三种形式。乳突气房可经外耳道上方向前达颧突根部，向内可达岩尖，向后可达乙状窦后方，向下伸入与之紧邻的颞骨茎突。

5. 中耳的血管和神经 中耳血液供应主要来自颈外动脉的上颌动脉分支鼓室前动脉、耳后动脉的茎乳动脉和脑膜中动脉的鼓室上动脉及岩浅动脉。静脉则流入岩上窦和翼静脉丛。

中耳神经有鼓室丛和面神经。鼓室丛由舌咽神经鼓室支与颈动脉交感神经丛的上、下颈鼓支纤维组成，位于鼓岬表面，支配中耳感觉。面神经伴随听神经和前庭神经行经内听道，在内听道底部进入面神经骨管，于前庭和耳蜗之间形成膝状神经节。在膝状神经节处，面神经急转向后，经鼓室内侧壁前庭窗上方抵达鼓室后壁，此即面神经水平段。自水平段末端开始，面神经于鼓室后壁锥状隆起的稍内后方向下而达茎乳孔，称面神经垂直段，并于此段神经干发出镫骨肌支和鼓索，分别支配镫骨肌运动功能和司舌前 2/3 味觉。面神经干出茎乳孔，在腮腺内分支支配面部表情肌。故中耳病变或手术有可能引起面神经损伤而出现面瘫。

（三）内耳

内耳又称迷路，位居颞骨岩部，含有听觉和平衡觉感受器，分为骨迷路和膜迷路两部分。膜迷路位于骨迷路内，膜迷路含内淋巴液，膜迷路与骨迷路之间含外淋巴液，内、外淋巴液互不相通。

1. 骨迷路 由致密骨质构成，分为耳蜗、前庭和半规管三部分（图 2-21）。

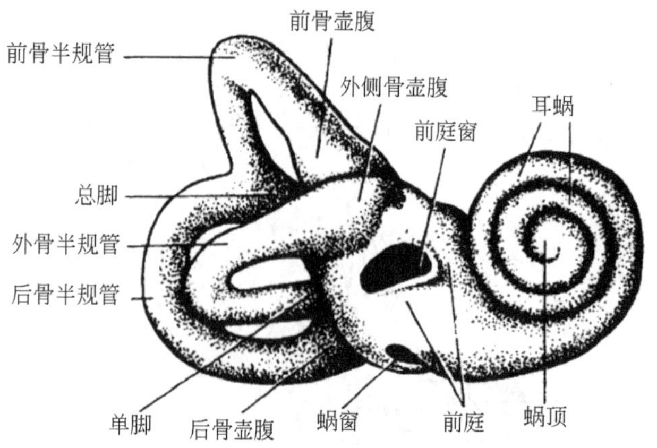

（1）耳蜗：位于迷路前部，形似蜗牛状，由中央蜗轴和周围骨蜗管构成。骨蜗管绕蜗轴两周半稍多，以其底转突向鼓室内侧壁，形成鼓岬；蜗底朝向后内方，形成内听道之底。蜗轴在耳蜗的中央，呈圆锥形，周缘绕以螺旋形骨板，即骨螺旋板，骨螺旋板伸入骨蜗管腔达其管径的一半，外侧缘连接基膜并延续于骨蜗管外侧壁，将骨蜗管分为上、下两腔，上腔再被前庭膜分为两腔，故骨蜗管内共有三个管腔，分别称为前庭阶、中间阶（即蜗管）和鼓室阶。前庭阶居上，与前庭相通；鼓室阶居下，借蜗窗（即圆窗）及蜗窗膜（即圆窗膜）与鼓室相隔；前庭阶和鼓室阶内均含有外淋巴液，借蜗尖部的蜗孔彼此相交通。两阶中间是蜗管，内含内淋巴液。

图 2-21　骨迷路（右）

（2）前庭：位于耳蜗和半规管中间，呈椭圆形。前部与耳蜗的前庭阶相通，后部与半规管相通。外壁是鼓室内壁的一部分，有前庭窗和蜗窗。前庭窗为镫骨底板封闭，构成声能传导的主要路径。蜗窗则由蜗窗膜所封闭。前庭内侧壁有一斜行骨嵴，称为前庭嵴。此嵴后上方为椭圆囊隐窝，内含椭圆囊；前下方为球囊隐窝，内含球囊。

（3）半规管：位于前庭后上方，是三个弓状弯曲的骨管，互成直角，依其所在位置，分别称为外半规管、前半规管和后半规管。每个半规管的一端膨大，称为壶腹。前半规管内端与后半规管上端合成总脚，外半规管内端为单脚，故3个半规管共有3个壶腹、1个单脚和1个总脚，经5个开口与前庭相通。

2. 膜迷路　由膜性管和膜性囊组成，形态与骨迷路相似，借纤维束固定于骨迷路壁，悬浮于外淋巴液中。膜迷路分为椭圆囊、球囊、膜半规管和膜蜗管，各部管腔相互连通，并包含司平衡觉与听觉的主要结构——位觉斑、壶腹嵴和螺旋器。

（1）蜗管：为膜性组织构成的耳蜗中间阶，腔内充满内淋巴液。横切面呈三角形，底为骨螺旋板及基膜，该膜上有听觉末梢感受器螺旋器；外侧壁为血管纹，内上方为前庭膜。膜蜗管借联合管与球囊相通，并间接与蛛网膜下腔沟通。

螺旋器位于基膜上，是听觉感受器的主要部分，自蜗底到蜗顶全长约 3.2cm。螺旋器由感觉细胞、各种支持细胞和盖膜所组成。靠近蜗轴为单排的毛细胞，称为内毛细胞，约 3500 个；其外侧有 3 排毛细胞，称为外毛细胞，约 12 000 个。毛细胞顶端有一层厚的表皮板，静纤毛根部藏在其中。内毛细胞的静纤毛呈鸟翼状排列，外毛细胞的静纤毛有 3 排，以"W"形排列。毛细胞静纤毛上方有盖膜。

（2）椭圆囊与球囊：两者均位于骨前庭内的同名隐窝中。膜半规管借 5 个孔通入椭圆囊；椭圆囊和球囊各有一小管合并成内淋巴管，然后通向内淋巴囊。椭圆囊壁上有椭圆囊斑，球囊壁上有球囊斑。囊斑内有带纤毛的感觉上皮细胞与前庭神经末梢接触，其纤毛顶端覆盖一层胶质膜，上有砂粒状钙质沉着即耳石，是直线加速度的末梢感受器。

（3）膜半规管：附着在骨半规管的外侧壁，约占该管腔隙的 1/4。其壶腹部有壶腹嵴，内有带纤毛的感觉上皮细胞，纤毛上覆有胶质的壶腹顶或嵴帽，是角加速度的末梢感受器；细胞下方联系前庭神经纤维末梢。

3. 内耳的血管和神经 供给内耳的血液主要来自基底动脉或小脑前下动脉分出的迷路动脉。静脉血经迷路静脉、前庭水管静脉和蜗水管静脉汇入侧窦和岩上窦，最后至颈内静脉。

内耳神经即第八对脑神经——前庭蜗神经，也称位听神经，为感觉性神经，含有听觉和平衡觉纤维，前者组成耳蜗神经，后者组成前庭神经。听神经出脑干后与面神经和前庭神经相伴而行，一起进入内听道。在内听道内分为耳蜗神经及前庭神经。耳蜗神经穿入蜗轴到螺旋神经节，节内双极神经细胞的周围突穿过骨螺旋板终止于螺旋器毛细胞下方。前庭支至前庭神经节，节内双极细胞的周围突终止于半规管的壶腹嵴及球囊斑和椭圆囊斑感觉细胞下方。耳蜗神经传导耳蜗的听觉感受信号；前庭神经传导前庭平衡功能的感受信号。壶腹嵴感受旋转运动的加减速，椭圆囊斑和球囊斑感受直线运动的加减速。

二、耳的生理

（一）听觉生理

耳蜗是感受声音刺激的听觉器官。声源产生的机械振动在媒质中传播，经鼓膜、听骨链传导到内耳，由听觉毛细胞转换为对应电信号，再以动作电位形式经听神经纤维传导，最终传入大脑颞叶皮质听觉中枢，经综合分析而产生听觉。人耳能感受到的声波频率在20～20 000Hz范围。

1. 声音的传导途径 声音传入内耳有空气传导和骨传导两种途径，正常听觉以空气传导为主。

（1）空气传导：声波传入内耳的主要途径是空气传导，即声波传递的能量经外耳道传至鼓膜，引起鼓膜振动，再经听骨链传导到镫骨足板，使内耳淋巴液产生波动，继而引起基底膜振动，导致其上的螺旋器的毛细胞受到刺激而感音。

（2）骨传导：指声波振动能量直接经颅骨途径使内耳淋巴液发生相应波动，继而作用于基膜上的螺旋器而产生听觉。骨传导的形式有移动式和压缩式两类。在正常听觉过程中，骨传导所起作用甚微，骨导听觉常用于耳聋的鉴别诊断。

2. 外耳的生理 耳郭近似喇叭，有助于收集声波至外耳道，两侧耳郭的协同集声作用有利于判断声源的方向。同时，耳郭和外耳道对一定频谱的声波有增压作用，可提高声压10～12dB。此外，外耳道还有保护耳深部结构免受损伤的效用，保持外耳道内相对恒定的温度和湿度。

3. 中耳的生理 中耳的主要功能是将传入外耳道空气中声音振动能量传递到耳蜗，实现由气体到液体的声能转换。声波在传播过程中，振动能量引起介质分子位移，其所遇阻力称为声阻抗。水的阻抗大大高于空气声阻抗。空气与内耳淋巴液的声阻抗相差约3800倍。若无适当的阻抗匹配机制，99.9%的声能在此会被反射而丢失，声能损耗约30dB。在此，从空气中的低阻抗到液体中的高阻抗的匹配机制，是通过鼓膜和听骨链作为声能变压增益装置而实现的。

（1）鼓膜的生理功能：鼓膜以其有效振动面积，借助听骨链的作用而达到增压效应。鼓膜总面积约85mm^2，有效振动面积是解剖面积的2/3，在人类约为55mm^2。镫骨底板面积约为3.2mm^2，与鼓膜有效振动面积之比为17∶1。当声能经鼓膜传至前庭膜时，通过面积比的增压作用（活塞效应），声能提高约17倍。同时，听骨链的杠杆作用中，鼓膜凹面的振幅与锤骨柄振幅之比是2∶1。再加上鼓膜的弧形杠杆作用可使声压提高1倍，进一步提高了鼓膜的增益效果，使耳蜗对声波的刺激更加敏感。

（2）听骨链的生理功能：3个听小骨以其特殊的弯形连接方式形成杠杆系统，将声波振动经鼓膜传至前庭窗，是实现中耳增压的重要机制。听骨链的运动轴，相当于向前通过锤骨颈部的前韧带与向后通过砧骨短突之间的连线上，以听骨链的运动轴心为支点，可将锤骨柄与砧骨长突视为杠杆的两臂。在运动轴心的两侧，听小骨质量大致相等。但两臂的长度不相等，锤骨柄与砧骨长突之比为 1.3∶1。因此，当声波传至前庭窗时，借助这种杠杆作用可使声压提高约 1.3 倍。综上所述，由于鼓膜和听骨链的共同作用，使声波经过中耳到达前庭窗时，声压提高了 17×1.3=22.1 倍，相当于声强级 27dB。若加上鼓膜弧度的杠杆作用，则增益更多。因声阻抗不同，声波从空气到达内耳淋巴时所衰减的能量约为 30dB，通过中耳的增压作用得到了补偿。

（3）咽鼓管的生理功能：咽鼓管系鼓室连接咽部的唯一通道，其中耳气压平衡功能对维持中耳正常传音发挥重要作用。

1）保持中耳内外压力的平衡：咽鼓管骨部管腔是开放的，而软骨部具有弹性，在一般情况下处于闭合状态。当吞咽或打哈欠时咽肌、腭肌运动收缩可使其开放，从而平衡鼓室内外气压，有利于鼓膜及听骨链振动。

2）引流作用：鼓室、咽鼓管黏膜杯状细胞与黏液腺产生的黏液，借助咽鼓管黏膜上皮的纤毛运动，得以不断地排至鼻咽部。

3）防声与消声作用：咽鼓管的正常关闭状态，能阻隔说话、呼吸和心搏等自体声响声波经气导途径直接传入鼓室，以免干扰对外来声音的感受。

4）防止逆行性感染：咽鼓管软骨段的黏膜皱襞具有活瓣作用，加上黏膜纤毛运动，对来自鼻咽部的感染有一定的阻挡效应。

4. 耳蜗生理 耳蜗具有传音和感音两个方面的功能。

（1）耳蜗的传音功能：声波振动能量通过镫骨足板传至外淋巴液时，蜗窗膜外凸，导致前庭阶与鼓室阶之间产生压差而引起基膜的位移与振动，并以行波的形式沿基膜从蜗底向蜗顶传播。在此过程中，由组织学特点决定的基膜对机械振动的响应特征逐渐发生改变，表现为基膜刚度梯度对频率响应的影响，振幅依次增加，到达其共振频率部位时振幅达到峰值。基膜上出现最大振幅的特征部位都有各自的对应声波频率，并按频率高低依次排列。高频声引起的最大共振部位靠近蜗底侧，低频声的最大共振部位靠近蜗顶侧，中频声则在基膜的中间部位。由基膜劲度和位移相位差决定不同频率声音响应特性分布方式，奠定了耳蜗感受器以行波模式区分不同声音频率的生物物理基础，反映在临床病理上，即耳蜗底部受损时主要影响高频听力，耳蜗顶部受损时主要影响低频听力。

（2）耳蜗的感音功能：基膜的内缘附着于骨螺旋板上，盖膜的内缘则与螺旋板缘连接，两膜附着点不在同一轴上。当内淋巴振动引起基膜上下位移时，盖膜与基膜各沿不同的轴上下移动，导致盖膜与基膜上的螺旋器发生交错移行运动，即剪切运动。两膜之间的这种剪切力作用，使毛细胞的纤毛发生弯曲或偏转，引起听毛细胞膜张力及离子流变化，从而将传入的机械能转变为生物电能，蜗神经末梢产生传入性动作电位，沿蜗神经及其上各级中枢传导结构传到听觉皮层，产生听觉。

（二）平衡生理

内耳前庭、视觉和本体感觉 3 个外周平衡感受器系统将感受信息传送至平衡中枢整合分析，经平衡反射弧传出支引发各相关效应器的反射运动，得以维持人体的适宜空间位置，即平衡维持。前庭系统是感知头位改变时加速度变化的重要外周平衡器官，其中，半规管感受角加速度刺激，椭圆囊与球囊感受直线加速度刺激，每侧的 3 个半规管互相垂直，能对来自三维空间任一平面的旋转刺激发生反应，以膜半规管内淋巴液惯性作用形式引起反方向的壶腹嵴帽倾倒及其内毛细胞纤毛弯曲，毛细胞膜离子流因而发生变化，诱使底端前庭神经末梢产生动作电位并传向中枢。不同方向的直线加速度分别引起两囊毛细胞表面耳石的反方向移位，牵拉其顶端纤毛，同样以离子流到动作电位的效应模式向平衡中枢传导相关信号。

当因某种原因而致耳石脱离原位并滚落到半规管内，头部运动时，耳石会在半规管内阻碍内淋巴液的位移，引发不正常流动，产生短暂眩晕，此即所谓良性阵发性位置性眩晕或耳石症。

1. 简述鼻腔外侧壁的主要结构。
2. 简述咽的分部依据及咽部主要淋巴组织。
3. 简述喉的软骨组成。
4. 简述骨迷路及膜迷路的组成。
5. 简述耳的生理功能。

第三章 耳鼻咽喉基本检查法

第一节 物理检查法

一、耳的检查法

（一）耳郭、耳周检查

1. 视诊 观察耳郭的大小、形状、位置及两侧是否对称，有无畸形、破损、隆起、疱疹、局部皮肤增厚红肿等。观察耳周有无红肿、溃疡、瘘口、瘢痕、副耳。观察外耳道口有无闭锁、狭窄、赘生物、瘘口及分泌物，若有分泌物，留意其量、色及性质。

2. 触诊 按压两侧乳突及鼓窦区，观察有无压痛及淋巴结肿大。若牵拉耳郭或指压耳屏出现耳痛者，则提示外耳道炎及疖肿的可能性大。发现耳周及耳郭瘘管者，可用探针检查其走向及深度。

3. 听诊 听患者的言语清晰度及语声大小，初步判断其耳聋程度。

4. 嗅诊 某些耳部疾病的分泌物有臭味。如胆脂瘤型中耳炎的脓液有特殊的腐臭味；中耳癌、骨疡型中耳炎、中耳结核的分泌物也有恶臭。

（二）外耳道、鼓膜检查

1. 徒手检查法 成人将耳郭向后上外方牵拉，婴幼儿向后下牵拉，使外耳道变直。检查外耳道内有无红肿、隆起、耵聍、异物、分泌物；检查鼓膜的形态、色泽、活动度及有无穿孔。

（1）双手检查法：一手牵拉耳郭，使外耳道变直；另一手食指将耳屏向前推压，使外耳道口扩大。

（2）单手检查法：检查左耳时，检查者左手从耳郭下方以拇指及中指夹持耳郭并牵拉，食指向前推压耳屏；检查右耳时，检查者左手于耳郭上方用拇指及中指夹持耳郭并牵拉，食指向前推压耳屏（图 3-1）。采用单手检查法时，有利于右手同时进行脓液清洗、钳取异物等操作。

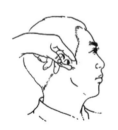

图 3-1 单手检查法

2. 耳镜检查法 适用于耳道弯曲、狭窄、耳毛浓密或有炎症肿胀时，将漏斗状的耳镜沿外耳道长轴置入外耳道口，镜前端深入勿超过软骨部和骨部的交界处，以免引起不适。

3. 电耳镜检查法 电耳镜自带光源，且配有放大镜，可发现肉眼不能察觉的微小病变，尤适用于婴幼儿及卧床患者。检查者一手牵拉患者耳郭，一手持电耳镜置入患者外耳道即可。

4. 鼓气耳镜检查法 鼓气耳镜侧方有一小孔，通过橡皮管连接橡皮球，以合适的耳镜置入外耳道并使其与外耳道四周皮肤相贴，形成一密闭空间，通过反复挤压和放松橡皮球，使外耳道内交替产生正负压，可同时观察鼓膜运动情况。鼓气耳镜检查有助于发现电耳镜下无法察觉的细小鼓膜穿孔。

二、鼻的检查法

（一）外鼻检查

1. 视诊 鼻外形有无畸形（鞍鼻、蛙鼻、酒渣鼻）、缺损、肿胀，鼻梁有无偏曲、塌陷，前鼻孔有无狭窄，皮肤色泽是否正常等。

2. 触诊 拇指和食指检查外鼻有无触痛，鼻骨有无塌陷、移位及骨摩擦感。

（二）鼻腔检查

1. 鼻前庭检查 被检者头稍后仰，检查者用拇指推起鼻尖左右移动进行视诊，检查皮肤有无红肿、糜烂、溃疡、皲裂、结痂，鼻毛有无脱落，有无疖肿、隆起、赘生物，有无触痛。

2. 鼻腔检查

（1）前鼻镜检查法：以左手拇指及食指捏住鼻镜关节，一柄置于掌心，另三指握于另一柄上，两叶合拢与鼻底平行进入鼻前庭后打开。按三个位置检查鼻腔情况：①头稍低，观察鼻腔底部、下鼻甲、下鼻道及鼻中隔前下部。②头后仰30°，检查鼻中隔中段、中鼻甲、中鼻道和嗅裂中后部。③头仰60°，检查鼻中隔上部、中鼻甲前端、嗅裂与中鼻道前部（图3-2）。取出鼻镜时，两叶勿完全闭合，以免夹住患者鼻毛，引起疼痛。

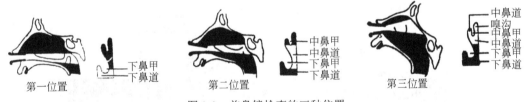

图 3-2　前鼻镜检查的三种位置

（2）后鼻镜检查法：嘱患者坐直，自然张口，用鼻呼吸，将间接鼻咽镜置于酒精灯或工作台除雾喷气口上加热镜面。检查者左手持压舌板将舌前2/3向患者前下方适度用力压下，右手将鼻咽镜镜体送到软腭与咽后壁之间，切勿接触咽后壁黏膜。镜面向上向前时，可观察软腭的背面、鼻中隔后缘、后鼻孔及腺样体，镜面向左右旋转，观察咽鼓管咽口及其周围结构（图3-3）。

（三）鼻窦检查

1. 视诊及触诊 观察患者面颊部、内眦及眉根部有无红肿、隆起，面颊、目内眦处有无压痛，额窦前壁有无叩痛。

2. 鼻镜检查 中鼻道、嗅沟处是否有分泌物；各鼻道是否有息肉或赘生物。临床上疑有鼻窦炎的存在，但鼻镜检查未发现鼻腔有脓涕，可行体位引流。首先用1%麻黄素棉片置入鼻腔，收缩肿大的下鼻甲、中鼻道黏膜，促使窦口开放。疑为上颌窦积脓时，取侧卧位，患侧在上；如疑为额窦或筛窦积脓，则取正坐位，10~15分钟后取出棉片，再行鼻镜检查，观察鼻道内是否有脓液。

3. 上颌窦穿刺冲洗法 用于上颌窦疾病的诊断及治疗。通过穿刺，可将抽吸物及冲洗液送检验科及病理科检查，明确病变性质，以指导治疗（图3-4）。

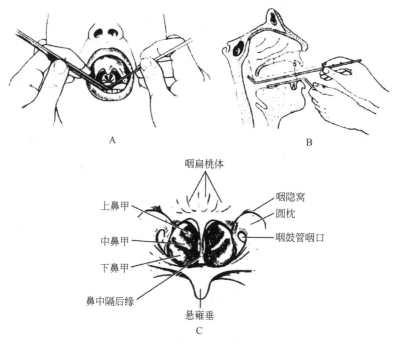

图3-3 后鼻镜检查法
A. 正面观；B. 侧面观；C. 后鼻镜检查所见

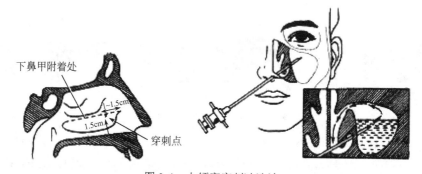

图3-4 上颌窦穿刺冲洗法

三、咽的检查法

（一）口咽检查法

受检者正坐张口，安静呼吸。检查者右手持压舌板，将受检者舌前2/3轻轻向前下方压下。对咽反射敏感者，可先予1%丁卡因咽部喷雾1~2次做黏膜表面麻醉。观察口咽部形态，黏膜色泽，扁桃体大小，注意是否有充血、分泌物、假膜、溃疡、新生物，软腭、腭舌弓和腭咽弓活动情况。如用拉钩将腭舌弓拉开，则能更清晰地观察扁桃体的细微变化。用压舌板挤压腭舌弓，检查扁桃体隐窝内有无干酪样物或脓液溢出。如有肿块，可行口内外双合指诊，触其大小、硬度及活动度。

（二）鼻咽检查法

1. 后鼻镜检查法 具体参照鼻腔检查部分。

2. 鼻咽指诊 受检者正坐张口，头稍前倾，如为患儿应由家长抱好固定。检查者位于患者右后侧，左手绕过头后并固定其头部，食指压入左颊部与齿间，右手食指经口腔伸入鼻咽部，触诊后鼻孔、鼻中隔后缘、腺样体、鼻咽顶及鼻咽后壁，儿童注意有无腺样体肥大，其他人群若扪及鼻咽部肿物，注意其大小、硬度及边界。操作宜轻柔、迅速，对疑有咽部脓肿者不应做触诊检查（图3-5）。

四、喉的检查法

（一）喉一般检查法

1. 视诊 观察喉外观有无畸形，大小是否正常，位置是否在颈前正中部，两侧是否对称。观察局部皮肤色泽，有无损伤、瘀血、隆起，喉结的大小、位置。

2. 触诊 喉部有无畸形、肿胀、压痛、淋巴结肿大及皮下气肿等，还可以用拇指及食指按住喉体，向两侧推移，检查喉的移动度和摩擦感。当喉癌侵及喉内关节时，这种感觉往往消失。

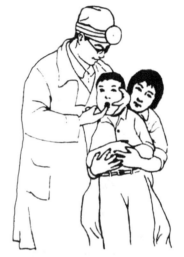

图3-5 小儿鼻咽检查法之鼻咽指诊

（二）喉腔检查法

1. 间接喉镜检查法 嘱患者张口伸舌，纱布裹住舌前1/3，将舌下纱布置于舌尖与切牙之间，以免造成舌的损伤；医生左手拇指及中指将舌向前下方拉出口外，食指抵住上唇，右手持笔势拿间接喉镜，于酒精灯或工作台除雾喷气口上加热镜面，手背试温不烫，镜面向下放入口咽部，镜背将悬雍垂及软腭推向上方，转动镜面观察舌根、会厌舌面及游离缘、会厌谷、喉咽后壁、侧壁，然后嘱患者发高调长"一"音，使会厌向前上抬起，观察会厌喉面、杓状会厌襞、杓间区、室带、声带、声门区及声门下区、梨状隐窝，同时描述杓状软骨及声带运动情况（图3-6、图3-7）。

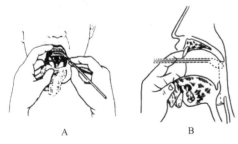

图3-6 间接喉镜检查法
A. 正面观；B. 侧面观

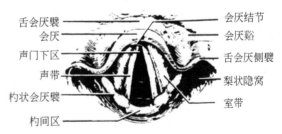

图3-7 间接喉镜下所见

2. 直接喉镜检查法 此项检查不是常规喉部检查法。借直接喉镜镜体使口腔与喉腔处于一条直线上，便于视线直达喉部，进行喉腔各部的检查与治疗。一般适用于间接喉镜检查不合作，不能全面了解局部病变者，并可同时进行喉腔手术（如钳取异物、息肉和取活检等），以及通过直接喉镜插入支气管镜和进行气管内吸引等。患有严重颈椎病变者不宜施行此项检查。严重心脏病或血压过高而必须行此项检查者，应与内科医师合作，共同做好术前准备工作，并在术中严密监护。目前此种检查在临床应用较少。

第二节　内镜检查法

一、鼻内镜检查法

鼻内镜一般有 0°、30°和 70°等不同角度，同时配备冷光源、显示器、照相及摄像装置，可清楚观察鼻腔的细微解剖结构。

检查时患者可以坐位或平卧，用浸有 1%麻黄素及 1%丁卡因的棉片行鼻腔黏膜收缩及麻醉，根据需要选择直径及角度适合的鼻内镜自前鼻孔进入鼻腔，检查鼻腔黏膜、鼻中隔、各鼻甲、各鼻道、嗅裂、后鼻孔、鼻咽部、圆枕、咽隐窝、咽鼓管咽口等部位。

二、纤维鼻咽喉镜、电子鼻咽喉镜检查法

纤维鼻咽喉镜或电子鼻咽喉镜有可弯曲镜体。检查时患者取坐位或平卧位，检查前先清除鼻腔和咽喉腔内分泌物，予 1%丁卡因喷雾表面麻醉后，镜体从鼻腔或口腔导入，可详细检查鼻腔、鼻咽部、口咽、喉咽和喉腔部位，还可辅助活检。对咽反射敏感、后鼻镜或间接喉镜检查不满意者尤为适用。

电子鼻咽喉镜与纤维鼻咽喉镜相比，其分辨率与亮度均有很大提高，若结合了现代窄带成像技术（NBI），能够清晰显示黏膜表层的细微结构，更有利于捕捉普通内镜不易发现的病变并初步判断病变性质，以早期发现癌变倾向。

第三节　嗅觉检查法

用不同气味的无色液体，如香精、醋和煤油等做嗅觉检查，并以水作对照。将各种嗅剂分装于大小、色泽一致的小瓶中，受检者用一指腹堵住一侧鼻孔，以另一侧鼻孔嗅之，然后说明气味的性质，每种嗅剂依次检查。此即常用的简易法，一般只能测试有无嗅觉功能。此外还有嗅阈检查及嗅觉诱发电位检查方法。

第四节　听功能检查法

一、音叉试验

音叉试验最常用的是 256Hz 音叉。检查者手持叉柄，将叉臂在手掌适度敲击，使其振动。检查气导（air conduction，AC）时，将振动的两叉臂束端平行地置于距外耳道口 1cm 处；检查骨导（bone conduction，BC）时，将叉柄末端紧贴于颅面上或鼓窦区。采用下述几种试验法，综合评价测试结果，可初步判断耳聋性质，但难以精确判断听力损失程度（表 3-1）。

表 3-1 音叉试验结果评价

试验方法	正常听力	传导性聋	感音神经性聋
林纳试验	（+）	（-）或（±）	（+）
韦伯试验	（=）	→患耳	→健耳
施瓦巴赫试验	（±）	（+）	（-）

（一）林纳试验

林纳试验（Rinne test，RT）又称气骨导对比试验，是比较同侧气导和骨导的一种检查方法。方法：将击响的音叉柄底紧压于受检耳的乳突部，让受检者听其振动的声音，当听不到声音时，将音叉双臂移到同侧外耳道口约 1cm 处测其气导听力。结果：若受试耳仍可听到声音，说明气导＞骨导，以阳性（+）表示。若受试耳听不到气导声音，应再振动音叉，先测气导，待听不到声音，再测骨导。若骨导仍可听到，说明骨导＞气导，以阴性（-）示之。若两次测试气导与骨导听力相等，以（±）表示。

（二）韦伯试验

韦伯试验（Weber test，WT）又称骨导偏向试验，系比较两耳骨导听力的强弱。方法：将振动的音叉柄底部紧压颅面中线上任一点，请受检者辨别声音偏向何侧。结果：以"→"示偏向侧，以"="示声音在中间。

（三）施瓦巴赫试验

施瓦巴赫试验（Schwabach test，ST）又称骨导对比试验，为比较正常人耳与患者受试耳骨导的时间。方法：将击响音叉的柄底交替放在患耳和正常耳的乳突部，当正常耳骨导消失后，立即测受试者骨导听力，再按反向测试。结果：如受检耳骨导延长，为阳性（+），缩短为阴性（-），若与正常人相等，以（±）表示。

（四）盖莱试验

盖莱试验（Gelle test，GT）是检查镫骨足板有无固定的试验法。将振动的音叉柄底放在鼓窦区，同时以鼓气耳镜向外耳道交替加压和减压，若声音强弱波动，即当加压时骨导顿觉减低，减压时恢复，即为阳性，表明镫骨活动正常；若加压、减压声音无变化，则为阴性，为镫骨底板固定征象。

二、纯音听阈测试

纯音听阈测试是应用电声学原理设计而成，通过电子振荡装置和放大线路，产生不同频率和不同强度的纯音，供测试人耳听觉功能。设计中，将正常人平均听阈制订成标准听力零级，故通过听力计测出的受试耳听阈（单位为 dB HL）即听力损失 dB 数（听力级）。通过分别测试受检耳的各频率听阈强度及阈上功能试验，以判断耳聋的程度、类型及病变部位。

（一）测试方法

听力计可发出频率 250~8000Hz 的纯音。测试项目包括气导和骨导，先测试气导，再测骨导。纯音听阈图为以横坐标为频率（Hz），纵坐标为听阈（dB HL）。将受试耳各个不同频率的气导听阈连接成线。听阈是指人耳对某一纯音信号能感受到的最小声强值。

1. 气导测试 双耳佩戴耳包式气导耳机后，先测试正常耳或听力较好耳，从 1000Hz 开始，然后按 2000Hz、4000Hz、6000Hz、8000Hz、250Hz、500Hz 顺序进行，最后复测 1000Hz。声级则从 40dB HL 开始，如能清晰听到，告知受试者示意，之后以 10dB HL 为一档降低声级，直至患者不再做出反应；然后再以 5dB HL 为一档递增，即"退 10（dB HL）进 5（dB HL）"直到患者再次做出反应，如此反复 5 次，受试者在同一听力级做出 3 次反应的即为听阈级。如果两耳听阈相差超过 60dB HL，需要在非测试耳实施掩蔽。

2. 骨导测试　骨导耳机置于受试耳鼓窦区，对侧耳戴气导耳机，受试耳气导耳机置于额颞部。测试步骤同气导。测试骨导听阈时，需要在对侧耳常规实施掩蔽。

（二）结果判读

对最大声级无听觉时，在该处记录向下箭头"↓"，并与相邻符号不连线。一般以 500Hz、1000Hz、2000Hz 3 个频率的气导听阈值平均数来记录耳聋：25～40dB HL 为轻度聋，41～55dB HL 为中度聋，56～70dB HL 为重度聋，71～90dB HL 为严重度聋，＞90dB HL 为全聋。根据听力曲线的特点，可判断耳聋的性质。如骨导正常或接近正常，气导下降（气骨导间距大于 10dB HL，一般不大于 40dB HL），为传导性聋。鼓膜穿孔时，如气骨导间距大于 40dB HL，可考虑听骨链中断；如无鼓膜穿孔而气骨导间距大于 60dB HL，应考虑听骨链完全固定或中断。气骨导曲线一致性下降，为感音神经性聋。兼有上述两种听力曲线特点者为混合性聋（图 3-8）。

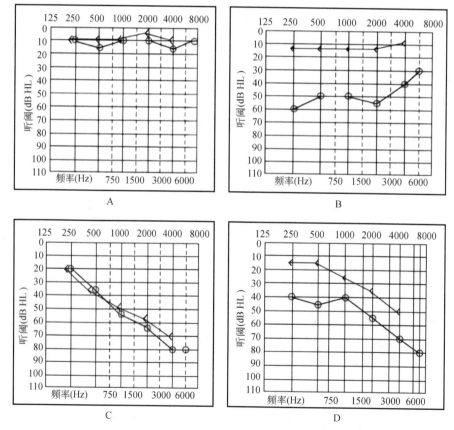

图 3-8　不同类型纯音听阈图

A. 正常纯音听阈图；B. 传导性聋；C. 感音神经性聋；D. 混合性聋

注：○为骨导阈值，＜为气导阈值

三、声导抗测试

声波在介质中传播时,遇到的阻力称为声阻抗,被介质接纳的声能则称为声导纳,声阻抗和声导纳合称声导抗。声导抗仪是客观测试中耳传导系统、内耳功能、脑干听觉通路的方法。测试时耳塞封闭外耳道,声导抗仪持续调节外耳道气压,使气压由+200mmH$_2$O 向-200mmH$_2$O 变化,以此引起鼓膜连续位移而产生声顺动态变化,此动态变化反映中耳的功能,并由声导抗仪记录下来。根据曲线的形状、声顺值、峰压点、峰值数据,可较客观地反映鼓室内各种病变情况。

中耳功能正常者曲线呈 A 型;As 型常见于耳硬化、听骨固定或鼓膜增厚等中耳传导结构活动受限;Ad 型可见于听骨链中断、鼓膜萎缩、愈合性穿孔及咽鼓管异常开放等中耳传导结构活动度增高;B 型曲线多见于鼓室积液和中耳明显粘连者;C 型曲线表示咽鼓管功能障碍、鼓室负压(图3-9)。

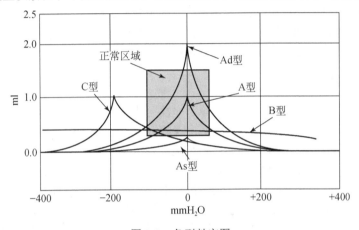

图3-9 各型鼓室图

镫骨肌反射可反映内耳功能、脑干听觉通路。

四、耳声发射检查

凡起源于耳蜗并可在外耳道记录到的声能皆称耳声发射,可在一定程度上反映耳蜗的功能状态。根据有无刺激声,将耳声发射分为自发性耳声发射和诱发性耳声发射,后者与主观听阈呈正相关。耳蜗性聋患者听阈高于 20~30dB HL 时,诱发性耳声发射消失。由于诱发性耳声发射检查具有简便、客观、无创、灵敏等优点,已广泛应用于婴幼儿听力筛查及耳蜗性聋(如噪声性聋、药物性耳聋、梅尼埃病等)的早期诊断中。

第五节 前庭功能检查法

一、平衡功能检查

平衡功能检查法主要分为静平衡和动平衡两大类。

(一)静平衡功能检查

1.闭目直立检查 被检者直立,两脚并拢,双手手指互扣胸前并向两侧拉紧,观察被检者睁眼及闭目时躯干有无倾倒。前庭功能正常者，无倾倒；前庭周围性病变时，躯干倾倒并朝向前庭破坏的一侧，与眼震慢相方向一致；小脑病变时，躯干倒向病侧或后侧。

2. 对指试验　检查者与被检者相对而坐，检查者伸出双手食指，被检者睁眼、闭目各数次，以两手食指轮流触碰对面检查者的食指，正常人可准确完成。若总是偏向一侧，则提示该侧小脑或迷路病变。

（二）动平衡功能检查

1. 行走试验　选择地面平坦、开阔的场所，被检者闭目向正前方行进 5 步，然后再后退 5 步，如此进行 5 次。观察其步态，并计算起点与终点之间的夹角。偏差角大于 90°者，提示两侧前庭功能有显著差异。

2. 闭眼垂直书写试验　被检者正坐于桌前，身体不与桌子接触，右手握笔、悬腕，自上而下书写一行文字或简单符号，长度 15～20cm，睁眼及闭眼各书写一行，比较两行文字的偏离程度。偏斜小于 5°为正常，超过 10°提示两侧前庭功能有差异。

二、眼震检查

眼球震颤简称眼震，是一种不随意的眼球节律性运动。前庭系统的周围性病变、中枢系统病变及某些眼病均可引起眼震。前庭性眼震由交替出现的慢相运动和快相运动组成。慢相运动为眼球转向某一方向的缓慢运动，由前庭刺激引起；快相运动乃眼球的快速回位运动，为中枢矫正性运动。通常以快相定义为眼震的方向。按眼震方向的不同，可分为水平性、垂直性、旋转性及对角性眼震。

1. 自发性眼震检查　是一种无须通过诱发措施即已存在的眼震。裸眼检查时，检查者立于受试者正前方 40～60cm 处，嘱受试者按检查者手指所示方向注视，即向左、右、上、下及正前方 5 个基本方向，观察其有无眼震及眼震的方向、强度等。注意检查者手指向两侧移动偏离中线的角度不能超过 20°～30°。

2. 诱发性眼震检查

（1）冷热试验：是将温度为 30℃和 44℃的水或空气注入外耳道内以诱发前庭反应，可用于分析前庭重振与减振、固视抑制失效等现象，以区别周围性和中枢性前庭病变。

（2）位置性眼震：当患者头部处于某一位置时出现的眼震。检查时取以下三种头位：①坐位，头向左、右歪斜，前俯、后仰，向左、右各扭转 60°。②仰卧位，头向左、右扭转。③仰卧悬头位，头向左、右扭转。在每一头位至少观察记录 30 秒，变换位置时要缓慢进行。观察诱发眼震的特征，如方向、潜伏期、持续时间及是否伴发眩晕等。

（3）变位性眼震：是头位迅速改变时诱发的眼震，主要用于诊断良性阵发性位置性眩晕。常用的 Dix-Hallpike 检查法操作如下：受试者坐于检查台上，头平直，检查者立于其右侧，双手扶其头，按以下步骤进行检查，坐位→头向右转 45°→仰卧右侧 45°悬头→坐位→头向左转 45°→仰卧左侧 45°悬头→坐位。每次变位应在 3 秒内完成，每次变位后，应观察、记录 20～30 秒，注意潜伏期、眼震性质、振幅、方向、慢相角速度及持续时间，记录有无眩晕、恶心、呕吐等。如有眼震，应连续观察、记录 1 分钟，眼震消失后方可变换至下一体位。

（4）瘘管征：将鼓气耳镜置于外耳道，不留缝隙，向耳道内交替加压、减压，同时观察有无眼震及眩晕，如出现眼球偏斜或眼震，伴眩晕感，为瘘管征阳性；无任何反应为阴性。瘘管征阴性者不排除瘘管存在的可能。

第四章　耳鼻咽喉与脏腑经络的联系

耳鼻咽喉位于头颈部，通过经络与脏腑联结成一个整体。五脏六腑功能正常，精气血津液充足，官窍得养，耳鼻咽喉才能发挥其正常的生理功能。不同脏腑的病理变化，会在相应官窍出现病理表现。《丹溪心法·能合色脉可以万全》记载："盖有诸内者，形诸外。"此外，耳鼻咽喉发生病变，亦可波及相关脏腑。

第一节　鼻与脏腑经络的关系

一、鼻与脏腑的关系

鼻居面中，为"清窍"之一，有助肺呼吸、主嗅觉、协发音、司清化之功能。其功能的正常发挥，与肺、脾、肝胆、肾、心等脏腑关系密切。

1. 鼻与肺

（1）生理关系：肺开窍于鼻，鼻后连颃颡，下通于肺，是肺之门户，故鼻为肺之窍。《素问·金匮真言论》记载："西方白色，入通于肺，开窍于鼻。"《灵枢·五阅五使》曰："鼻者，肺之官也。"肺主宣发，将水谷精微和津液上输头面诸窍，鼻窍得养，则呼吸顺畅，嗅觉灵敏。肺主肃降，将鼻之所吸自然界清气向下散布，以资元气，同时有助于浊气下降，保持鼻窍畅通。鼻为肺之门户，鼻窍通利，则肺能发挥正常呼吸作用，吐故纳新，实现机体与自然界的气体交换，维持人体的生命活动。

（2）病理关系：肺的功能失调，容易导致鼻病发生。肺气不足，腠理疏松，卫表不固，鼻窍易感外邪。风寒外袭，肺失宣肃，鼻窍壅塞，可出现鼻塞、流清涕、喷嚏等症状。《诸病源候论》记载："肺脏为风冷所乘，则鼻气不和，津液壅塞而为鼻齆。"外感风热，或风寒化热，上犯鼻窍，可出现鼻部肿痛、鼻塞、流黄涕等，热伤阳络，可出现鼻出血。明·陈实功《外科正宗》曰："鼻中出血，乃肺经火旺，逼血妄行，而从鼻窍出也。"肺经蕴热，上扰鼻窍，可出现鼻灼热、瘙痒、鼻塞、流涕等症状。《济生方·鼻门》记载："夫鼻者，肺之候……其为病也，为衄，为痈，为息肉，为疮疡，为清涕，为窒塞不通，为浊脓，或不闻香臭。此皆肺脏不调，邪气蕴积于鼻，清道壅塞而然也。"燥邪伤肺循经上灼鼻窍，耗伤津液，鼻窍失养，可出现鼻干、灼热疼痛，燥伤脉络，则涕痂带血。《灵枢·寒热病》载："皮寒热者，不可附席，毛发焦，鼻槁腊。"

2. 鼻与脾

（1）生理关系：脾为气血生化之源，升发清阳，主统血。鼻为清窍，乃清阳交会之所，血脉多聚之处。故脾气健运，清阳升发，气血充沛，则鼻窍得养，能正常发挥对吸入之气加温、加湿及知香臭等功能。《医学心悟》记载："鼻准属脾土。"鼻准即鼻尖，居面之中央，中央属土，故鼻准属脾土。

（2）病理关系：脾气虚弱，运化失职，气血生化乏源，鼻窍失养，则易出现鼻干、嗅觉减退、鼻痒、打喷嚏等症状；脾失健运，水湿不化，停聚鼻窍，可出现鼻塞、鼻涕增多等症。《素问·玉机真脏》曰："脾为孤脏……其不及则令人九窍不通。"脾主统血，脾虚失摄，血不循经可致鼻衄。脾胃湿热，循经上犯，熏蒸鼻窍肌肤，可致鼻红赤烂、鼻涕黄稠或鼻息肉。《素问·刺热》曰："脾热病者，鼻先赤。"明·张景岳在《景岳全书》中描述脾胃湿热所致的鼻流浊涕："此证多因酒醴肥甘，或久用热物，或火由寒郁，以致湿热上熏，津汁溶溢而下，离经腐败。"

3. 鼻与肝胆

（1）生理关系：胆之经脉起于目锐眦，曲折布于脑后，通过经络与鼻相联；胆之经气上通于脑，脑为髓海，下通于鼻頞（即鼻根部），故胆通过髓海与鼻相互联系。肝胆互为表里，肝气主升，胆气主降，肝胆升降协调，气机条畅，则鼻得安康。

（2）病理关系：胆腑热盛，循经上犯鼻窍，或胆火郁于脑，下犯鼻頞，则浊涕不止。《素问·气厥论》记载："胆移热于脑则辛頞鼻渊，鼻渊者，浊涕下不止也。"肝胆火热，上逆鼻窍，迫血妄行，溢于清道，可致鼻衄。

4. 鼻与肾

（1）生理关系：鼻为肺之窍，肺肾同源，金水相生，肾为先天之本，温煦滋养于肺，则肺气充足，上荣鼻窍，保证鼻窍功能正常发挥。肺为气之主，肾为气之根，自然界的清气经鼻吸入，通过肺的肃降作用下纳于肾。《类证治裁》曰："肺为气之主，肾为气之根，肺主出气，肾主纳气，阴阳相交，呼吸乃和。"

（2）病理关系：肾阳不足，鼻失温煦，易受风寒异气侵袭，出现鼻痒、打喷嚏、流清涕等症状。《素问·宣明五气》说："肾为欠，为嚏。"肾阴亏虚，鼻窍失养，甚或虚火上炎，上灼鼻窍，易致鼻干、鼻出血。

5. 鼻与心

（1）生理关系：鼻为心肺之门户，心主血，肺主气，心肺互相配合，气血充足，鼻窍得养。《难经·四十难》记载："心主臭，故令鼻知香臭。"心主嗅，与心主神明、主血脉的生理功能相关。血是神志活动的物质基础之一，心血充足，心神得养，则嗅觉灵敏。

（2）病理关系：《素问·五脏别论》载："五气入鼻，藏于心肺，心肺有病，而鼻为之不利也。"心的功能失调可致鼻病。心火亢盛，迫血妄行，可致鼻出血。《诸病源候论》曰："心主血，肺主气而开窍于鼻，邪热伤于心故衄。"

二、鼻与经络的关系

鼻居阳中之阳，是清阳交会之处，循行于鼻和鼻旁的经脉包括：

手阳明大肠经：其支者，从缺盆上颈，贯颊，入下齿中；还出挟口，交人中，左之右，右之左，上挟鼻孔。

足阳明胃经：起于鼻之交頞中，旁纳太阳之脉，下循鼻外，入上齿中。

手太阳小肠经：其支者，别颊上至眼眶下部，抵鼻，至目内眦（斜络于颧）。

足太阳膀胱经：起于目内眦，上额，交巅。
手少阳三焦经：其支者，出耳上角，屈折至颊，达眶下部。
足少阳胆经：其支者别锐眦，下大迎，合于手少阳，折行于颊部，下加颊车。
手少阴心经：其支者，从心系，上挟咽，沿鼻旁，上联目系。
足厥阴肝经：循喉咙之后，上入颃颡连目系，上出额，与督脉会于巅。
督脉：从额正中下行至鼻柱沿鼻尖到上唇。
任脉：环绕口唇，分左右循鼻旁，联系于目。
阴跷脉：从人迎之前，经鼻旁到目内眦。
阳跷脉：过颈部上夹口角，循鼻旁到达目内眦。

第二节　咽与脏腑经络的关系

咽喉居颈部，咽为胃之系，是气息出入及饮食水谷的共同通道，有司饮食吞咽、助言语、御外邪的功能，喉为肺之系，有行呼吸、发声音、护气道的功能。《灵枢·忧恚无言》说："咽喉者，水谷之道也。喉咙者，气之所以上下者也。"由于对于解剖认识的局限性，古代医籍中，咽、喉并没有很确切严格的区分。咽与肺、胃、脾、肾、肝的关系密切。

一、咽与脏腑的关系

1. 咽与肺

（1）生理关系：咽位于呼吸和上消化道交叉之处，肺主宣发肃降，濡润咽喉，肺气通利，咽部功能才能正常发挥。

（2）病理关系：邪毒自口鼻入侵肺系，咽喉首当其冲。风热袭肺，循经上犯，邪毒搏结，脉络受阻，可导致咽部灼热疼痛、喉核肿大、咽痛拒食、吞咽困难。《太平圣惠方》载："若风热邪气，搏于脾肺，则经络痞涩不通利，邪热攻冲，上焦壅滞，故令咽喉疼痛也。"

2. 咽与胃

（1）生理关系：咽前连口腔，下经食管通胃腑，为胃之系。《济生方·咽喉门》说："夫咽者，言可以咽物也，又谓之嗌，气之流通厄要之处，胃所系。"《重楼玉钥·喉科总论》云："咽者，咽也，主通利水谷，为胃之系，乃胃气之通道也。"咽司饮食吞咽，胃主受纳腐熟，两者相互配合，饮食得降。

（2）病理关系：肺胃热盛，上攻咽喉，可出现咽痛剧烈、吞咽困难、喉核肿大，甚则化腐成脓。《医林绳墨》言："盖咽喉之证，皆有肺胃积热甚多，痰涎壅盛不已……于是有痰热之症见焉。吾知壅盛郁于喉之两旁……谓之乳蛾。"

3. 咽与脾

（1）生理关系：脾胃相为表里，脾主升清，将水谷精微上输，濡养咽喉。《重楼玉钥·诸风秘论》载："咽主地气，属脾土。"

（2）病理关系：若脾失健运，生化乏源，咽喉失养，会出现咽干、咽痛等症状。水湿不化，搏结喉核，则会发为慢乳蛾；若湿聚成痰，搏结咽喉，可致咽喉异物感；痰湿与邪毒搏结，易发颃颡窒塞症。脾虚气血生化不足，祛邪无力，可致喉关痈、侧喉痈难溃难愈。肺脾气虚，肌肉失养，弛张不收，气道塌陷，可致打鼾。

4. 咽与肾

（1）生理关系：肾主藏精，为先天之本。肾水充足，肾阳充沛，才能使水升火降，咽得所养。

（2）病理关系：如肾阴不足，水不制火，虚火上炎，可致咽干、咽痒、喉核肿大。脾肾阳虚，虚阳上越，客于咽喉，致咽喉异物感、哽哽不利。《金匮要略·水气病脉证并治》载："阳衰之后，荣卫相干，阳损阴盛，结寒微动，肾气上冲，喉咽塞噎，胁下急痛。"

5. 咽与肝

（1）生理关系：咽为肝之使。肝的经脉循喉咙，上行颃颡；《素问·奇病论》载："夫肝者，中之将也，取决于胆，咽为之使。"肝主疏泄，肝气条达才能使咽喉生理功能正常发挥。

（2）病理关系：《素问·阴阳别论》说："一阴一阳结，谓之喉痹。"一阴指厥阴，一阳指少阳，若肝胆失调，疏泄失常，易发生气机阻滞，咽喉失于通畅，致咽喉异物感。

二、咽与经络的关系

咽喉是经脉循行交会之处，在十二经脉中，除手厥阴心包及足太阳膀胱经外，其余经脉皆直接循行于咽喉：

手太阴肺经：入走肺，散之大肠，上入缺盆，循喉咙。

手阳明大肠经：下走大肠，属于肺，上循喉咙，出缺盆。

足阳明胃经：上通于心，上循咽，出于口。

足太阴脾经：上至髀，合于阳明，与别俱行，上结于咽。

手少阴心经：上走喉咙，出于面，合目内眦。

手太阳小肠经：其支者，从缺盆循颈，上颊，至目锐眦。

足少阴肾经：从肾上贯肝膈，入肺中，循喉咙，挟舌本。

手少阳三焦经：其支者，从膻中，上出缺盆，上项。

足少阳胆经：循胸里，属胆，散之上肝，贯心，以上挟咽，出颐颔中。

足厥阴肝经：上贯膈，布胁肋，循喉咙之后，上入颃颡。

任脉：循腹里，上关元，至咽喉，上颐，循面，入目。

冲脉：上达咽喉，环绕唇周。

阴跷脉：上循胸里入缺盆，上出人迎之前，至咽喉，交贯冲脉。

阳跷脉：循外踝上行至肩，经颈部上挟口角，与阴跷会于目内眦。

阴维脉：上胸膈，挟咽，与任脉会于天突、廉泉。

第三节 喉与脏腑经络的关系

一、喉与脏腑的关系

喉的主要功能是呼吸和发声，与肺、肾、肝、脾、心关系密切。清代张志聪在《黄帝内经灵枢集注·忧恚无言第六十九》中指出"审其有音而言语不清，但责之心肝；能语而无声者，当责之脾肺；不能言语亦无声音者，此肾气之逆也。夫忧则伤肺，肺伤则无声矣；恚怒伤肝，肝伤则语言不清矣"，故喉部功能的正常发挥与五脏均有关系。

1. 喉与肺

（1）生理关系：肺主气，司呼吸，喉为肺之系，咽喉通利，才能顺利完成气息吐故纳新及发音。《太平圣惠方》载："喉咙者，空虚也，言其中空虚，可以通于气息，呼吸出入，主肺气之流通。"且会厌位于喉中，影响呼吸及吞咽功能。《医贯》中记载："气口有一会厌，当饮食方咽，会厌即垂，厥口乃闭。故水谷下咽，了不犯喉，言语呼吸，则会厌张开。"肺主气，喉主发音，肺气充沛，则喉窍通利，发音清晰洪亮。

（2）病理关系：《医述》曰："声由气发，肺病则气夺，此肺为声音之户也。"若风寒或风热外袭，肺失宣降，甚或津液不布，化为痰浊，风痰搏结，或肺热壅盛，上犯于喉，可出现声音嘶哑、声带肿胀或形成息肉、咽喉疼痛、呼吸困难等症状；若肺气不足，喉失濡养，无力鼓动声门，可出现声音嘶哑、喉部干燥等症状。

2. 喉与肾

（1）生理关系：喉为气息出入的通道，又主发声，肾为气之本，肾气充足，则声音洪亮。肾为先天之本，喉的生理功能正常发挥有赖于肾阴的滋养。《景岳全书》载："肾藏精，精化气，阴虚则无气，此肾为声音之根也。"

（2）病理关系：若肾阴不足，喉失濡养，甚或虚火上炎，蒸灼于喉，声门失健，开阖不利，则会出现声音嘶哑、声带微红肿或可见息肉、喉部干涩微疼、干咳等症状；喉部脉络受阻日久，可出现声带息肉。

3. 喉与肝

（1）生理关系：肝藏血，主疏泄，肝气条达，则喉部气血通利，功能得以正常发挥。

（2）病理关系：暴怒伤肝，或情志不舒，肝气郁结，气滞痰凝，阻滞喉窍，声门开阖不利，可发为突然失音。《素问·大奇论》记载："肝脉鹜暴，有所惊骇，脉不至若瘖，不治自已。"肝气郁滞，气机不畅，横逆乘克脾胃，胃失和降，上逆于喉，可出现声音嘶哑、发音疲劳；肝郁脾虚，脾失健运，聚湿生痰，痰气互结于喉，则出现声音嘶哑，咽喉异物感，咳痰不爽。

4. 喉与脾

（1）生理关系：脾为后天之本，运化水谷，化生谷气，与肺吸入的自然界清气结合，在肺中生成宗气，喉之发音功能有赖于宗气推动。脾气足，肺气清，宗气足，则声音洪亮，咽喉通利。《诸病源候论》曰："咽喉者，脾胃之候也。"咽喉与脾胃关系密切，《临证指南医案》中记载："脾宜升则健，胃宜降则和。"脾主升清，胃主和降，脾胃功能协调，升清降浊，则喉窍通利。

（2）病理关系：劳倦所伤，或用嗓过度，肺脾气虚，无力鼓动声门，导致声门闭合不全、语音低沉、高音费力、不能持久，甚则形成息肉；脾胃虚弱，运化失常，浊气内生，寒邪凝滞，上犯咽喉，或脾虚湿困，日久生热，湿热互结，气机升降失调，胃气挟酸上逆咽喉，可见声音嘶哑、发音疲劳、咽喉异物感。

5. 喉与心胆

（1）生理关系：喉主发声，受神志功能主宰，即言出于神，人体神志功能的正常与否和心胆关系密切。《灵枢·邪客》曰："心者，五脏六腑之大主也，精神之所舍也。"心藏神，主宰身体的一切神志活动，而言语是心神功能的表现形式之一。清·黄元御《四圣心源·七窍解》记载："神明病则能响而不能言。声气出于肺，神明藏于心。"《素问·六节藏象论》云："凡十一脏取决于胆也。"胆主决断，其功能的发挥体现在神志方面。心气充足，心神得养，胆气充沛，则言语功能正常。

（2）病理关系：心胆虚怯或心气不足，突受惊吓，肝胆气机失于疏泄，则心神不能收持，胆气难以决断，以致心胆不宁，神气失守，声音无主，声门开阖不利，发为突然失音。

二、喉与经络的关系

喉与咽在解剖位置上相邻，经络循行相通，故喉与经络的关系参见本章第二节"咽与经络的关系"。

第四节　耳与脏腑经络的关系

一、耳与脏腑的关系

耳位于颅脑两侧，其功能的正常发挥与肾、心、肝胆、脾、肺等脏腑密切相关。

1. 耳与肾

（1）生理关系：《素问·阴阳应象大论》说："肾主耳……在窍为耳。"《灵枢·五阅五使》曰："耳者，肾之官也。"《灵枢·脉度》记载："肾气通于耳，肾和则耳能闻五音矣。"肾开窍于耳，耳的功能正常发挥，有赖于肾的滋养。肾精充足，上充于耳，则听觉灵敏，平衡功能正常。

（2）病理关系：肾精亏损，耳窍失养，则易出现耳聋、耳鸣、眩晕等症。《灵枢·海论》载："髓海不足，则脑转耳鸣。"《灵枢·决气》记载："精脱者耳聋。"如肾元虚损，耳窍失养，邪毒趁虚侵袭，则脓耳迁延难愈，肾主骨，脓耳邪毒日久蚀损骨质，内攻耳窍，平衡功能失司，易发脓耳眩晕。肾阳不足，寒水内停，上泛清窍，可发为耳眩晕。

2. 耳与心

（1）生理关系：《证治准绳·杂病》曰："肾为耳窍之主，心为耳窍之客。"心藏神，寄窍于耳，耳司听觉，受心主宰。心血充足，心神得安，则耳窍得养，听觉聪敏。

（2）病理关系：思虑过度，耗伤心脾，心血不足，神失守舍，易发为肝郁耳聋。

3. 耳与肝胆

（1）生理关系：肝藏血，主疏泄，耳窍功能的发挥有赖于肝血的奉养与肝气的条达。肝气疏畅，气机条达，清阳得升，肾精及脾土化生的气血能上达于耳，清窍得养。

（2）病理关系：情志抑郁或突然的精神刺激致经气不利，肝气郁结，气机逆乱，或气郁生痰，痰随气逆，可发为肝郁耳聋。肝气郁结，气机阻滞，郁而化火，上扰清窍，可致耳部肿痛、灼热、渗液、毛霉生长、疱疹、流脓、耳胀耳闭、暴聋、耳鸣等病证。《类证治裁》曰："有肝胆火升，常闻蝉鸣者。"《素问·脏气法时论》曰："厥阴与少阳气逆，则头痛，耳聋不聪。"情志失调，气机不畅，津聚成痰，气滞痰凝，痹阻面部经脉气血，可发为耳面瘫。肝胆热盛，热毒上攻，灼蚀耳后完骨，腐败气血，脓成外发积于耳后骨膜之下，可致耳后附骨痈；与耳内气血搏结，致使脉络闭阻，气血阻滞，肌肤失养，而致筋肉弛缓不收，可发为脓耳面瘫；热盛生风，风火相煽，上扰清窍，可发为脓耳眩晕。肝阴不足，阴不制阳，肝阳上亢，扰乱清窍，可致耳眩晕。

4. 耳与脾

（1）生理关系：脾为后天之本，化生气血，升举清阳，濡养耳窍，维持其正常功能。

（2）病理关系：《脾胃论》载："上气不足……耳为之苦鸣。"脾气虚弱，生化乏源，气血不足，清窍失养，则会出现耳鸣、耳聋、耳眩晕；血虚生风化燥，可发为耳疮、旋耳疮；脾失健运，湿浊不化，困结耳窍，可发为毛霉生长、反复流脓、耳胀耳闭、耳眩晕；郁而化热，湿热内蕴，循经上犯耳窍，可发为耳火带疮、暴聋，浸淫肌肤而发为耳火带疮。《古今医统大全》曰："痰火郁结，壅塞而成聋也。"脓耳患者气血不足，正不胜邪，余毒滞耳，可致耳后附骨痈反复发作、溃口经久不愈；闭阻脉络，筋肉失养，可致脓耳面瘫；脾虚湿困脓耳日久，痰浊内生，蒙蔽清窍，可发为脓耳眩晕。

5. 耳与肺

（1）生理关系：肺主宣发，输布气血津液，以濡养耳窍。捏鼻鼓气，气贯于耳，故肺气与耳相通。肺为肾之母，肺金主肃降而生肾水，生理情况下，肺金的肃降功能正常，才能化生肾水，同时带动心火下降与肾相交，水火既济，肾气才能上通于耳，使耳的功能发挥正常。《杂病源流犀烛》说："肾窍于耳，所以聪听，实因水生于金，盖肺主气，一身之气贯于耳，故能为听。"

（2）病理关系：风邪外袭，循经上犯耳窍，经气痞塞，可致耳胀耳闭、暴聋、耳鸣；清窍受扰，平衡失司，可出现耳眩晕；脉络痹阻，可出现耳面瘫；与气血相搏，可出现耳部肿痛、灼热、渗液、毛霉生长、疱疹、流脓等病证。

二、耳与经络的关系

耳为经脉汇聚之处，通过经脉循行，耳与五脏六腑相联。《灵枢·邪气脏腑病形》曰："十二经脉，三百六十五络，其血气皆上于面而走空窍……其别气走于耳而为听。"直接循行于耳的经脉有6条，包括：

足少阳胆经：起于目锐眦，上抵头角，下耳后；其支者，从耳后入耳中，出走耳前，至目锐眦后。

手少阳三焦经：其支者，从膻中，上出缺盆，上项，系耳后，直上出耳上角；其支者，从耳后入耳中，出走耳前，过客主人，前交颊，至目锐眦。

足阳明胃经：出大迎，循颊车，上耳前。

手太阳小肠经：其支者，从缺盆循颈，上颊，至目锐眦，却入耳中。

足太阳膀胱经：其支者，从巅至耳上角。

阳维脉：从腋后上肩，经耳前至前额，再到项后，合于督脉。

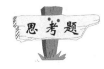

1. 简述鼻与肺的生理病理关系。
2. 简述咽与经络的关系。
3. 与耳关系密切的脏腑有哪些？

第五章　耳鼻咽喉疾病的病因病机概述

耳鼻咽喉位居头颈部，与外界直接相通，又与五脏六腑密切相关。其疾病的发生与外因、内因、其他病因导致人体阴阳平衡失调，正常生理功能紊乱有关。因而耳鼻咽喉疾病的病因病机包括外感邪毒异气、情志失调、饮食失调、劳倦失调、外伤、异物、禀赋体质特异、药物损伤、官窍相传等。

第一节　耳鼻咽喉疾病的病因

一、外因

1. 风邪　《素问·太阴阳明论》说："伤于风者，上先受之。"耳鼻咽喉位于头面高位，易受风邪侵袭，风邪常夹寒、热、湿邪，发为耳胀、耳面瘫、暴聋、耳鸣、伤风鼻塞、鼻鼽等疾病。

2. 寒邪　寒暖失调或素体阳虚者易感。寒邪多随风邪侵袭人体，耳、鼻、咽喉与外界相通，易受寒邪侵袭，肺气失宣，发为伤风鼻塞、鼻鼽、急喉瘖、喉息肉、急喉风等病。

3. 热邪　火为阳邪，其性炎上。风热外袭，或外感引动内热，循经上犯清窍，发为鼻疔、鼻疮、伤风鼻塞、鼻渊、鼻衄、急喉瘖、耳疔、耳疮、耳膜疮、耳火带疮；搏结气血，化腐成脓，可出现急脓耳、急乳蛾、喉关痈、里喉痈、侧喉痈、会厌痈。肺经蕴热，循经上扰，可出现鼻疖、鼻窒、鼻鼽、急喉瘖、喉息肉等病。肺胃热盛，上蒸咽喉，可发为急喉风、急喉痹、急乳蛾、喉关痈、侧喉痈等病。肝胆火热上扰清窍，可出现鼻渊、鼻衄、耳疔、耳疮、耳癣、耳膜疮、耳火带疮、急脓耳、耳胀、耳闭、暴聋、耳鸣、耳后附骨痈、脓耳变证等病证。此外胃热炽盛、心火亢盛均可导致鼻衄。

4. 湿邪　长期阴雨、住处潮湿、污水浸渍等易致湿邪外袭耳窍，出现旋耳疮、耳癣。脾喜燥恶湿，湿邪困脾，或脾运失健，水湿不化，则易出现鼻疖、鼻渊、鼻息肉、耳癣、耳胀耳闭、耳眩晕。湿聚成痰，日久化热，痰火上扰，发为耳火带疮、慢脓耳、暴聋等病。

5. 燥邪　多出现在干旱地区、供暖季节、高温干燥环境等处。外感燥邪多从口鼻而入，燥易伤肺，影响肺气之宣降，发为鼻槁等病。

6. 时邪疫疠　是一类具有强烈传染性的致病邪气，多通过空气传播，从口鼻而入，发病急、传播快、毒性强、病情重。

二、内因

1. 情志失调　喜、怒、忧、思、悲、恐、惊七情过度，脏腑气机失调，气血失和，均可导致耳鼻咽喉疾病，如梅核气、反流性咽喉炎、肝郁失音、肝郁耳聋等。

2. 饮食失调　脾胃为后天之本，饮食不节，如过度饮酒、过食肥甘厚味或生冷之品等，损伤脾胃，气血生化乏源，官窍失养，发为鼻槁、鼻衄、鼻疮、鼻疔、慢乳蛾、慢喉痹、鼾眠、慢喉瘖、喉息肉、旋耳疮、耳疮、耳鸣、耳聋、耳眩晕等病；或运化失职，湿聚成痰，上蒙清窍，发生疾病。

3. 劳倦失调 劳逸失调、房劳过度、久病虚损、用声过度均可导致脏腑功能失调，气血津液耗伤，发生耳鼻咽喉疾病。如肾阴不足，耳窍失养，发为耳聋、耳鸣、耳眩晕等病；虚火上炎，可出现鼻槁、慢喉痹、慢乳蛾、颃颡室塞症、慢喉瘖、喉息肉等病。肾阳不足，温煦失职，可出现鼻鼽、慢喉痹；寒水上犯，可出现耳眩晕。

三、其他病因

1. 外伤 耳、鼻暴露于头面部，喉位于颈前，易受跌仆、撞击、金刃、弹击、爆炸所伤。

2. 异物 异物误入耳鼻咽喉，影响官窍功能致病。

3. 禀赋体质特异 由于先天禀赋不足，特异体质对某些花粉、粉尘、化学物品等易发生过敏反应，接触此类物质后，在耳鼻咽喉部位出现相应表现。

4. 药物损伤 指某些药物具有耳毒性，可引起耳蜗和（或）前庭中毒性病损，出现耳鸣、耳聋、眩晕等病症，如氨基糖苷类抗生素（链霉素、卡那霉素、新霉素、庆大霉素等），某些抗肿瘤药（顺铂、氮芥等），袢利尿剂，水杨酸制剂等。

第二节 耳鼻咽喉疾病的主要病机

一、鼻部疾病的主要病机

1. 外邪侵袭 风寒外袭，肺失宣肃，鼻窍壅塞，出现鼻塞、流清涕、喷嚏等，多见于伤风鼻塞、鼻鼽等病。外感风热，或风寒化热，上犯鼻窍，可出现鼻部肿痛、鼻塞、流黄涕等，热伤阳络，可出现鼻出血，常见于鼻疔、鼻疮、伤风鼻塞、鼻渊、鼻衄等病。燥邪伤肺循经上灼鼻窍，耗伤津液，鼻窍失养，可出现鼻干、灼热疼痛，燥伤脉络，则涕痂带血，多见于鼻槁。

2. 脏腑热盛 肺经蕴热，风热袭肺，外邪引动内热，上扰鼻窍，出现鼻灼热、瘙痒、鼻塞、流涕，常见于鼻疳、鼻窒、鼻鼽等病。脾胃湿热，循经上犯，熏灼鼻窍，可出现鼻前孔皮肤糜烂、渗液、瘙痒、鼻塞、鼻涕黄浊量多，常见于鼻疳、鼻渊等病。胆腑郁热，循经上犯鼻窍，熏腐黏膜，可出现鼻流黄绿涕，量多，见于鼻渊。此外胃热炽盛、肝火上炎、心火亢盛，均可上扰鼻窍，迫血妄行，出现鼻出血，发生鼻衄。

3. 脏腑虚损 肺气虚寒，卫表不固，或脾气虚弱，清阳不升，鼻窍失于濡养，易感外邪，或脾虚运化失职，水湿上泛鼻窍，虚实夹杂，出现鼻塞、流清涕或白涕，见于鼻窒、鼻鼽、鼻渊等病；此外，气血不足，鼻窍失于濡润，出现鼻干，见于鼻槁；气不摄血，血溢脉外，见于鼻衄。久病耗伤阴血，阴虚血燥，虚热上攻鼻窍，出现鼻部皮肤干燥、瘙痒、粗糙，发为鼻疮、鼻疳。阴虚鼻窍失养，久则及肾，肺肾阴虚，虚火上炎，出现鼻干症状，发为鼻槁。肝肾阴虚，虚火上炎，损伤阳络，出现鼻出血，发为鼻衄。肾阳不足，温煦失职，鼻窍失养，外邪异气侵袭，正邪相争，清涕长流、鼻痒、打喷嚏、鼻塞，发为鼻鼽。

4. 气滞血瘀痰凝 邪毒久滞，壅塞鼻窍，气血运行不畅，气滞血瘀，出现持续性鼻塞、嗅觉减退，常见于鼻窒。外感风寒或肺经蕴热，水道通调不利，水湿凝聚，或湿热搏结，日久不去，发为鼻息肉。

二、咽部疾病的主要病机

1. 外邪侵袭 风热袭肺，肺失宣降，循经上犯咽部，甚则搏结气血、化腐成脓，出现咽疼剧烈、吞咽困难、喉核肿大或咽部化脓等表现，常见于急喉痹、急乳蛾、喉关痈、里喉痈、侧喉痈等病。

2. 肺胃热盛 外邪传里，或过食肥甘厚味，肺胃热盛，上蒸咽喉，脉络受阻，甚则化腐成脓，出现咽疼剧烈、吞咽不利、痰涎壅盛等，多见于急喉痹、急乳蛾、喉关痈、侧喉痈等病。

3. 脏腑虚损 温热病后，耗伤阴液，肺肾阴虚，咽失濡养，或虚火上炎，熏蒸咽窍、喉核，出现咽干、灼热、哽哽不利、咽喉异物感、喉核肿大或干瘪、腺样体肿大色红或暗红等表现，常见于慢喉痹、慢乳蛾、颃颡室塞症等。脾肾阳虚，虚阳上越，客于咽喉，致咽喉异物感、哽哽不利，发为慢喉痹。脾胃虚弱，生化乏源，咽部失养，出现咽部哽哽不利或黏着感、喉核肿大、咽部松弛、鼾声明显，常见于慢喉痹、慢乳蛾、鼾眠等。若脾气不足，水湿不化，凝聚成痰，痰气互结于咽喉，出现咽喉异物感，发为梅核气，若痰湿与邪毒搏结，易发颃颡室塞症。此外邪毒久滞，气血不足，无力抗邪，可出现咽部脓肿难溃难愈表现，见于喉关痈、侧喉痈。

4. 气滞血瘀痰凝 肝气郁结，气机阻滞，咽喉不利，出现咽喉异物感，发为梅核气。急性咽病反复发作，或日久不去，脉络阻滞，气滞血瘀，痰浊内生，痰瘀互结，出现咽部干涩不利、咽喉异物感、打鼾等症状，多见于慢喉痹、慢乳蛾、颃颡室塞症、鼾眠等病。

三、喉部疾病的常见病机

1. 外邪侵袭 风寒、风热袭肺，气机不利，上攻于喉，气血壅滞，声门开阖不利，出现声音嘶哑，发为急喉喑、喉息肉；风寒外袭，肺失宣降，津液不布，化为痰浊，风痰搏结于喉，出现吸气性呼吸困难、咽喉肿痛等症状，发为急喉风。风热外袭，搏结会厌，气道受阻，发为会厌痈。

2. 脏腑热盛 肺热壅盛，火热上炎，灼津成痰，痰热交阻，壅滞于喉，妨碍声门开合，可发为急喉喑、喉息肉；肺胃蕴热，复感风热邪毒，内外邪毒交结，热盛痰生，痰热壅结于咽喉，可致急喉风；热毒壅盛，郁滞化火，火动痰生，结聚咽喉，灼腐成脓，可发为会厌痈。

3. 脏腑虚损 素体阴虚，久病伤阴，或房劳过度，肾精亏耗，肺肾阴虚，虚火上炎，熏蒸喉部，声门开阖不利，发为慢喉喑、喉息肉；过度用嗓，耗伤肺气，或劳倦过度，脾气不足，肺脾气虚，喉窍失养，无力鼓动声门，发为慢喉喑、喉息肉；脾胃虚弱，运化失常，湿浊内生，寒邪凝滞，或日久化热，湿热中阻，气机不利，胃气夹酸上逆咽喉，发为咽喉反流病；心胆虚怯或心气不足，突受惊吓，心胆不宁，神气失守，声音无主，声门开阖不利，可致肝郁失音。

4. 气滞血瘀痰凝 暴怒伤肝，或情志不舒，肝气郁结，气滞痰凝，阻滞喉窍，声门开阖不利，可致肝郁失音；肝气郁滞，气机不畅，横逆乘脾犯胃，肝胃不和，或肝郁脾虚，水湿不化，聚而生痰，痰气郁结，上犯于喉，可致咽喉反流病；患病日久，正气虚损，脉络阻塞，气血运行不畅，气滞血瘀，痰浊阻滞，痰瘀互结，声门开合受限，可致慢喉喑、喉息肉、咽喉反流病。

四、耳部疾病的主要病机

1. 外邪侵袭 风邪外袭，循经上犯耳窍，经气痞塞，可致耳胀耳闭、暴聋、耳鸣；清窍受扰，平衡失司，可出现耳眩晕；脉络痹阻，可出现耳面瘫；与气血相搏，可出现耳部肿痛、灼热、渗液、疱疹、流脓等症，发为耳疖、耳疮、耳膜疮、耳火带疮、急脓耳。风湿热邪外袭，可出现耳部瘙痒、灼热、水疱渗液、毛霉生长，发为旋耳疮、耳癣。

2. 脏腑热盛 情志不畅，肝郁化火，或饮食不节，湿热内生，引动肝胆，上蒸耳窍，出现耳部肿痛、渗液、毛霉生长、耳膜疱疹、外耳及邻近皮肤疱疹、流脓、耳堵闷、听力下降、耳鸣，发为耳疖、耳疮、耳癣、耳膜疮、耳火带疮、急脓耳、耳胀耳闭、暴聋、耳鸣等病。肝胆热盛，热毒上攻，灼蚀耳后完骨，腐败气血，脓成外发积于耳后骨膜之下，可致耳后附骨痈；与耳内气血搏结，致使脉络闭阻，气血阻滞，肌肤失养，而致筋肉弛缓不收，可发为脓耳面瘫；热盛生风，风火相煽，上扰清窍，可发为脓耳眩晕。脏腑失调，湿浊内生，上犯耳窍，可出现毛霉生长、耳堵闷、眩晕，发为耳癣、耳胀耳闭、耳眩晕；或郁而化火，痰火上扰，出现耳痛、疱疹、流脓、突然听力下降，发为耳火带疮、慢脓耳、暴聋等病。

3. 脏腑虚损 肾精亏损，耳窍失养，则易出现耳聋、耳鸣、眩晕等病。肾元虚损，耳窍失养，邪毒趁虚侵袭，则脓耳迁延难愈，肾主骨，脓耳邪毒日久蚀损骨质，内攻耳窍，平衡功能失司，易发脓耳眩晕。肾阳不足，寒水内停，上泛清窍，易生耳眩晕。热壅耳窍日久，阴血耗伤，耳窍失养，或脾胃失调，血失濡养，生风化燥，出现耳部瘙痒、肌肤增厚等，常见于旋耳疮、耳疮。脾气虚弱，生化乏源，气血不足，清窍失养，则会出现耳鸣、耳聋、耳眩晕；脓耳患者气血不足，正不胜邪，余毒滞耳，可致耳后附骨痈反复发作、溃口经久不愈；闭阻脉络，筋肉失养，可致脓耳面瘫；脾虚湿困脓耳日久，痰浊内生，蒙蔽清窍，可发为脓耳眩晕。思虑过度，耗伤心脾，心血不足，神失守舍，易发为肝郁耳聋。肝阴不足，阴不制阳，肝阳上亢，扰乱清窍，可致耳眩晕。

4. 气滞血瘀 耳部邪毒久留，阻于脉络，气血瘀阻，耳窍经脉闭塞，可发为耳胀耳闭、耳鸣、耳聋、耳眩晕等病。情志抑郁或突然的精神刺激致经气不利，肝气郁结，气机逆乱，或气郁生痰，痰随气逆，可发为肝郁耳聋。情志失调，气机不畅，津聚成痰，气滞痰凝，痹阻面部经脉气血，可发为脓耳面瘫。

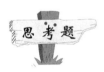

1. 简述耳鼻咽喉疾病的常见内因。
2. 简述耳鼻咽喉疾病内因、外因之外的常见其他病因。
3. 简述咽部疾病的主要病机。

第六章　耳鼻咽喉疾病的诊断要点

中医耳鼻咽喉科学是以中医基本理论和中医临床思维来指导耳鼻咽喉疾病的诊治,因此准确的整体辨证是前提和基础,常用辨证方法包括八纲辨证、脏腑辨证、三焦辨证、卫气营血辨证、气血津液辨证等,其中以八纲辨证、脏腑辨证和气血津液辨证在耳鼻咽喉疾病辨证中应用较多。

耳鼻咽喉居于头面空窍,其结构生理独具特色,常见病因病机亦与其他临床专科有所不同;时代变化,疾病谱也有所不同,如目前耳鼻咽喉部位的瘤与菌病发病率明显攀升,此类疾病务须强调辨病与辨证相结合,同时借助现代仪器辨别耳鼻咽喉局部的症状、体征,根据局部与全身的联系分析其中医证候特征,从整体层面进行辨证,这也是中医耳鼻咽喉专科特色与精华所在。因此,既要适应临床的实际情况进行创新,也要继承发挥好耳鼻咽喉科的中医专科特色,耳鼻咽喉疾病诊断必须强调辨病与辨证相结合、局部辨证与整体辨证相结合的原则。

第一节　鼻部疾病的诊断要点

1. 风寒袭肺　鼻塞声重,喷嚏,流清涕,鼻甲肿胀,色淡或灰白。全身症状见恶寒,发热,头痛,周身不适,咽痒咳嗽。舌淡,苔薄白,脉浮紧。常见于伤风鼻塞初起。

2. 风热犯鼻　鼻塞声重,喷嚏,流清涕或黏黄涕,鼻甲肿胀潮红。全身症状见恶风,发热,头痛,周身不适,咽痒咳嗽。舌淡红,苔薄黄,脉浮数。常见于伤风鼻塞、急鼻渊、鼻疔等。

3. 燥邪伤鼻　鼻腔干燥不适,容易出血,检查见鼻黏膜干燥少津,甚至枯萎。在秋季、空气干寒、环境干燥时症状加重。舌干少津,苔薄,脉细。多见于鼻槁等病。

4. 热毒壅鼻　鼻部肿胀,初起如粟粒,红赤,有灼热感,根脚坚硬,疼痛,数日后顶部现黄色脓点,根软脓溃。全身症状见壮热,头疼。舌红,苔黄,脉数。常见于鼻疔等。

5. 胃火灼鼻　鼻塞,鼻流黄脓涕,量多,鼻黏膜红肿,或见鼻衄。全身症状见口渴引饮,或有口臭,牙龈红肿,小便短赤,大便燥结。舌质红,苔黄厚,脉滑数。常见于急鼻渊、鼻衄等。

6. 湿热熏鼻　鼻塞重,脓涕黄浊量多,鼻窍肌膜深红肿胀,鼻窦区疼痛,按之加重。全身症状见头痛,身热,口干口苦,胸胁苦满,小便黄,大便干结。舌苔黄腻,脉弦滑数。常见于急鼻渊。

7. 郁热滞鼻　病程较长,鼻塞,涕黄黏或黄浊,嗅觉减退,鼻窍肌膜红肿且暗;或鼻衄,鼻内干燥感,鼻息气热;或鼻孔处灼热,焮痛结痂。全身症状多不明显,或有咽喉干痒,咳嗽不爽,少许黏痰,尿黄,大便干结。舌红,苔微黄,脉略数。常见于鼻窒、慢鼻渊、鼻衄、鼻息肉、鼻疔等。

8. 气虚鼻寒　病程较长,鼻塞,时轻时重,嗅觉减退,流黏白浊涕,反复发作性鼻痒、喷嚏、流清涕,早晚多发;鼻窍肌膜肿胀色淡,或苍白,或淡暗,遇寒冷则鼻症加重,冬春尤甚。全身症状见倦怠乏力,面色淡白不华,畏风,自汗,易感冒,咳嗽痰白,纳差腹胀,便溏等。舌质淡,苔白,脉缓弱。常见于鼻窒、慢鼻渊、鼻鼽等。

9. 阴虚鼻燥　鼻内干燥，灼热，鼻血，鼻窍肌膜干红少津，甚则枯萎，结痂臭秽。全身症状见咽干咽痒，干咳少痰，五心烦热。舌红少苔，脉细或细数。多见于鼻槁、鼻衄等。

10. 鼻窍瘀滞　久病鼻甲肿胀，色暗，表面不平，甚则呈结节状或桑椹样，鼻黏膜收缩反应差；鼻部外伤致鼻塞、嗅觉下降、瘀肿疼痛；鼻腔见新生物，表面红丝相裹，容易出血。全身症状见面色晦暗，胸胁胀闷，走窜疼痛，急躁易怒，刺痛拒按。常见于鼻窒、鼻衄等。

11. 鼻窍失煦　鼻涕清稀量多，遇冷加重，日久不愈，鼻塞、嗅觉减退。全身症状见腰膝酸软，畏寒肢冷，舌淡苔白有齿痕，脉沉细而弱。常见于鼻窒、鼻鼽等。

第二节　咽部疾病的诊断要点

1. 风寒袭咽　咽痛不适，咽痒，咳嗽，咽部黏膜微肿，色淡或微红。全身症状见恶寒，发热，头痛，周身不适，鼻塞，流清涕。舌淡红，苔薄白，脉浮紧。多见于急喉痹等病初起。

2. 风热犯咽　咽痛不适，咳嗽，咳痰微黄，口微干，咽部黏膜、扁桃体色鲜红，潮红肿胀。全身症状见恶寒，发热，头痛，鼻塞，流涕。舌边尖红，苔薄白，脉浮数。多见于急喉痹等。

3. 燥热伤咽　咽干鼻燥，干咳无痰，或痰少而黏，不易咳出。全身症状见胸痛，发热头痛，周身酸楚不适，咽部黏膜红而干燥。舌质红，苔薄白，脉浮细而数。常见于急喉痹等。

4. 胃热灼咽　咽痛较重，吞咽时加剧，甚则吞咽困难，咳痰色黄；咽部黏膜或扁桃体红赤肿胀，咽后壁淋巴滤泡增生，表面附有黄白色分泌物或腐物，甚则成片；或咽部脓肿，有局限性红肿高突。全身症状见发热，甚至高热，口渴欲冷饮，或有口臭，牙龈红肿，小便短赤，大便秘结。舌红，苔黄或黄厚，脉洪数或滑数。常见于急喉痹、急乳蛾、喉关痈等。

5. 郁热积咽　咽喉疼痛，咽干，口苦，咽腔黏膜红。全身症状见胸胁满闷，不欲饮，心烦喜呕。舌红，苔黄，脉滑数。常见于急喉痹、急乳蛾、喉关痈等。

6. 气虚咽失荣养　咽内微痛微痒，梗塞不适，咽干不欲饮，劳累后及上午症状偏重，咽部黏膜微肿，色偏淡，咽后壁淋巴滤泡增生；或咽部肌肉萎软，吞咽障碍。全身症状见面色不华，倦怠乏力，气短懒言，畏风，自汗，或有腹胀，纳差，便溏。舌淡，苔白，脉缓弱。常见于慢喉痹、慢乳蛾等。

7. 阴虚咽失濡养　咽内干涩，微痛微痒，哽噎不适，咽中有灼热感，咽干少饮，劳累后或午后症状偏重。咽部黏膜微肿带暗，干燥少津；或咽后壁淋巴滤泡增生，粒小高突；咽部黏膜表面有溃疡，疮面污秽，疮口不整齐，周围红肿，久难愈合。全身症状见口干舌燥，干咳少痰，手足心热，或有腰膝酸软，失眠多梦，耳鸣耳聋。舌红少津，苔薄少，脉细数。常见于慢喉痹、慢乳蛾等。

8. 气郁结咽　咽内有梗阻感，位置游移不定，如梅核，或如炙胬，吞之不下，吐之不出。伴情志忧郁，喜叹息，胸胁胀痛。舌淡暗，脉弦细。多见于梅核气等。

9. 瘀滞咽窍　咽内干燥，但欲漱水而不欲咽，久病咽部疼痛，位置固定，有触压痛，或疼痛每于夜间加剧，咽部黏膜肥厚，色暗红，表面脉络曲张，或舌根部脉络迂曲扩张，扁桃体肿大，硬实，或表面有白色络纹。舌淡红或暗红，苔薄白，脉涩。常见于慢喉痹、慢乳蛾等。

10. 痰热蒸咽　咽部疼痛，吞咽困难，咽中痰涎壅盛，咽部黏膜红肿疼痛，或咽后壁淋巴滤泡增生，扁桃体红肿，表面有黄白色分泌物，或附有腐物，融合成片。舌红，苔黄腻，脉弦滑。常见于急喉痹、急乳蛾等。

11. 热毒壅咽　咽喉肿胀，疼痛剧烈，咽喉有堵塞感，且颌下疼痛，痰鸣气急，牙关紧闭，发热口渴，头痛。舌红，苔黄，脉数。常见于急喉痹、急乳蛾、喉痈等。

第三节　喉部疾病的诊断要点

1. 风寒袭喉　卒然声嘶，喉痛不适，喉内痒，咳嗽，声带微肿。全身症状见恶寒，发热，头痛、周身不适，或有鼻塞，流清涕。舌淡，苔薄白，脉浮紧。常见于急喉喑初起。

2. 风热犯喉　卒然声嘶，喉痛干燥，喉部作痒，咳嗽，声带色鲜红，肿胀。全身症状见恶寒，发热，头痛，周身不适，鼻塞，流清涕。舌淡，苔薄黄，脉浮数。常见于急喉喑等。

3. 风燥伤喉　喉痒，干咳少痰，或痰黏不易咳出，鼻燥咽干，舌干少津，或痰中带血丝，咽喉疼痛，发热恶风。舌苔薄黄或薄白，脉浮数，或浮紧。常见于急喉喑。

4. 肺热蒸喉　喉部干燥，疼痛，声音嘶哑，甚至失音或吞咽困难，声带及喉内其他部位黏膜红赤肿胀，会厌红肿。全身症状见发热，口干，咳嗽痰黄。舌红，苔黄，脉数。常见于会厌痈、急喉喑。

5. 气虚声门失养　喉部微痛微痒，干燥但不欲饮，声音嘶哑，语音低怯，讲话不能持久，声带肥厚，色淡，松弛无力。全身症状见面色不华，倦怠乏力，气短懒言，畏风，自汗，或伴腹胀，纳差，便溏。舌淡，苔白，脉缓弱。常见于慢喉喑。

6. 阴虚声门失濡　喉部干涩，微痛微痒，喉中有灼热感，口干少饮，声音嘶哑，讲话不能持久，劳累后或午后症状偏重，喉部、声带黏膜微肿色暗，干燥少津。全身症状见口干舌燥，干咳少痰，手足心热，或有腰膝酸软，失眠多梦，耳鸣耳聋。舌红少津，苔薄少，脉细数。常见于慢喉喑。

7. 气郁结喉　卒然音哑，语声低怯呈嘘嘘耳语状，哭、笑声正常，伴情志忧郁，喜太息，嗳气，胸胁胀痛。舌淡暗，苔白或黄，脉弦细。常见于肝郁失音。

8. 气血痰瘀凝喉　声带运动受限或瘫痪，声带或室带肥厚，色暗红，或有声带小结、息肉，喉部有痰，色白或黄。全身症状见面色暗淡，善太息，胸胁刺痛。舌淡红或暗红，苔薄白，脉涩，或弦滑。常见于慢喉喑、喉息肉等。

第四节　耳部疾病的诊断要点

1. 风寒袭耳　耳内胀闷、有闭塞感，鼓膜轻度内陷、充血，或有鼓室积液。全身症状见头痛，周身不适，或有鼻塞、流涕。舌淡红，苔薄白，脉浮紧。常见于耳胀耳闭。

2. 风热犯耳　耳内胀闷、有闭塞感，耳鸣耳聋，或耳郭、外耳道等处红肿疼痛，或耳内溢脓。全身症状见发热、恶寒，鼻塞，流黏涕，咳嗽。舌边尖红，苔薄白，脉浮数。常见于耳胀耳闭、脓耳初期等。

3. 风热湿毒聚耳　耳部作痒难忍，耳郭周围皮肤发红灼热，时流黄水，甚至经久不愈，经搔抓后出血、疼痛。小儿多有发热、烦躁等。舌苔黄腻，脉数有力。常见于旋耳疮、耳疮、耳癣等。

4. 血虚风燥伤耳　耳郭作痒难忍，皮肤增厚，干裂，粗糙，有干痂和脱屑。全身症状见形体消瘦，食欲不振，身倦乏力。舌淡，脉细。常见于旋耳疮、耳疮等。

5. 肝胆火热灼耳　耳郭或外耳道皮肤红肿糜烂，黄水淋漓；或外耳道红肿热痛，甚至波及耳前、耳后；耳内疼甚，鼓膜红肿、穿孔，脓液黄浊量多；或耳鸣、耳聋，鸣声较大。全身症状见口苦咽干，胸胁苦满，急躁易怒，身热。舌红，苔黄腻，脉弦滑数。常见于耳疮、脓耳、耳鸣、耳聋等。

6. 肝阳上亢扰耳　全身症状见面红目赤，失眠健忘，咽干口燥，心烦易怒，舌红少津，脉弦细。

常见于耳鸣、耳聋，暴聋眩晕等。

7. 肝血不足耳亏 耳鸣如蝉，时轻时重，听力下降，眩晕。全身症状见夜寐梦多，眼干，视物模糊。舌红少津，脉弦细而数。常见于耳鸣、久聋、耳眩晕等。

8. 心肾不交扰耳 耳鸣，听力下降，眩晕。全身症状见虚烦失眠，心悸健忘，腰膝酸软，潮热盗汗，小便短赤。舌红少津，脉弦细而数。常见于耳鸣、久聋、耳眩晕等。

9. 阴虚耳窍失濡 耳鸣如蝉，鸣声尖细，入夜更甚，耳聋逐渐加重，眩晕时发；或耳内流脓，量少而臭，日久不愈。全身症状见腰膝酸软，健忘少寐，形体消瘦，齿松发脱，咽干舌燥，手足心热。舌红少苔，脉细数。常见于耳胀耳闭、脓耳、耳鸣、耳聋、耳眩晕等。

10. 阳虚耳窍失煦 久病耳鸣、耳聋，耳内流脓，量少臭秽，日久不愈，常伴耳骨蚀损，眩晕时作，多伴头胀沉重，呕吐清水，或有心悸。全身症状见面色淡白无华，形寒肢冷、背凉，腰膝冷痛，小便清长，夜尿频，大便溏薄。舌质淡胖，苔白润滑，脉沉弱，尺脉尤甚。常见于耳聋、耳眩晕、脓耳等。

11. 气虚邪滞耳窍 鼓膜增厚，或有钙斑，或有鼓室积液，或耳内溢脓，缠绵难愈，或耳部皮肤粗糙、瘙痒、结痂。全身症状见纳呆腹胀，口淡，面色不华，困倦乏力，大便时溏。舌淡胖，脉缓弱。常见于耳胀耳闭、脓耳等。

12. 血瘀耳窍 耳有闭塞感，耳鸣、耳聋逐渐加重，鼓膜增厚，或有粘连，或咽鼓管不通畅，或有爆震、外伤病史。舌质暗红，苔薄白，脉涩。常见于耳胀耳闭、耳鸣、耳聋等。

13. 痰热扰耳 突发眩晕、耳鸣、耳聋，鸣声较大，持续不歇。全身症状见头脑涨重，胸闷不舒，恶心，呕吐，痰涎较多，纳呆腹胀，尿黄。舌红，苔黄腻，脉弦滑数。常见于耳胀耳闭、脓耳、耳鸣、耳聋、耳眩晕等。

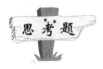

1. 耳部疾病的辨证中常见以实证为主的有哪些？
2. 鼻部疾病的辨证中常见以虚证为主的有哪些？
3. 为何耳鼻咽喉官窍间疾病容易相互传播？请举例说明。

第七章　耳鼻咽喉疾病的治疗概要

耳鼻咽喉头颈疾病的中医治疗方法相当丰富，有内治、外治、针灸及其他疗法等。临床上应从实际出发，根据辨病和辨证结果，合理配合使用各种治法。

第一节　鼻部疾病治疗概要

一、内治法

1. 通窍法　用于邪滞鼻窍，鼻塞不利的病症。常用方剂如苍耳子散；常用药物如苍耳子、白芷、辛夷、川芎、石菖蒲、藿香、葱白、薄荷等。本法多与其他治法配合使用。

2. 解表法　因风寒犯鼻者，宜疏风散寒，常用方如荆防败毒散、通窍汤；药物如荆芥、防风、白芷、辛夷、细辛、生姜等。因风热犯鼻者，宜疏散风热，常用方如银翘散、桑菊饮；药物如薄荷、牛蒡子、桑叶、菊花、蔓荆子等。

3. 清热法　因肺热熏鼻者，宜清肺泄热，常用方如麻杏甘石汤、黄芩汤；药物如石膏、黄芩、鱼腥草、桑白皮、芦根、知母等。因胃热熏鼻者，宜清胃泻热，常用方如凉膈散；药物如石膏、知母、黄芩、黄连、大黄、玄明粉等。因肝胆热邪犯鼻者，宜清肝泻火或清胆泻热，常用方如龙胆泻肝汤、藿胆丸；药物如藿香、龙胆草、黄芩、栀子、夏枯草、茵陈等。因于火毒攻鼻者，宜泻火解毒，常用方如黄连解毒汤、五味消毒饮；药物如黄芩、黄连、黄柏、栀子、金银花、紫花地丁、蒲公英、野菊花等。

4. 行气活血法　用于血瘀鼻窍所致的病证，常用方如当归芍药汤、通窍活血汤；药物如当归尾、川芎、赤芍、丹参、桃仁、红花、茜草根、路路通等。

5. 补益法　因肺气虚而邪滞清窍者，宜补肺益气，常用方如玉屏风散；药物如黄芪、党参、防风、白术等。因于肺寒者，宜温肺散寒，常用方如温肺止流丹；药物如黄芪、白术、细辛、荆芥、丁香等。因于肺肾阴虚者，宜滋阴润肺，常用方如清燥救肺汤、养阴清肺汤、百合固金汤；药物如北沙参、天冬、麦冬、百合、石斛、玉竹等。因于脾虚邪滞者，宜健脾益气，常用方如补中益气汤、参苓白术散、四君子汤；药物如黄芪、党参、白术、炙甘草、山药、大枣等。因于肾阳不足者，宜温阳散寒，常用方如麻黄附子细辛汤、右归丸；药物如麻黄、附子、细辛、肉桂、鹿角胶、巴戟天、淫羊藿、补骨脂等。

6. 排脓法　用于鼻流脓涕，量多不止，或脓涕难出者。因肺胃热盛者，宜解毒排脓，常用方如升麻解毒汤；药物如升麻、葛根、蒲公英、鱼腥草、赤芍、黄芩、桔梗、白芷等。正虚邪滞者，宜托里排脓，常用方如托里消毒散；药物如皂角刺、生黄芪、桔梗、薏苡仁、白芷等。

二、外治法

1. 滴鼻法　将药液滴入鼻内，起到局部治疗的作用。所用药液应根据病情选取。如鼻塞、鼻甲肿大者，宜辛散通窍，可用滴鼻灵、辛夷滴鼻液等，或适量应用黏膜血管收缩剂；如鼻流浊涕者，宜解毒祛邪通窍，可用鱼腥草液、辛夷滴鼻液等；如鼻腔黏膜干萎者，宜扶正祛邪，滋润肌膜，可用复方薄荷脑滴鼻液、麻油，或蜂蜜加冰片等滴鼻。

2. 吹药法　将药粉吹入鼻腔内，以达到治疗目的。应辨证选药。如风热犯鼻，用冰连散；风寒侵鼻，用碧云散；鼻衄，用百草霜、血余炭、大黄粉、白及、云南白药之类。用药时以喷粉器将药粉轻轻吹入鼻腔，每天3~4次。除止血时药粉可多用外，一般以薄薄的均匀一层为宜。吹药时，应嘱患者屏气，以免将药粉吸入气管和肺内，引起呛咳。

3. 涂敷法　将药物涂敷患处，以起到局部治疗作用。如对鼻部疖肿、湿疹、酒渣鼻等病，可用清热解毒消肿的药物涂敷。常用四黄散、黄连膏、紫金锭、新癀片等，或用野菊花、木芙蓉叶、鱼腥草等鲜品捣烂外敷。如为鼻息肉，可用明矾散、硇砂散等涂敷以敛湿、消肿、散结。鼻腔干燥疼痛，可用金黄膏、玉露膏涂敷以润燥止痛。将内服中药药渣布裹，趁温热敷于鼻部，用于治疗鼻伤瘀肿疼痛，有祛瘀活血、止痛消肿的作用。对于鼻衄患者，可用冷水浸湿的毛巾或冰袋敷于前额或颈项部。

4. 塞鼻法　即用纱布裹药末如枣核大，塞于鼻中；或以药棉蘸药末、药膏塞于鼻中，随所用药物不同，而达到各种治疗目的。如将血余炭、大黄粉、三七末、云南白药、百草霜等沾于棉片上，贴于出血处或填塞鼻腔以止血。

5. 熏鼻法　将药物煎沸，趁温热以鼻吸入热气，或以药物制成溶液，放入超声雾化器，雾化吸入鼻内，以达治疗目的。一般可用辨证论治的内服煎剂，于煎煮后及时吸其蒸气熏鼻，可起到疏散风寒、行气活血通络、宣通鼻窍等作用。对于干燥性鼻炎、萎缩性鼻炎等鼻内干燥、疼痛较剧者，蒸气熏鼻可滋润黏膜，润燥止痛，尤为适宜。

6. 手术疗法　对于鼻部的重度解剖异常（如严重的鼻中隔偏曲等）、肿瘤性病变、鼻息肉等，必要时可采用手术治疗。内镜下的鼻窦手术较大幅度地提高了鼻窦炎性疾病的治疗效果。

第二节　咽部疾病治疗概要

一、内治法

1. 祛风法　因风热外犯者，宜疏风清热，常用方如疏风清热汤；药物如薄荷、蝉蜕、牛蒡子、金银花、连翘、桑叶等。因风寒侵袭者，宜疏风散寒，常用方如六味汤；药物如荆芥、防风、紫苏叶、桂枝等。

2. 清热法　因胃热熏蒸咽部者，宜清胃泻热，常用方如清咽利膈汤、凉膈散、大承气汤等；药物如黄芩、栀子、石膏、金银花、连翘、大黄、玄明粉等。凡咽部红肿疼痛，宜清热利咽，常用药物如薄荷、牛蒡子、射干、马勃、山豆根、金果榄、万年青、山慈菇、胖大海、玄参、桔梗、生甘草等。

3. 祛痰法　因于热痰者，宜清热化痰利咽，常用方如清气化痰丸；药物如茯苓、瓜蒌、前胡、胆南星、竹茹、天竺黄、枳实、贝母等。阴虚生痰者，宜润燥化痰，常用方如贝母瓜蒌散；药物如贝母、瓜蒌、天花粉、麦冬、桔梗、陈皮等。气虚痰湿者，宜燥湿化痰，常用方如二陈汤、消瘰丸；药物如半夏、陈皮、茯苓、白术、苍术、浙贝母、玄参、牡蛎、海浮石、三棱、莪术、昆布、海藻等。

4. 调理气血法 因肝气郁结者，宜疏肝解郁，常用方如半夏厚朴汤、逍遥散、旋覆代赭汤；药物如柴胡、香附、郁金、半夏、厚朴、旋覆花、代赭石等。因血瘀者，宜活血化瘀，常用方如桃红四物汤、会厌逐瘀汤；药物如当归、赤芍、桃仁、红花、路路通、丹参等。

5. 补益法 因气虚者，宜益气健脾，常用方如补中益气汤、参苓白术散；药物如黄芪、党参、白术、炙甘草等。肾阳虚者，宜温阳利咽，常用方如肾气丸；药物如附子、肉桂、锁阳、补骨脂、菟丝子等。因肺肾阴虚者，宜滋阴利咽，常用方如养阴清肺汤、知柏地黄汤；药物如北沙参、麦冬、百合、玄参、地黄、知母、山茱萸、黄柏等。

6. 排脓法 用于咽部脓肿。痈肿已成未溃者，宜清热解毒排脓，常用方如仙方活命饮；药物如皂角刺、白芷、当归尾、泽兰等。痈肿已溃者，宜托里排脓，常用方如托里消毒散；药物如白芷、当归、桔梗、升麻、薏苡仁、皂角刺等。

二、外治法

1. 吹药法 咽部吹药，或称咽喉吹药，习惯上称为"喉科吹药"，即将药物研成极细粉末，用细竹管、纸管或特殊吹药器具，将药物吹到咽部的一种给药方法。这种方法具有药物局部外治作用，也具有内服药物的作用，适用于咽部红肿、疼痛、腐烂、痰涎增多等。

（1）吹药选材：用于制作吹药的药材以矿物药和植物药为主。

1）雄黄：性温，味辛，功能祛腐解毒。雄黄要选择颜色鲜艳、明亮的，称为"明雄黄"。

2）硼砂：性凉，味甘、咸，功能清热、化痰、解毒。硼砂常与雄黄配伍作为咽喉吹药的基础。

3）青黛：性寒，味咸，功能清热、凉血、解毒。

4）黄柏：性寒，味苦，功能清热燥湿。

5）蒲黄：性平，味甘，功能活血化瘀、消肿止痛。

6）薄荷：性凉，味辛，功能疏风清热，在外用药中还有消肿止痛功能。

7）白芷：性温，味辛，功能疏风解表，在外用药中还有祛腐排脓功能。

8）冰片：性凉，味苦、辛，功能清热、消肿、止痛、通窍。冰片也是咽喉吹药的重要药物，有天然冰片和机制冰片两类，天然冰片也称梅片、龙脑，是龙脑香树的树脂，功效更好。

9）龙胆草：性寒，味苦，功能清热、消肿止痛。

（2）吹药制作：主要是指药物配方和磨药。药方的配制要根据药物的功用，结合临床经验进行配制。磨药的次序一般是"先硬后软"，先磨矿物类药，再磨普通植物类药，最后再磨冰片、血竭等树脂类药。吹药磨好以后，要装在密封性良好的深颜色玻璃瓶中储存备用。

（3）吹药应用：吹药前，应先用淡盐水或冷开水漱口，清除痰涎，然后用以下工具将药粉均匀喷布于患处，每天6～7次。吹药时，勿吹过多或用力过猛，以免呛入气道，引起咳嗽。

1）纸管吹药：传统的吹药方法，是用一张纸卷成细长的纸管，一头取少许药粉，吹向患者的咽部。这种方法取材方便，在卫生学方面有所欠缺，现在较少应用。

铜吹药鼓：铜制的吹药鼓，也是传统的吹药工具，喉科医师或有条件者，用吹药鼓比较好。

2）喷粉器：是现代的吹撒药粉工具，有喷撒量大而且均匀的优点，现在已经取代了传统的吹药鼓。医院使用广泛，家庭应用较少。

3）一次性吹药瓶：近年来，药品包装材料有了较快发展，有些咽喉吹药采用了带有弹性的塑料瓶作为包装，这种瓶子可以作为一次性应用的吹药喷粉器，如"西瓜霜喷器"。除了自行配置吹药装置以外，也有常用的成品吹药，如以清热解毒消肿为主的西瓜霜、冰麝散、冰硼散；以祛腐解毒为主的锡类散、珠黄散；以止血祛腐为主的珍珠散；以生肌收敛为主的生肌散等。

2. 排脓法 主要用于治疗咽部脓肿。操作时，嘱患者正坐，头稍仰，必要时由一人扶定其头，以压舌板固定舌体，充分暴露脓肿处，选择脓肿最高突或软陷波动之处，取消毒的三棱针或小尖刀，轻轻刺破或切开，放出脓液（可轻轻挤压），嘱患者吐出。术后，吹布少许具有清热解毒作用的药粉。施术动作应轻巧敏捷，勿刺入过深，以免伤及深部血脉而引起出血。

3. 外敷法 咽部疾病导致颈外红肿疼痛者，可用如意金黄散或新癀片外敷，有清热解毒、消肿止痛的作用。

4. 含漱法 用药液漱涤口腔，每天含漱 3~4 次，有清洁口腔和清热解毒作用，有助于咽部疾病的治疗，可用于多种咽部病症。咽黏膜糜烂、口秽不洁及咽病术后者，尤宜适用此法。常用方如漱口方；药物如金银花、桔梗、甘草、玄参、蒲公英等。也可用新鲜草药如车前草、土牛膝根等捣汁，稍加水含漱，或用复方硼砂溶液之类含漱。

5. 噙含法 即将药物含于口内，使药物慢慢溶化，然后徐徐咽下，可以让药物较长时间地接触咽部，达到局部治疗作用，适用于多种咽部病症。可根据证候不同而选用铁笛丸、润喉丸、冰硼散、六神丸、喉症丸、新癀片、藏青果等。也可以喉咽清口服液含于口中，缓缓咽下，尽可能延长含咽时间，以加强局部作用。

6. 蒸气及超声雾化吸入法 蒸气吸入，是根据病情，选用适当药物煎煮后，趁温热时经口鼻吸入药物蒸气而使之作用于咽部。一般药物中的挥发油成分可以随蒸气挥发，到达咽部，起到畅通气血、温通经络、祛风散寒、清利咽喉的作用，多用于慢性咽病及风寒咽痛。方法：用热水 1 杯，杯内加入药液，患者低头，口对杯口上方，以干毛巾 1 条，围于口、鼻与杯口之间，张口徐徐呼吸，吸入药物蒸气。蒸气的温度不可太高，以防烫伤。常用药物如紫苏叶、细辛、藿香、薄荷、橘皮、白芷等。现代临床常用超声雾化法，系通过超声波将药液雾化，吸入咽喉。此法可将药液中挥发油成分和非挥发油成分均匀雾化，雾气颗粒细小，因此其效果较蒸气吸入更好。

7. 手术疗法 咽部的肿瘤、严重的解剖结构异常、淋巴组织过度增生肥厚（如扁桃体肥大）或咽腔狭窄所致的鼾眠等，常可选用手术疗法。

第三节 喉部疾病治疗概要

一、内治法

1. 祛风法 参见本章第二节"咽病治疗概要"的"祛风法"。

2. 清热法 参见本章第二节"咽病治疗概要"的"清热法"。

3. 祛痰法 参见本章第二节"咽病治疗概要"的"祛痰法"。对于喉息肉等病，还可以用软坚散结法治疗，选用海藻、海浮石、昆布等软坚化痰药物。

4. 化瘀法 气滞血瘀，导致声带肥厚、声带小结、声带息肉者，宜活血化瘀，常用方如会厌逐瘀汤；药物如当归、赤芍、桃仁、红花、三棱、莪术、丹参等。

5. 补益法 参见本章第二节"咽病治疗概要"的"补益法"。

6. 开音法 即用具有开音作用的药物治疗声嘶及失音。本法须与其他治法配合应用。如因风寒或湿浊蕴聚声门而致喑者，可加入石菖蒲、藿香等以芳香化浊开音；属风热者，可加入蝉蜕、木蝴蝶祛风开音；如为阴虚肺燥者，宜加玄参、胖大海润喉开音；如因久咳肺气耗散而致喑者，宜加诃子敛肺开音。

二、外治法

1. 吹药法 参见本章第二节"咽病治疗概要"的"吹药法"。喉部疾病兼有咽部疾病者，用吹药法更为适宜，但应注意避免引起呛咳。

2. 含漱法 参见本章第二节"咽病治疗概要"的"含漱法"。

3. 噙含法 参见本章第二节"咽病治疗概要"的"噙含法"。

4. 蒸气及超声雾化吸入法 参见本章第二节"咽病治疗概要"的"蒸气及超声雾化吸入法"。因为超声雾化吸入法可以将药液雾化成直径 5μm 左右的微滴，对喉部没有刺激性，所以此法在治疗喉部疾病中应用更广泛。

5. 手术疗法 喉息肉、喉部肿瘤、喉狭窄或梗阻等，可选用手术疗法，也可选用激光疗法。

第四节 耳部疾病治疗概要

一、内治法

1. 祛风法 因于风寒侵耳者，宜祛风散寒，常用方如三拗汤、荆防败毒散；药物如麻黄、杏仁、荆芥、防风、柴胡、川芎等。因于风热犯耳者，宜祛风散热，常用方如银翘散、蔓荆子散等；药物如薄荷、金银花、连翘、蔓荆子、菊花、柴胡等。耳痒者，多属于风邪外犯，宜祛风止痒，常用方如消风散、四物消风饮；药物如荆芥、防风、蝉蜕、地肤子、萆薢、苦参、白蒺藜等。

2. 清热法 因肝胆或脾经湿热熏耳者，宜清利湿热，常用方如龙胆泻肝汤、甘露消毒丹；药物如龙胆草、夏枯草、黄芩、茵陈、栀子、木通、薏苡仁、滑石、赤茯苓等。

3. 和解法 用于邪在少阳，枢机不利所致的耳病，常用方如小柴胡汤；药物如柴胡、黄芩、青蒿等。

4. 祛痰法 因于痰热扰耳者，宜清热化痰，常用方如清气化痰丸、加味二陈汤等；药物如黄芩、胆南星、竹茹、瓜蒌、贝母等。因于痰浊聚耳者，宜燥湿除痰，常用方如六君子汤合五苓散加药物如白术、党参、陈皮、泽泻、半夏、茯苓等。

5. 活血祛瘀法 用于血瘀耳窍证，常用方如通气散、通窍活血汤、桃红四物汤等；药物如丹参、赤芍、桃仁、红花、川芎、葛根、柴胡、香附、石菖蒲、路路通等。

6. 补益法 脾虚气弱者，宜益气健脾，常用方如补中益气汤、益气聪明汤；药物如黄芪、党参、白术、炙甘草、升麻、葛根、当归、柴胡等。气血不足或心脾两亏者，宜益气养血，常用方如八珍汤、归脾汤；药物如黄芪、党参、白术、黄精、熟地黄、当归、何首乌等。肾虚精血不足者，宜补肾填精，常用方如六味地黄汤、杞菊地黄汤、知柏地黄汤；药物如熟地黄、山茱萸、女贞子、龟甲、旱莲草等。因于肾阳亏虚者，宜温肾壮阳，常用方如肾气丸、补骨脂丸；药物如淫羊藿、巴戟天、补骨脂、菟丝子等。

7. 开窍法 用于邪闭耳窍证，常用方如通气散；药物如香附、川芎、柴胡、石菖蒲、藿香、路路通等。临床上本法常配合其他方法使用。

8. 排脓法 促使脓液排泄。若热毒壅盛，宜清热解毒排脓，常用方如仙方活命饮；若正虚毒恋者，宜扶正托毒外出，常用方如托里消毒散。常用排脓药物如白芷、桔梗、天花粉、薏苡仁、皂角刺、黄芩、桔梗等。

二、外治法

1. 清洁法 用清热解毒、燥湿收敛的药物煎水清洗患处，以清洁耳郭或外耳道的脓液和痂皮，以利于药物直接作用于患部。外耳道有脓，可用3%过氧化氢溶液清洗。

2. 滴耳法 用清热解毒、收敛祛湿、祛邪止痛的药液滴入耳内，用于治疗耳痛、耳中流脓等，如黄连滴耳液、鱼腥草液、黄连酊等。滴药前，应仔细清洁耳道；滴药时，宜偏头，患耳向上，每滴入2～3滴，随后按压耳屏，促使药液进入外耳道深部或鼓室，每天3～4次。

3. 吹药法 用喷粉器将药粉吹入耳内或患处，以清热解毒，敛湿祛腐。常用药物如耳灵散、烂耳散、青黛散、冰硼散等。每天吹药1～3次。在每次吹药之前，务必将前次所吹之药清理干净。鼓膜穿孔小者不宜用，因药粉难以进入鼓室，且易堵塞穿孔，妨碍引流。每次吹药量宜少不宜多。总之，应用此法要慎重，操作时应格外小心。

4. 涂敷法 用于耳部疮疡肿痛，糜烂流脓等症，以清热解毒、消肿止痛、敛湿祛腐的散剂或涂敷剂涂敷于患部。常用药如青黛散、黄连膏、金黄膏、紫金锭、新癀片等。也可用内服煎剂的药渣，趁热敷于红肿处。

5. 手术疗法 适用于脓耳及脓耳变证、耳瘤或耳菌。

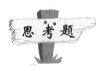

1. 耳病常用的内治法有哪些？
2. 咽喉病常用的外治法有哪些？
3. 如何理解通窍法在耳鼻喉内治法中的地位与意义？

第八章　耳鼻咽喉科常用外治法

第一节　鼻部常用外治方法

一、滴鼻法

1. 目的　抗炎、抗肿胀以改善鼻腔鼻窦通气引流等，主要用于急慢性鼻炎、鼻窦炎，以及变应性鼻炎等。

2. 方法　滴药前先清洁鼻腔。后组鼻窦炎或鼻炎患者采用仰卧垂头位：患者仰卧，肩下垫枕，颈伸直，头后仰。前组鼻窦炎或鼻炎患者，采用侧头位：患者卧向患侧，肩下垫枕，使头偏向患侧并下垂。每侧滴入药液 4～5 滴，滴后轻捏鼻翼数次，保持仰卧或侧卧约 5 分钟，然后再起来，使药液充分与鼻内黏膜接触。每日滴药 3～4 次。

3. 常用药物　盐酸麻黄碱滴鼻液、复方薄荷樟脑油滴鼻剂、辛香通窍类中成药滴鼻剂等。

4. 注意事项
（1）药液有时会流入咽部而刺激产生恶心等不适。
（2）高血压患者慎用鼻黏膜血管收缩剂，以防影响血压。

二、鼻腔冲洗法

1. 目的　通过冲洗清洁鼻道、鼻腔及鼻窦，以达到减轻症状、改善生活质量的目的，主要用于各种鼻腔、鼻窦炎症等的辅助治疗。

2. 方法　将盛有温冲洗液的冲洗器悬挂于患者耳部等高或略高处。患者取坐位，头前倾 30°，张口自然呼吸。一手捏住冲洗器，一手将连接冲洗器的橄榄头塞入一侧鼻前庭，打开冲洗器的活塞，冲洗液缓缓流入鼻腔，经鼻咽部和对侧鼻腔而由对侧前鼻孔排出，部分经口吐出。两侧交替进行，一般先冲洗鼻塞较重侧。冲洗结束后头前倾，轻轻擤鼻，以助排净。

3. 常用冲洗液　为大剂量（>200ml）等渗生理盐水、高渗生理盐水或中药冲洗液等。

4. 注意事项　患者可能有局部刺激感、鼻腔烧灼感、头痛、耳疼等不适，因此应注意如下事项：
（1）冲洗器不能悬挂太高，以免压力过大致水倒灌入咽鼓管内，导致中耳炎。
（2）患上呼吸道和中耳急性感染时，不宜冲洗，以免炎症扩散。
（3）冲洗时勿讲话，不要做吞咽及擤鼻动作。若冲洗时出现咳嗽、打喷嚏，应立即停止，休息片刻后再行冲洗。

三、鼻窦负压置换法

1. 目的　吸出鼻腔内分泌物，促进鼻窦引流，利用负压使药液进入鼻窦以达到治疗目的，适用于慢性鼻窦炎。

2. 方法 先将中鼻道及嗅裂黏膜收缩，鼻内分泌物及痂皮清理干净。患者仰卧，肩与治疗台缘相齐，伸颈，头尽量后垂，使颏部与双外耳道口连线处于垂直面上。从一侧前鼻孔慢慢滴入0.5%麻黄碱生理盐水，量以淹没所有窦口为度。治疗者用手按住未滴药一侧鼻孔，另一手持接吸引器的橄榄头塞住另一侧鼻孔，开启吸引器，并让患者缓慢均匀地发"开"音。每塞1～2秒后快速将橄榄头移开，反复操作约1分钟。同法再行对侧治疗。治疗后15分钟内不擤鼻及弯腰。一般2～3天治疗1次，5次为1个疗程。

3. 常用冲洗液 0.5%麻黄碱生理盐水并配以抗生素、类固醇激素和α-糜蛋白酶等混合液或生理盐水。

4. 注意事项

（1）治疗前应先以1%麻黄碱收缩中鼻道及嗅裂等处黏膜，以便开放鼻窦口；合并有萎缩性鼻炎者，忌用麻黄碱，可改用生理盐水。

（2）负压不宜超过180mmHg，持续吸引和每次治疗时间不宜超过15～20秒。

（3）急性鼻窦炎或慢性鼻窦炎急性发作期，应视为禁忌。

（4）高血压患者宜谨慎使用此法。

四、上颌窦穿刺冲洗法

1. 目的 上颌窦穿刺冲洗法适用于慢性化脓性上颌窦炎的诊断和治疗，每周1～2次。

2. 方法 先用1%麻黄碱液充分收缩下鼻甲，再将1%丁卡因棉片或棉签置于下鼻道穿刺部位约10分钟。穿刺时，操作者一手固定患者头部，另一手持后端包有消毒纱布的穿刺针，拇指、食指、中指捏住针柄中段，掌心顶住穿刺针后端，针尖斜面朝向鼻中隔，经前鼻孔伸入下鼻道，针尖抵达距下鼻甲前端约1.5cm下鼻甲附着处，固定针尖，向同侧眼外眦方向稍用力刺穿骨壁。穿刺针穿透骨壁进入窦腔后，即有一种落空感，此时再将穿刺针前进少许，拔出针芯。用注射器接穿刺针后端，回抽有无空气或脓液，以确定针尖在窦腔内，嘱患者低头张口呼吸，再徐徐注入温生理盐水。如有上颌窦积脓，冲洗中可见脓涕随水流出，应冲洗至洗出液澄清为止。脓多者，可在冲洗干净后注入抗菌消炎药物。冲洗完毕后拔出针头，用棉签压迫穿刺处以止血，并根据脓液性状、有无臭味和脓量记录冲洗结果。

3. 常用药物 冲洗液常选用温生理盐水，窦腔注入药物常选抗生素如甲硝唑、庆大霉素，或清热解毒、消肿排脓为主的中药制剂。

4. 注意事项

（1）穿刺部位、穿刺方向及穿刺针进入窦腔的深度要正确，防止刺入眶内或面颊部软组织，在未确定已穿入窦腔之前，忌冲洗。

（2）在冲洗之前，切勿随意注入空气，以防发生气栓。

（3）操作过程中，若发生晕厥等情况，应立即停止操作，并使患者平卧休息，密切观察变化。

五、鼻腔黏膜烧灼止血法

1. 目的 止血。主要用于鼻腔黏膜血管的反复少量出血且能找到出血点者，对动脉出血不宜采用此法。

2. 方法 先用1%丁卡因（含少许0.1%肾上腺素液）施行烧灼部位表面麻醉，再用小棉签或探针蘸少许30%硝酸银或50%三氯醋酸，直接按压于出血点黏膜表面进行烧灼，以局部出现白膜为度。不可在已经出现白膜之处反复灼烧，以免将白膜黏附撕脱而致再出血，也可采用射频、激光或电凝烧灼。

3. 注意事项
（1）蘸药不可过多，以免流至他处，造成其他部位损伤。
（2）烧灼范围不宜过大。
（3）不可同时烧灼鼻中隔两侧相对应的黏膜。

六、前鼻孔填塞法

1. 目的　止血。主要用于鼻腔前部出血。
2. 方法　将凡士林纱条的一端双叠 10cm 左右，放入鼻腔后上方嵌紧，再将折叠部分上下分开，使短段平贴鼻腔上部，长段平贴鼻底，形成一向外开口的"口袋"；然后，将长段纱条的末端以上下折叠的形式从后面向前逐一填塞，使纱条填满整个鼻腔。填好后检查口咽部，如仍有血液不断流下，应撤出纱条重填。填妥后，剪去前鼻孔外多余纱条，用一干棉球将断端纱条填入前鼻孔内。

3. 注意事项
（1）填塞时不可暴力操作，以免损伤鼻黏膜。
（2）填塞时间一般不超过 48 小时。

七、后鼻孔填塞法

1. 目的　止血。主要用于经前鼻孔填塞而未能止血及后鼻孔、鼻咽部出血者。
2. 方法　先沿出血侧鼻底插入导尿管到口咽部处，以血管钳夹其头端从口中拉出，再将预制的锥形凡士林纱球尖端的固定线缚于导尿管头端，向外回抽导尿管尾端，借助止血钳的帮助，使纱布球越过软腭，前拉到后鼻孔处稳妥拉紧固定，另用凡士林纱条进行鼻腔填塞，将纱布球尖端固定线拉紧并缚于小纱布块上，用胶布固定在前鼻孔外面颊部皮肤。纱布球底部之牵引线自口引出，松松固定于口角边，或将线剪短悬留于软腭后面，2~3 天后牵拉此线即可将纱布球从后鼻孔取出。

3. 注意事项
（1）注意无菌操作，并于填塞后予足量抗生素以预防感染。
（2）填塞时间不宜过久，以免感染。

八、鼻骨骨折整复法

1. 目的　对有移位的骨折鼻骨进行复位。
2. 方法　清理鼻腔后，以 1%丁卡因（加少许 0.1%肾上腺素）棉片充分表面麻醉鼻黏膜，用鼻骨复位钳或套上乳胶管的枪状镊伸入鼻腔，置于塌陷的鼻骨下方并稍超过骨折缝，均匀用力向上向外抬起，此时常可听到鼻骨复位时发出的"咔嗒"声。若双侧鼻骨骨折，可从两侧鼻腔同时进行复位。复位后用凡士林纱条进行鼻腔填塞，以便止血和固定骨折。3~4 天后，抽除纱条。

3. 注意事项
（1）复位应及时进行。若外鼻肿胀严重，复位有困难者，待肿胀消退后再复位，但不应超过 2 周，以免骨痂形成，或错位愈合，难以整复。
（2）鼻骨复位钳伸入鼻腔的深度不应超过两眼内眦连线，以免损伤筛板。
（3）复位后应严防鼻部再受碰撞，避免擤鼻动作，以防骨折片再度移位。

第二节 咽喉部常用外治方法

一、扁桃体周脓肿切开排脓法

1. 目的 排脓。适用于扁桃体周围脓肿成脓期。

2. 方法 1%利多卡因局部麻醉下,选择脓肿最隆起或最软处切开。在无法准确确定脓肿部位时,可先行穿刺抽脓,并将针头留置于抽到脓液处,然后沿穿刺针切开黏膜与浅层组织,用血管钳顺着穿刺针逐层分离,直达脓腔,充分排脓。

3. 注意事项

(1)切开或用针穿刺时,要避免伤及颈深部大血管。

(2)全身配合予以足量抗生素。

二、咽后脓肿切开排脓法

1. 目的 切开咽后部脓肿以便排脓,适用于咽后部脓肿成脓期。

2. 方法 患者取仰卧垂头位,用1%丁卡因表面麻醉。先用麻醉喉镜或压舌板将舌根压于口底,在脓肿最隆起处进行穿刺抽吸。若有脓液,尽量吸净,然后在脓肿最隆起处至最低部位(近咽喉一端)做一垂直切口,用血管钳插入做钝性分离,扩大创口,排出脓液并吸尽。切开后不置引流条。

3. 注意事项

(1)切开前备好气管切开包,以应急用。

(2)切开脓肿时,如有大量脓液即刻涌出来不及吸引,应立即转头侧身吐出,小儿则将其头足倒置,将脓液吐出,不使脓液进入下呼吸道。

(3)使用麻醉喉镜或压舌板时,不可用力过大过猛,以免脓肿突然破裂,或引起迷走神经反射,出现呼吸、心搏骤停。

(4)术后保持咽腔清洁。如果脓液不能一次排尽,应逐日扩创,排尽脓液,至无脓为止。

三、扁桃体灼烙疗法

1. 目的 抗炎消肿,缩小扁桃体,适用于慢性扁桃体炎、扁桃体肥大。

2. 方法 应用扁桃体灼烙器,其头部一般为平面圆形,直径为0.5~1.0cm,经加热后,蘸香油或灼烙剂,将灼烙头快速轻触患者扁桃体表面,然后迅速将灼烙器退出口腔,即完成1次烙铁治疗,单侧灼烙5~10下为1次治疗。每次治疗间隔2~3天,连续7~10次为1个疗程。最终达到部分消除扁桃体组织、缩小扁桃体的目的,且能减少扁桃体炎症的反复发作。

3. 注意事项 避免口腔黏膜的损伤,急性化脓期禁止操作。

第三节 耳部常用外治方法

一、外耳道冲洗

1. 目的 清除外耳道深部不易去除的细小异物或碎软耵聍、分泌物,常用于外耳道深部有少量异物及其他堆积物。

2. 方法 患者头略偏向健侧，患者一手托弯盘紧贴耳垂下方之颈部皮肤。操作者左手将耳郭向后上牵拉（如是婴幼儿则向后下方牵拉），使外耳道变直，右手持注射器，将接近体温的温水朝向外耳道后上壁冲洗。用力不要过猛。冲洗完毕后，用棉签将外耳道拭干。

3. 注意事项

（1）鼓膜穿孔者，禁用冲洗法。

（2）冲洗时不可正对鼓膜冲洗，以免损伤鼓膜。

二、滴耳法

1. 目的 软化耵聍，控制炎症等。治疗中耳炎、外耳道炎或用于软化外耳道耵聍。

2. 方法 患者侧卧，患耳向上。将外耳道拉直，顺外耳道后壁缓缓滴入药液 3～5 滴，然后轻按耳屏数次，促进药液进入中耳腔，并保持侧卧位数分钟。

3. 药物 氯霉素滴耳液、左氧氟沙星滴耳液、泰利必妥滴耳液、碳酸氢钠滴耳液等。

4. 注意事项 如系昆虫类异物在耳内，可滴入乙醇或乙醚（鼓膜穿孔者禁用），也可用油类（如甘油、2%酚甘油、植物油等）使昆虫足、翅黏着而不利于活动，并与空气隔绝而窒息。一般滴药后数分钟便可行取出法。

三、鼓膜穿刺抽液法

1. 目的 诊断和治疗分泌性中耳炎。

2. 方法 用 75%的酒精小棉球消毒外耳道，鼓膜麻醉剂贴附于鼓膜表面约 10 分钟。用鼓膜穿刺针于鼓膜前下方刺入抽液。若抽出液黏稠者，可注入α-糜蛋白酶 1mg（溶于等渗盐水 0.5ml 内）后再行抽取。

3. 注意事项

（1）穿刺后耳内勿进水。

（2）术后每天行咽鼓管吹张 1～2 次，持续 1～2 周。

（3）多次穿刺抽吸后仍有积液者，可施行鼓膜切开与置管术。

四、咽鼓管自行吹张法

1. 目的 主要用于鼓膜无穿孔者，可大概估计咽鼓管通畅度，并可用于治疗。

2. 方法

（1）吞咽法：嘱受检者做吞咽动作，同时通过置入外耳道的听诊器听诊。咽鼓管功能正常时，检查者可听到轻柔的"嘘嘘"声。也可在吞咽时观察鼓膜，若鼓膜可随吞咽动作而内外活动，即可认为功能正常。

（2）捏鼻鼓气法：受试者以手指将两鼻翼向内压紧，闭口，同时用力呼气。咽鼓管通畅时，检查者可以用置入外耳道的听诊器听到气体经鼻咽部循两侧咽鼓管进入鼓室致鼓膜振动的声音，或见到如吞咽法一样的鼓膜活动。

（3）波氏球吹张法：嘱受检者口内含水，检查者将波氏球橄榄头塞于受检者一侧前鼻孔，紧压另一侧鼻孔，在受检者吞咽时迅速紧捏橡皮球。如咽鼓管通畅，检查者同样可从外耳道听诊器听到气体经鼻咽部循咽鼓管冲入鼓室引起鼓膜振动的声音。

3. 注意事项

（1）上呼吸道有急性炎症者，鼻腔、鼻咽腔有脓液者，不宜使用此法。

（2）吹张时用力不可过猛，以免损伤鼓膜。

下篇 各 论

第九章　耳鼻咽喉科常见急危重症

第一节　耳鼻咽喉异物

耳鼻咽喉位于头颈部，均有曲折管腔状结构与外界直接连通，其中鼻腔和咽喉为上呼吸道与上消化道的起始段，因此，耳鼻咽喉就成为接触异物频繁且为异物容易存留的部位。异物存留于耳鼻咽喉腔道，轻者刺激局部而引起炎症反应或致部分功能障碍，重者可造成重度感染、大出血或窒息而危及生命。因此，耳鼻咽喉异物是临床常见急症之一。根据异物存留部位的不同，可以分为外耳道异物、鼻异物、咽异物、喉异物、气管与支气管异物和食管异物几类。异物的危害性大小取决于异物存留部位、阻塞腔道的完全程度及并发症的有无。耳、鼻异物相对危害性较小，而咽异物、喉异物、食管异物危害性较大，气管与支气管异物则更为危险。

异 物 入 鼻

异物入鼻是外来物体误入并滞留鼻腔导致的疾病。本病多见于小儿，成人亦可发生。异物长久滞留于鼻腔，可引起鼻塞、流黏脓涕、鼻出血、鼻气腥臭等症。本病在西医学中称为鼻腔异物（foreign body in nasal cavity）或鼻窦异物（foreign body in sinuses）。

（一）病因病机

1. 病因　异物进入鼻腔有以下几种情况。

（1）自行塞入：多见于儿童，因无知或不慎将细小物件塞入鼻腔。

（2）医源性异物：因医疗人员的疏忽，将鼻腔填塞物遗留于鼻腔或鼻窦。

（3）昆虫误入：多见于野外露营时，昆虫误入鼻腔。

（4）进食呛入：进食不慎或呕吐时食物经咽喉误入鼻腔。

（5）经伤口入：其他外伤中，异物自外鼻、面部伤口进入鼻腔或鼻窦，或在拔牙术中不慎使残留牙根经上颌牙槽突进入上颌窦。

2. 病机　异物入鼻，治不及时，化热生火，侵袭鼻膜，可形成热郁鼻窍证，甚至转化为急鼻渊。

（二）临床表现

1. 发病特点及主要症状　多有明确的异物入鼻史；但儿童有因恐惧、遗忘而不能详述者。依据异物的性质、大小、形状、存留部位及时间之不同，其症状表现亦各异。常见症状是单侧鼻塞不通、流黏脓涕或脓血涕，有臭味。若异物光滑，洁净，刺激性小，早期可无症状。儿童鼻腔异物多有单侧鼻塞、流涕。异物停留时间久，则可见脓涕或者血涕，或伴有前鼻孔皮肤潮红等表现。昆虫类异物常有骚动爬行感。鼻腔异物并发鼻窦炎或鼻窦异物并发感染者，可有流脓涕、头昏、头痛等症状。

病程较长者可有贫血，如面白无华、易疲劳、周身乏力等。

2. 实验室及其他检查

（1）鼻内镜检查：可行鼻内镜检查，以查明异物及存留的部位，判定异物与周围组织的关系。

（2）影像学检查：对于部位深在而难以确诊者，可借助鼻窦 X 线摄片或 CT 检查以辅助诊断。

（三）诊断与鉴别

1. 诊断要点

（1）病史：多有明确的异物入鼻史。

（2）症状：单侧鼻塞，或流黏脓涕或脓血涕，有臭味。

（3）检查：前鼻镜、鼻内镜、X 线或 CT 检查多能发现异物。

2. 鉴别诊断

（1）鼻炎及鼻窦炎：鼻腔异物所致的鼻炎及鼻窦炎为继发性，根据病史及检查可资鉴别。

（2）鼻腔及鼻窦肿瘤：为局部的新生物，病程较长，局部检查可见肿物，活检可确诊。

（四）辨证分析

热郁鼻窍：异物入鼻，治不及时，化热生火，侵袭鼻膜，热郁鼻窍而为病。

（五）治疗

1. 治疗原则 本病的治疗以外治为主。取出异物是治疗本病的基本原则。根据异物的性质、形态、大小、所在位置等情况采用相应的方法取出。同时注意防范可能发生的并发症。

2. 一般治疗 缓解患者及患者家属紧张情绪。

3. 鼻腔及鼻窦异物取出术 术前，应准确定位，并判定异物形状、大小、光滑程度及性质，选择合适的器械。

（1）小而光滑的异物，可用异物钩自异物后方从前鼻孔钩出。忌用镊子等夹取，否则有可能将异物推向远处，甚至自后鼻孔掉入下呼吸道而引起窒息。扁而不光滑的异物，可在前鼻镜下直接钳取。

（2）较大的异物，估计从前鼻孔取出有困难者，应取仰卧低头位，将异物推入后鼻孔，再经口腔取出。

（3）水蛭、昆虫等活异物，可于鼻腔中滴入 1%丁卡因，使之麻醉或死亡后再行钳取。

（4）患者不能配合，异物取出困难者，或位置深在的鼻窦异物可在全身麻醉鼻内镜下取出异物。

（5）异物取出后，根据鼻腔局部情况给予以下治疗：①鼻腔局部应用减充血剂和鼻用糖皮质激素，以改善鼻腔鼻窦通气引流；②鼻黏膜有坏死、肉芽形成时，应予以清除；③合并明显感染者，可配合应用抗生素。

4. 辨证论治

热郁鼻窍

证候：单侧鼻塞，流涕或脓血涕。鼻痛，头痛，或伴有低热。舌红，苔黄，脉数。

治法：清热解毒通窍。

方药：五味消毒饮加减。可选加辛夷、苍耳子、鱼腥草、鹅不食草等。五味消毒饮方中金银花、野菊花清热解毒，金银花入肺胃解中上焦热毒，野菊花入肝经，清肝胆火热，两药共清气分热；蒲公英、紫花地丁清热解毒，为痈疮疔毒之要药，两药相配，可清血分热；天葵子能入三焦，除三焦之火。

骨　鲠

骨鲠是指骨类、金属或其他异物哽于咽喉、食管或气道，引发以吞咽不利或呼吸困难为主要表现的一类疾病。哽于咽部的称咽异物，哽于喉部的称喉异物，哽于食管的称食管异物，哽于气管、支气管的称气管、支气管异物。本病为临床常见急症之一，多发于儿童，可并发喉风而危及生命。

咽异物

咽是食物摄取和气体进出的共同通道，为异物的常见停留部位。根据异物停留于咽的具体位置不同，咽异物又分为鼻咽异物（foreign body in the nasopharynx）、口咽异物（oropharyngeal foreign body）和喉咽异物（laryngopharyngeal foreign body）。咽异物是耳鼻咽喉科常见急症之一。

（一）病因病机

1. 病因

（1）进食不慎，鱼刺、骨、果核等卡顿。

（2）儿童嬉戏，将小玩具、硬币等放入口中，不慎坠入下咽。

（3）昏迷、醉酒、麻醉未醒、癫痫发作、睡眠时发生误吸、误咽（如义齿脱落）。

（4）企图自杀，有意吞入异物。

（5）手术操作不慎，将纱条、棉球及缝针等遗留。

2. 病机　　异物入咽后，如不及时取出，在损伤咽壁肌膜的基础上，感染邪毒，可化热生火，蒸灼咽壁，致生变证。

（二）临床表现

1. 发病特点及主要症状

（1）鼻咽异物：较少见，病史也多不详。常有鼻阻塞症状，停留过久常有鼻涕带腥臭味，可伴低热等。若并发咽鼓管阻塞，则可产生耳胀闷感和闭塞感。

（2）口咽异物：临床上最常见。一般有异物病史，有咽喉异物感或刺痛感，吞咽时加剧，甚至不能进食。

（3）喉咽异物：以局部疼痛、吞咽困难及有异物感为主要症状，可引起呛咳等症。尖锐异物，刺破黏膜，可见少量出血。较大异物存留下咽或刺破咽壁，可引起咽旁间隙气肿甚至纵隔气肿，可导致吞咽困难和呼吸困难。

2. 专科检查及主要体征　　局部检查可见鼻咽、口咽或喉咽有异物存留。水蛭等动物性异物常停留于鼻咽腔。口咽异物多位于扁桃体、舌根，细小尖锐异物可刺入组织内或隐藏于黏膜皱襞之中。喉咽异物多见于梨状隐窝、会厌谷或环后隙，检查时可见会厌谷有分泌物潴留。

3. 特殊检查和（或）实验室检查

（1）钡餐透视：让患者吞食混有钡剂的棉团，在X线下进行透视检查。若为鱼刺等异物，可发现钡棉滞留于异物存留部位。特殊异物可拍X线颈部侧位片进行观察。

（2）纤维或电子鼻咽喉镜检查：细小难见的咽部，特别是喉咽部异物，可行鼻咽喉镜检查，仔细察看并及时取出异物。

（三）诊断

1. 诊断要点 有明确的误吞异物史，检查时发现异物存留于局部。

2. 鉴别诊断 骨鲠最常见的症状是咽喉疼痛，应与喉痹、乳蛾、喉痈、喉癣等引起的咽喉疼痛相鉴别，详细的咽喉或食管镜检查可得以明确鉴别。

（四）治疗

1. 治疗原则 以取出异物为基本原则，同时注意术中及术后处理，防止各种并发症的发生。

2. 咽异物取出术 异物位于扁桃体、咽侧索、咽后壁等处，可直接用镊子夹取。位于舌根、会厌、梨状隐窝等处的异物，可于黏膜表面麻醉后，在间接喉镜下或纤维鼻咽喉镜下钳取。对于鼻咽部异物，则须确定异物位置、大小、形状和硬度，然后取仰卧头低位，牵引软腭，以后鼻孔弯钳取出异物，或在鼻内镜下取出。水蛭等动物性异物，须先将其麻痹或杀死，然后钳取。

3. 咽异物合并感染时的处理 异物穿透咽壁，并发咽后或咽旁脓肿者，需切开脓肿，吸净脓液，然后取出异物。颈深部异物并感染者，可经颈侧径路切开排脓并取出异物。

4. 中药治疗 咽喉异物损伤黏膜，引起红肿疼痛者，在取出异物后，可予清热解毒、消肿止痛中药，如五味消毒饮加减。

5. 其他治疗 继发感染者，宜局部或全身应用抗生素。不能进食者，应全身给予支持疗法。对于细小难见之咽异物，也可以威灵仙煎水频服，并严密观察；若 24 小时内仍未见症状减轻，应再行详细检查，并做出相应处理。

6. 辨证论治

热毒壅结

证候：咽喉疼痛及吞咽困难，尖锐异物呈针刺样痛，非尖锐异物呈钝痛，巨大异物可引起吞咽及呼吸困难，小儿可出现流涎、呕吐、呛咳。异物久入未取，可见黏膜色红漫肿，重者可见发热恶寒，头痛，周身不适。舌质红，苔薄黄，脉浮数。

治法：清热解毒，消肿止痛。

方药：五味消毒饮加减。本方以清热见长，应用时可加荆芥、防风、连翘以加强疏风清热，加白芷以助消肿止痛，诸药合用可疏风清热、解毒消肿。

Ⅱ 喉异物

喉异物是指异物滞留于喉腔，极易引发喉痉挛，是一种非常危险的疾病。由于喉黏膜非常敏感，异物一旦进入喉腔，可引起剧烈咳嗽，以将异物排出。喉异物多见于 5 岁以下婴幼儿及多牙缺失而且口、咽黏膜感觉减退的老年人。声门裂为呼吸道狭窄处，一旦误吸入异物，极易致喉阻塞。

（一）病因病机

1. 病因 喉部异物种类甚多，花生米、各种豆类等坚果约占一半以上；鱼骨、果核、骨片、饭粒亦较常见。此类异物多因幼儿在进食时突然大笑、哭闹、惊吓等而误吸入喉部。钉、针、硬币等金属物体，笔帽、小玩具、气球碎片等塑料制品亦非常见，儿童口含这些物体时，若突然跌倒、哭喊、嬉笑，极易将其误吸入喉部。异物吸入后嵌顿在声门区，造成喉部异物。

2. 病机 如咽部异物一样，如不及时取出，在损伤喉窍肌膜的基础上，感染邪毒，可化热生火，蒸灼喉窍肌膜，致生变证。

（二）临床表现

1. 发病特点及主要症状 较大异物嵌顿于喉腔后，立即引起失声、剧烈咳嗽、呼吸困难、发绀，甚至窒息，严重者可于数分钟内窒息死亡。较小异物则常有声嘶、喉喘鸣、阵发性剧烈咳嗽。若喉黏膜被尖锐异物刺伤，则有喉痛、发热、吞咽痛或呼吸困难等症状。

2. 专科检查及主要体征 喉镜检查可发现声门上异物。声门下异物有时被声带遮盖而不易发现。听诊可闻及吸气时喉部哮鸣音。若尖锐异物损伤喉黏膜，可出现皮下气肿；喉黏膜损伤后继发感染，严重者可引起喉脓肿。

3. 特殊检查和（或）实验室检查
（1）直接喉镜检查：不能进行间接喉镜检查的患儿，可于局部麻醉或全身麻醉下行直接喉镜检查，以确诊异物及其存留部位，并可在直视下取出异物，检查与治疗能够同时完成。
（2）X 线检查：对于不能进行喉镜检查的患者，如为不透 X 线的喉异物，在保证呼吸通畅前提下，可行 X 线拍片以定位，或行 CT 检查。

（三）诊断

依据喉异物吸入史；喉镜检查发现异物；喉前后位和侧位 X 线片；喉部 CT 扫描、纤维喉镜检查多可确诊并明确异物形状、存留部位及嵌顿情况，为异物取出提供依据。

（四）治疗

1. 治疗原则 喉异物是非常危急的病症，除坚持取出异物的原则外，还必须强调要把握好常规或紧急气管切开的时机，在保证呼吸通畅的前提下及时取出异物，并予以妥当的术后处理。

2. 喉异物取出术
（1）间接喉镜或纤维喉镜下取出术适用于异物位于喉前庭以上，能合作的患者。喉黏膜表面麻醉后，间接喉镜下取出异物，细小异物亦可在纤维喉镜下取出。
（2）直接喉镜下取出术成人、少儿均可采用。可给予全身麻醉，术前禁用镇静剂，因其可抑制呼吸导致通气不足而加重呼吸困难。

3. 气管切开术 异物较大、气道阻塞严重、有呼吸困难的病例，估计难以迅速在直接喉镜下取出时，可先行气管切开术，待呼吸困难缓解后，施行全身麻醉，再于直接喉镜下取出。

4. 抗生素及支持疗法的应用 局部组织损伤较重或全身情况较差者，应予支持疗法，常规予以抗生素，并配合适当的肾上腺皮质激素进行治疗，以防治喉水肿、支气管炎、肺炎等。

5. 辨证论治 如继发喉部感染，可参考急性喉炎等病症进行辨证论治。

Ⅲ 气管、支气管异物

气管、支气管异物是耳鼻咽喉科常见急症，患者可在数分钟内因窒息而死于现场，也可长期隐匿于体内达数月甚至数年之久。本病多见于儿童。异物分为外源性和内源性两类。外源性异物包括植物性异物，如花生米、瓜子、豆类、玉米等，金属性异物如别针、图钉、螺丝钉、大头针等，化学品异物如塑料、橡皮塞、珍珠、假牙等，动物性异物如鱼刺、虾、肉骨等。内源性异物包括体内积留的血液、脓栓及吸入之呕吐物等。异物存留于支气管内，因阻塞程度不同，可导致阻塞性肺气肿、气胸与纵隔气肿、肺不张、支气管肺炎或肺脓肿等病理改变。

（一）病因病机

1. 病因 气管、支气管异物多发生于儿童；老年人因咽反射迟钝，也易产生误吸。偶见于体壮健康成年人。

（1）儿童自身的咀嚼功能不完善，喉部的保护性反射功能也不健全，加之进食时嬉笑、哭闹、跌倒、跑跳等动作，非常容易将异物吸入气道。

（2）全身麻醉、昏迷、酒醉与睡眠等状态的患者，由于吞咽功能不全，可吸入呕吐物或松动的假牙。

（3）玩耍或工作时，将玩具、针、钉及扣等含于口中，遇有外来刺激，或言谈、哭笑，或绊倒等而误将异物吸入。

（4）手指伸入口内或咽部企图挖出异物，或钳取鼻腔异物不当时，异物吸入呼吸道。气管、支气管手术中，器械装置不稳，或切除的组织突然滑落至气道内。

（5）精神病患者或企图自杀者易发生气管、支气管异物。

2. 病机 异物进入气管、支气管的同时，常常造成肺内肌膜损伤。若素有肺胃蕴热，异物进入下气道后，再感受风热毒邪，内外相搏，便可引发各种变证，如"咳嗽"、"喘证"等。

（二）临床表现

1. 发病特点及主要症状 气管、支气管异物的症状与体征一般分为四期：异物进入期、安静期、刺激与炎症期和并发症期。气管异物的临床表现为：当异物进入气道后，立即发生剧烈呛咳、呕吐，伴面红耳赤、憋气、呼吸不畅等症状，较大异物即可发生窒息。常见症状有气喘哮鸣、气管拍击声，咳嗽时更为显著，置听诊器于胸部气管区即可闻及。支气管异物早期症状与气管异物类似。异物进入支气管后，咳嗽症状可减轻或无症状。当异物尚能活动时，则有痉挛性高声呛咳，呼吸时有部分阻塞现象；异物停留阻塞支气管管腔时，可能发生呼吸困难或有胸部不适感；异物为植物性异物，支气管炎症多较明显，常有发热、痰多、咳嗽等症状。胸部叩诊时患侧呈过清音或浊音，肺部听诊时患侧呼吸音减弱或消失。

2. 特殊检查和（或）实验室检查

（1）X线检查：在正位或侧位X线透视、拍片下，多可见金属异物存留位置及其大小。X线透视下的异物，则可采用透视下观察纵隔及横膈的运动情况加以判断，即注意呼吸时纵隔有无矛盾性运动、摆动及有无肺部继发性病变，如肺气肿、肺不张等。

（2）支气管镜检查：为最可靠的直接诊察方法，能发现异物并可及时取出。

（三）诊断与鉴别

1. 诊断要点

（1）误吸后突然发生剧烈呛咳、憋气、呼吸困难等症时，应高度怀疑本病。

（2）胸部气管前听诊有"击拍声"，常提示为支气管异物。

（3）一侧肺的区段性呼吸音减弱，且其发生部位又有变动性，此为支气管异物的典型表现。

（4）支气管镜和X线检查结果为阳性。

（5）对于病史不详、长期咳嗽而病因不明又久治不愈，且屡次发作而病损部位不变者，应考虑支气管异物的可能性。

2. 鉴别诊断 支气管异物停留时间久而继发肺部感染等并发症时，宜注意与小儿喉炎、支气管肺炎、肺结核等疾病相鉴别，以利于病因治疗。

（四）治疗

1. 治疗原则　遵循尽早取出异物、保持呼吸通畅之基本原则。
2. 一般治疗　以直接喉镜或用支气管镜经口腔途径，个别情况下经气管切开口，一般均可取出异物。上述方法确实无法取出者，可采用开胸手术取出。
3. 辨证论治　若有肺部并发症者，可按"咳嗽"、"喘证"进行辨证论治。
4. 其他疗法　气道异物简易排出法：婴幼儿发生气管、支气管异物并出现呼吸困难时，可于事故现场即刻使用"海姆利希手法"以排出之。

Ⅳ 食管异物

食管异物是耳鼻咽喉科临床常见急症之一，乃异物经口咽下时嵌顿于食管腔内所致。异物最常见于食管入口处，其次为食管中段，发生于下段者较少见。一般以成年人多见。异物种类以鱼刺、肉骨、鸡鸭骨等动物异物为常见，可有吞咽困难、吞咽疼痛与呼吸道症状等临床表现，尚可引起食管穿孔、颈部皮下气肿或纵隔气肿、食管周围炎、纵隔炎、大血管破溃与气管食管瘘等并发症。

（一）病因病机

1. 病因　食管异物的发生与年龄、性别、饮食习惯、进食方式、食管有无病变、精神和神志状态等诸多因素有关。

（1）年龄因素：食管异物最易发生于幼儿及老人。幼儿顽皮好动，喜口中衔物，或在进食时哭闹而易误咽异物。老人则由于牙齿脱落，咽反射迟钝，咀嚼功能差而易发生本病。

（2）民俗习惯：有些沿海地区居民习惯将鱼虾蔬菜混煮混食，北方粽子内常包有含核的大枣及肉骨混杂等物，均为食管异物的易发因素。

（3）精神、神志异常：精神失常时不能自制，轻生者有意吞入异物以图自杀，醉酒、昏迷或麻醉状态下易于咽下异物或活动义齿等，均可引发本病。

（4）食管因素：当食管本身有病变如肿瘤、痉挛、瘢痕狭窄时，食物或较小的异物亦易存留在局部。

（5）医源性因素：如全身麻醉时义齿脱落，插管时套管脱入等。

2. 病机　其病机与咽部异物相似，但因病变脏器的比邻结构和功能的特殊性，相同病机可能引起的变证则可能更为严重。

（二）临床表现

1. 发病特点及主要症状

（1）吞咽困难：为食管异物的常见症状。若食管异物已造成食管完全梗阻，则汤水难下，且伴有流涎、恶心、反呕等症状。若为不完全性阻塞，则仍能进食流质。部分患者可无吞咽困难症状。

（2）吞咽疼痛：为食管异物的主要症状。在原有局部疼痛的基础上，吞咽时疼痛症状加剧。若异物停留于食管颈段，疼痛部位多在颈根部或胸骨上窝处，并伴有压痛。异物位于食管中段者，疼痛常在胸骨后并可放射至背部。如合并感染，疼痛更为剧烈，可伴有发热，甚至出现菌血症等。较重的疼痛是异物损伤食管肌层的信号，应予重视。

（3）呼吸道症状：常发生于幼儿。尤其是食管上段的异物，可向前压迫气管，引起咳嗽、呼吸困难、发绀等症状。

(4) 颈部活动受限：以食管入口处有尖锐异物或已有食管周围炎者为著，原因为颈部肌肉痉挛致颈项强直，头部转动困难。

(5) 发热：当引起食管炎、食管周围炎、纵隔炎和颈深部感染等并发症时，患者可有体温升高、全身不适等症状。

(6) 食管异物：致食管穿破而引起感染者发生食管周围脓肿或脓胸，则可见胸痛、吐脓，损伤血管则可有出血、黑便等。

2. 专科检查及主要体征 间接喉镜检查时，可见梨状隐窝积液，反映患者吞咽功能不全，提示食管有阻塞。颈段食管异物常于头位变动或局部压迫时出现疼痛或疼痛加剧。

3. 特殊检查和（或）实验室检查

(1) X线检查：对于不显影的食管异物，可吞服少许钡棉，观察钡剂阻断与否及食管蠕动是否正常，以明确异物是否存留及其存留部位。但在怀疑有食管穿孔时，则应禁用钡剂，改用碘油显影。可照颈胸部正、侧位X线片，以确定异物的有无及其存留部位。必要时可做CT检查以明确有无异物及异物与颈、胸大血管等重要结构的关系。

(2) 食管镜检查：为确诊食管异物最为有效的手段，并可能在检查的同时完成治疗。

4. 重要并发症 当食管异物穿破食管而形成颈深部间隙感染时，颈部肿胀变硬，呼吸困难。形成纵隔脓肿时，有胸骨上窝隆起，X线检查见上纵隔影加宽。食管穿孔后，可出现纵隔气肿、气胸、皮下气肿等。形成气管食管瘘时，可因分泌物、食物流入气管而引起呛咳等症状。如尖锐异物穿破食管并伤及主动脉弓或锁骨下动脉等大血管，可引起致命性大出血。由于异物梗阻，无法进食，并未及时经静脉补充液体者，时间长后可出现水、电解质紊乱，发生代谢性酸中毒、低蛋白血症等，甚至出现休克、衰竭。

（三）诊断

有异物误吞史，进食后急发吞咽疼痛，X线检查有食管异物阳性征，即可初步诊断。食管镜检查发现异物而确诊。

（四）治疗

1. 治疗原则 应尽量遵循"由口进、经口出"的原则，尽早在食管镜下取出异物，防止并发症的发生，并加强术后处理，少部分患者需经颈侧切开或开胸取出异物。

2. 一般治疗 经口食管镜异物取出术：患者仰卧，两肩略超出手术床端，助手抱头使其向后仰。食管镜入咽后，从咽侧梨状隐窝或环状软骨后方正中进入食管，边深入食管镜边观察。若有分泌物，宜用吸引器吸净，务必仔细看清四周情况，不致遗漏异物。重点注意食管的4个自然狭窄部。在第2狭窄处和第3狭窄处若见食管壁有波动，夹取异物时要特别小心，防止误伤动脉。看见异物后，可适当调整异物的角度，尽量无损伤地取出。

3. 其他治疗 经食管镜检查未能发现的小异物，可在严密观察下，试用大剂量威灵仙煎水频服。但观察时限一般不宜超过24小时。

4. 辨证论治 取出异物并于禁食期过后，可用清金利咽汤合生脉饮加减以善其后。

异 物 入 耳

异物入耳因外来异物误入耳道所致。是以耳内不适、有异物嵌塞感为主要表现，或伴瘙痒、疼痛、耳鸣等症的外耳疾病。外来异物存留于外耳道即为外耳道异物，多见于儿童，也可因工作中的意外事故而发生。战争中，弹片也可入耳而成为异物。外耳道异物可引起局部炎症、疼痛、听力下降等，一般少有严重不良后果。

(一) 病因病机

1. 病因
(1) 小儿喜欢将小玩物塞入耳内。
(2) 成人挖耳时，不慎将纸条、小棉球、火柴棍等遗留于外耳道内。
(3) 生活中动物类异物进入外耳道或外伤时异物侵入外耳道。
(4) 进行耳部手术时，将纱条等异物遗留于外耳道。

2. 病机　外来异物入耳，损伤耳道肌肤，感染邪毒，可化生火热，壅遏气血，在耳道内化腐成脓。

(二) 临床表现

1. 发病特点及主要症状
(1) 小且无刺激性的异物，可存留于外耳道而无任何症状，较大的异物可引起耳痛、耳鸣、听力下降、反射性咳嗽等。
(2) 昆虫等动物性异物，因其在耳道内爬行，可引起瘙痒、耳痛和耳鸣；植物性异物吸水膨胀后，可产生炎症反应并压迫外耳道而引起疼痛。
(3) 异物位置越深，症状一般越明显。靠近鼓膜的异物可压迫鼓膜，发生耳鸣、眩晕，甚至引起鼓膜及中耳损伤。

2. 专科检查及主要体征　耳镜或耳内镜下检查，可见异物存留于外耳道，或见异物刺激所造成的外耳道皮肤损伤与继发性感染。

(三) 诊断

1. 诊断要点　本病有异物入耳史，外耳道检查有异物存在，即可做出明确诊断。

2. 鉴别诊断　本病应与耵耳相鉴别，详细询问是否有异物入耳史，并仔细检查堵塞外耳道之物是耵聍还是异物，以资鉴别。

(四) 治疗

1. 治疗原则　尽早取出异物，防止局部损伤及感染。

2. 一般治疗　外耳道异物取出术：在耳镜或耳内镜辅助下，根据异物的种类、形状及存留部位的不同，采用不同的取出方法。合并明显的外耳道感染时，常规全身及局部使用抗生素，待感染控制、局部肿胀部分消退后再行异物取出。紧紧嵌顿于外耳道的异物，一般方法不能取出者，可以考虑手术切开取出。

3. 辨证论治　外耳道异物合并感染者，一般按热毒攻耳论治，可选用五味消毒饮加减治疗。
证候：外耳道异物兼感外邪，可有外耳道壁局限性红肿、隆起，耳痛，按压耳屏或牵拉耳郭时可加重。可伴发热、恶寒、头痛等症状。舌质红，苔薄黄，脉浮数。
治法：疏风清热，解毒消肿。
方药：五味消毒饮加减。

4. 外治法　取出异物后，若外耳道皮肤红肿、疼痛、糜烂者，可用黄连膏涂抹，或以清热解毒、消肿止痛滴耳液滴耳，症状严重者可参考本章"耳疮"一节进行辨证治疗。

第二节 耳鼻咽喉面颈损伤

耳鼻咽喉面颈损伤是常见急症，依体表是否完整分为开放性损伤和闭合性损伤。开放性损伤包括擦伤、撕裂伤、切伤、砍伤、刺伤等，常可合并耳鼻咽喉异物；闭合性损伤包括挫伤、挤压伤、扭伤、爆震伤、闭合性骨折等。

耳鼻咽喉面颈损伤的危害性与损伤的部位及程度有关。严重者，可因堵塞气道或引起动脉性出血而致死亡。损伤的不同时期对机体产生不同的病理效应。早期（24 小时以内）多为损伤的直接影响，如出血、骨折、呼吸困难、吞咽困难、听力下降、平衡障碍等；中期（受伤 24 小时至 1 个月以内）多为继发性感染或发生了并发症的结果；晚期（受伤 1 个月以后）则因损伤痊愈后发生瘢痕性狭窄、畸形等，可能引起功能障碍。对中、后期不良后果的预防关键在于早期损伤的正确处理。耳鼻咽喉面颈损伤的处理，在全面评估病情后，首先要抢救生命，进行气道呼吸循环的救助，其次要合理解决好咬合、面部美学及骨折解剖复位等问题，尽可能达到形态及功能的完美修复。同时要注意颅脑、眼及颈椎等邻近重要器官的检查与相应处理。颌面骨折是耳鼻咽喉面颈损伤的重要内容，单纯骨折包括鼻骨骨折、下颌骨骨折、颧骨骨折及上颌骨骨折，复合骨折则包括上述骨折的任意组合。

本节主要讨论鼻损伤、耳损伤、咽喉损伤、颌面损伤和颈部损伤等外伤性疾病。

鼻 损 伤

鼻损伤以软组织挫裂伤和鼻骨骨折多见，骨折类型与暴力的方向和强度有关。鼻损伤可伴鼻中隔损伤，出现鼻中隔软骨脱位、弯曲、骨折、黏膜撕裂及鼻中隔穿孔等。西医学的鼻外伤可参考本病辨证施治。

（一）病因病机

外力伤鼻，耗气伤血，血络受损，瘀阻脉络，致外鼻瘀肿疼痛；锐器裂伤，暴力伤鼻，致鼻骨骨折，脉络受损，鼻窍衄血，或气滞血瘀，肿胀疼痛；鼻伤初期，耗气伤血；鼻伤中期，瘀血阻滞；鼻伤后期，气血亏虚，鼻窍失养。

（二）临床表现

1. 瘀斑肿胀 单纯钝力挫伤，受力面积广而分散，皮肉未破，皮下出血可发生瘀斑或血肿，表现为外鼻软组织肿胀及皮下瘀血。

2. 皮肉破损 多为锐器损伤，致皮肉破裂，甚至部分缺失。

3. 鼻骨骨折 多为直接暴力所致，如遭受拳击、运动外伤、个人意外撞击和交通事故等，多伴有外鼻畸形、软组织肿胀和皮下瘀血。

4. 鼻伤衄血 鼻部受外力的作用，脉络损伤，血溢脉外。鼻腔黏膜撕裂所致鼻出血最为常见。

（三）诊断及鉴别

1. 诊断要点

（1）病史：鼻外伤史。

（2）症状：鼻部疼痛，鼻塞，嗅觉减退，甚至头痛头昏，意识丧失。

（3）体征：鼻部瘀肿或鼻衄，皮肉破损，触诊或有皮下气肿、捻发音，外鼻畸形，皮肉破损，脱落缺失，鼻中隔膨隆，紫暗，光滑柔软。鼻梁歪斜，鼻背塌陷。

（4）影像学检查：X线，鼻骨侧位片可显示鼻骨骨折线，上下有无移位情况，鼻颏位可显示鼻背有无塌陷。CT，能准确判断有无鼻骨骨折和骨折的位置、部位、类型、有无合并邻近组织损伤，特别是鼻及颅面区复合骨折，使诊断率明显提高。

2. 鉴别诊断 主要鉴别是单纯性鼻损伤还是复合性鼻损伤，包括颌面复合骨折、颅底骨折、眼眶骨折等。依据外伤史、临床表现及相关体征、影像学检查可以确诊。

（四）治疗

1. 辨证论治

（1）瘀斑肿胀

主证：鼻部局部触痛，皮肤青紫肿胀，可波及眼睑，或见鼻中隔偏曲移位。舌暗红，脉弦紧或涩。

治法：活血和营，祛瘀消肿。

方药：正骨紫金丹加减。

（2）皮肉破损

主证：轻者表皮擦伤，重者皮肉破损，脱落缺失，局部出血疼痛。舌暗红，脉弦紧或涩。

治法：活血化瘀，消肿止痛。

方药：桃红四物汤加减。

（3）鼻骨骨折

主证：骨折无移位者，鼻部瘀肿疼痛，触痛明显；骨折移位者，鼻梁歪斜，或鼻梁塌陷如马鞍状，鼻中隔偏向一侧鼻腔，鼻腔变窄，触诊有摩擦音，如有皮下气肿，触之有捻发音。

治法：行气活血，消肿止痛。

方药：活血止痛汤加减。

（4）鼻伤衄血

主证：鼻衄，其量或多或少，出血量多者，持续难止，甚至面色苍白，脉微欲绝；亦可见伤后数日仍反复出血者。舌暗红，脉弦紧或涩。

治法：收敛止血，和血养血。

方药：四物汤加减。面色苍白，脉微欲绝者，须益气回阳固脱，用独参汤或生脉散。

2. 外治法 治疗原则以矫正鼻部畸形和恢复鼻腔通气功能为主，包括清创缝合、鼻骨复位等措施。

（1）瘀斑肿胀：24小时内，冷敷止血，减少瘀血形成；24小时后，热敷散瘀，消肿止痛。有鼻中隔血肿者须抽吸或切开引流，外涂活血行气、祛瘀止痛药物；可用内服药再煎汤热敷，亦可用如意金黄散调敷。

（2）皮肉破损：彻底清创，取净异物，对位缝合，皮肤缺损严重者考虑植皮。

（3）鼻骨骨折：骨折无移位者参考瘀斑肿胀的治疗方法；有骨折移位者宜及早复位，一般在3小时以内，此时组织尚未肿胀；瘀肿严重者，待肿胀消退后整复，不宜超过14天，否则骨痂形成太多，畸形愈合，不易整复。鼻中隔骨折脱位者整复固定。

（4）鼻伤衄血：应遵循"急则治标，缓则治本"的原则。先寻找出血点，再根据出血的轻重缓急和病因，实施止血方法。主要包括指压法、烧灼法、填塞法、鼻内镜下止血、血管结扎法和血管栓塞法等鼻腔止血方法。

耳 损 伤

耳损伤包括外耳、中耳及内耳损伤。较常见的有耳郭损伤、鼓膜损伤及颞骨骨折等。颞骨骨折时，因周围解剖关系复杂，除会引起外、中、内耳损伤外，还可伴有全身症状，包括颅内损伤等复杂表现。

（一）病因病机

1. 耳郭损伤
（1）耳郭挫伤：多由钝物打击所致，常发生于拳击、摔跤等运动及斗殴。
（2）耳郭撕裂伤：多由利刃锐器切割、刺伤或交通意外、工伤事故所造成，甚者可致耳郭断离。

2. 鼓膜损伤 多由锐器直接损伤，或爆震、掌击等间接损伤所致，也可因咽鼓管吹张、外耳道治疗操作不当引起，后者属医源性伤。

3. 颞骨骨折 常伴发于车祸、高处坠落及各种暴力撞击，多合并颅底骨折。

（二）临床表现

1. 耳郭损伤
（1）耳郭挫伤：症状表现为局部疼痛，检查见耳郭皮肤肿胀，皮下瘀斑或血肿，严重者表现为紫红色丘状隆起或圆形肿胀，触痛；后期可遗留耳郭畸形。
（2）耳郭撕裂伤：耳部疼痛明显。局部检查时，轻者见不同程度的裂口，重者可为耳郭撕裂缺损，甚至耳郭全部断离。

2. 鼓膜损伤 可有耳痛、耳聋、耳鸣，偶尔伴发短暂眩晕。检查可见外耳道有少许鲜血或血凝块。鼓膜穿孔多呈三角形、梭形或不规则裂孔形，穿孔多位于鼓膜紧张部的后下方。

3. 颞骨骨折
（1）出血：颞骨的纵行骨折可有血液自外耳道流出。
（2）耳聋、耳鸣：颞骨横行骨折多伤及前庭及内听道，听力损失较重，呈感音神经性聋。耳鸣者，多为持续性耳鸣。如仅为内耳震荡，则耳聋与耳鸣可以恢复。
（3）眩晕：多见于颞骨横行骨折，内耳震荡亦可引发该症。
（4）脑脊液耳漏、鼻漏、耳鼻漏：颞骨纵行骨折同时伴有硬脑膜撕裂伤者，脑脊液可经鼓室、鼓膜损伤处流出外耳道。开始为淡红色，随着出血的逐渐减少直至停止，溢出物转为清亮黏稠状。脑脊液流入鼓室，亦可经咽鼓管从鼻腔流出而成鼻漏或耳鼻漏。上述情况亦可见于颞骨横行骨折者。
（5）全身症状：若合并有颅脑损伤，则可出现神经系统症状，严重者可致昏迷、休克。

（三）诊断及鉴别

诊断要点

（1）病史：有明确外伤史。
（2）症状：损伤部位、程度不同，症状各异。耳郭和外耳道损伤出现耳郭疼痛、瘀肿、耳窍出血、耳内有堵塞感；鼓膜破裂则表现为耳鸣、听力减退、耳痛、少量出血等；耳窍深部损伤可出现听力减退、眩晕，甚至昏迷，全聋，面瘫，耳窍内流血、流液等症状。
（3）检查：耳郭可见青紫肿胀，皮肤裂伤出血，软骨暴露或缺损，甚或耳郭撕脱、离断；鼓膜破裂，鼓膜表面见血迹或出血，听力检查呈传导性聋；耳窍深部损伤可见耳内流血、流液，鼓膜呈暗蓝色等表现；X 线或 CT 显示有颞骨骨折。

（四）治疗

1. 辨证论治

瘀血滞耳

证候：耳损伤，耳郭瘀肿或裂伤疼痛，或鼓膜损伤，伴有眩晕、耳鸣、耳聋。舌质暗红，脉弦紧或涩。

治法：行气活血，散瘀止痛。

方药：复元活血汤加减。

2. 外治法

（1）耳郭挫伤：耳郭血肿小者，可在严格消毒下，用粗针头抽出积血，加压包扎 48 小时，必要时可重复抽吸。积血多者，应行手术切开，清除血块，缝合切口，加压包扎。瘀血斑块者可外敷七厘散。

（2）耳郭撕裂伤：应尽快清创缝合。

（3）鼓膜损伤：消毒外耳道，如鼓膜上有血块则不予取出，以利于鼓膜裂口愈合，禁外耳道冲洗及使用滴耳剂。

（4）耳窍深部损伤：清除耳道积血及污物，严格消毒外耳道，注意观察和维持生命体征的稳定，预防颅脑及耳部感染。保守治疗 1 周后，如脑脊液漏未止，则需手术修补。

咽喉损伤

咽喉损伤是指因暴力、意外事故等对咽喉造成的机械性或腐蚀性损伤。前者以喉的损伤多见，后者常造成咽喉腔、食管灼伤。明代王肯堂《证治准绳》中已有对咽喉割伤用手术缝合的记载，其后医家如陈实功等，对咽喉刺伤、烫伤等进行论述，补充了多种内外治法。

（一）病因病机

咽喉外伤，局部肿胀，脉络不通，气道受阻，脉络受损，血溢脉外而出血或皮下瘀血，瘀阻咽喉，可致声音嘶哑、咽喉疼痛、咳血、吞咽疼痛，严重者可致呼吸困难。

（二）诊断及鉴别

1. 诊断要点

（1）闭合伤：咽喉疼痛、声音嘶哑，严重者伴呼吸困难或有咯血。检查可见颈部皮下瘀血、触痛，或有喉部畸形，颈前皮下或有气肿。喉镜下多见咽或喉黏膜血肿、破损、出血，若环杓关节脱位，则一侧声带运动受限。

（2）开放伤：伤口出血，声嘶或失音，呼吸急促，面色苍白，烦躁不安，甚至休克。检查可见颈部创口出血，或伤口与气道相通，可有呛咳咯血。

（3）咽喉灼伤：口腔、咽喉疼痛或剧痛，吞咽困难，流涎，声嘶，刺激性咳嗽，甚则呼吸困难。病情严重者，可在灼伤后 2~3 天内出现全身中毒症状，如高热、昏睡、休克、少尿、无尿。检查见口腔、咽喉黏膜损害，有水疱、糜烂、假膜、充血、水肿等改变或伴有头部灼伤体征。

2. 鉴别诊断 主要在于鉴别是否同时存在邻近部位如食管、颈椎的损伤，还要精细区分喉软组织挫伤、软骨损伤、喉返神经及大血管的各种损伤等。

（三）治疗

1. 辨证论治

（1）血瘀喉窍

主证：咽喉疼痛，局部皮下瘀肿疼痛，或出血、声嘶、呼吸困难。舌暗红少苔，脉弦涩。

治法：行气活血，化瘀止痛。

方药：桃红四物汤加减。

（2）热毒伤咽

证候：咽干咽痛，吞咽困难。或有身热。舌红苔干，脉细数。

治法：清热利咽，养阴生津。

方药：养阴清肺汤加减。

2. 外治法　处理时首先应注意保持呼吸道通畅，如为开放性损伤，在全身情况稳定的情况下，应及时行清创手术，止血，同时用抗生素预防感染。对吸入性灼伤者应密切观察呼吸情况，对伴喉水肿及呼吸困难明显者，应立即行气管切开术，以保持呼吸道通畅。轻度灼伤可对症治疗，用 1% 过氧化氢溶液漱口，创面可涂甲紫或喷布碱式碳酸铋粉末，保护创面。为了预防日后形成咽部狭窄，必要时应早期插鼻饲管。咽部灼伤后造成的严重咽喉狭窄或闭锁，须待病情稳定后施行整复手术。

颌 面 损 伤

颌面位居头部，易受损伤，且可影响颌面外观及发音、语言、进食、咀嚼、吞咽及表情等功能，严重者可引起呼吸困难，甚至出现窒息或大量失血而危及生命。同时，较重的颌面损伤常合并颅脑损伤。

（一）病因病机

外力轻者损伤皮肉，耗伤气血，气滞血瘀，颌面肿痛；重者折骨伤脑，瘀阻清窍，致颌面骨折、鼻窍衄血，甚至窍闭神昏。损伤后期，气血损耗，致气血亏虚，颌面失养，功能受限。

（二）临床表现

（1）颌面部血管丰富，故受伤后常以局部出血为主要症状。

（2）外伤后组织水肿、血肿、组织移位、舌后坠、分泌物的堵塞可致呼吸道不畅，甚至引起窒息。

（3）颌面部腔、窦多，可造成口腔、鼻腔、鼻窦的贯通，引起感染。表现为鼻塞、嗅觉丧失、进食困难、语言不清等。

（4）如腮腺受伤，可并发涎瘘。

（5）如损伤面神经，可出现患侧鼻唇沟变浅，闭眼不能、口角㖞斜等。

（6）出血过多或同时有颅底损伤者，可出现昏迷、血压下降、瞳孔散大、恶心、呕吐、休克等。

（三）诊断及鉴别

1. 诊断要点　迅速、准确地判断伤情，是颌面损伤早期诊断和救治的首要步骤。对伤情的判断，应分两步进行。第一步是确定有无危及生命的体征和必须紧急抢救的征象，包括意识是否清醒、瞳孔大小和对光反射是否正常、呼吸道是否通畅、血压和心脏情况是否正常、是否需要输血等，以利于急救处理；第二步是在紧急处置后，通过系统的病史采集和全身检查，包括 X 线检查、头颅 CT、胸腹部 B 超等，以全面认识伤情及全身情况，做出进一步诊断，指导全面治疗。

2. 鉴别诊断　主要是鉴别单纯性颌面损伤与复合性颌面损伤，判断有无颌面部骨折、颅底骨折、有无颅脑、眼眶及颈椎损伤等。

（四）治疗

及时做出伤因、伤位、伤情诊断后尽快确定治疗方案。治疗分为早期治疗和后期治疗。早期治疗以急救和闭合伤口为主，若伤情允许，亦可同步行骨折复位和固定手术；后期治疗主要是改善面部畸形和恢复功能障碍等。中医药辨证论治在改善患者伤痛、麻木等症状，以及促进伤情康复中可发挥重要作用；中医正骨手法简便实用，亦可用于复位颧骨骨折、上颌骨骨折、鼻骨骨折等。

（1）气血瘀鼻

证候：鼻损伤早期鼻痛，鼻塞、皮色青紫、鼻腔衄血。舌红，脉紧或弦。

治法：行气活血，消肿止痛。

方药：活血止痛汤加减。

（2）瘀血阻鼻

证候：鼻损伤中期鼻痛、鼻塞，鼻梁瘀肿。舌暗红，脉弦紧或涩。

治法：活血祛瘀，和营生新。

方药：正骨紫金丹加减。

（3）气血亏虚，鼻窍失养

证候：鼻损伤后期，神疲乏力、头晕。舌淡红，脉细。

治法：补益气血，坚骨养筋。

方药：人参紫金丹加减。

在抢救过程中，可施以针灸治疗，可刺中冲、合谷、水沟、足三里等穴，以达调整阴阳、开窍醒神的目的。若为虚证，配气海、关元、百会等穴；若是实证，配太冲等穴；若出现虚脱，刺内关、素髎等穴。

颈部损伤

凡暴力作用于颈部致颈部损伤者，称为颈部损伤。颈部损伤通常分为闭合性损伤与开放性损伤。颈部位于头面部与胸部之间，分布有诸多的重要解剖学结构，有重要的大血管及神经，毗邻关系复杂，任何一部位的损伤都会导致严重的后果，甚至危及生命。

（一）病因病机

1. 颈部闭合性损伤　多由钝力所引起，如拳击、车祸等。另外，气管插管麻醉时，如气囊压力过高或高压输氧，亦可引起气管损伤。

2. 颈部开放性损伤　多见于战时火器伤，如弹伤及弹片伤，平时则多为切伤、刺割伤。火器伤者，伤口呈广泛性多处点状伤，伤道深浅不一，创面污染严重，伤道内异物甚多；切割伤或刺伤者，往往伤口边缘整齐，坏死组织少，但伤口常常较深，可以伤及血管神经等。暴力致颈肌肤受损血脉瘀阻。早期可兼气滞，后期可兼气血亏虚。若气血瘀滞日久，郁久化热，再感受毒邪化火酿脓，则发生痈肿。

（二）临床表现

1. 颈部闭合性损伤

（1）气管闭合性损伤：黏膜或软骨环撕裂，血液流入气管，引起刺激性咳嗽，阵发性咳出带泡沫血痰。体征有皮下气肿，气肿呈局限和非进行性，或经数小时后发展迅速，严重者波及全身。尚可伴有纵隔气肿、张力性气胸，而出现呼吸困难、缺氧、发绀。气管损伤处有疼痛与压痛，合并食管损伤，患者觉吞咽疼痛。已穿破食管，可并发气管食管瘘，重者可引起纵隔炎。

（2）咽及食管闭合性损伤：局部疼痛明显，吞咽时加重，拒绝进食，甚至连唾液也不能咽下。呕吐物为带血唾液或血液。皮下气肿与纵隔气肿是食管破裂重要体征。呼吸困难和发绀是并发纵隔气肿、气胸和纵隔感染所致。下咽部或食管挫伤穿孔，唾液与食物进入颈深筋膜间隙，若不及时处理，将发生颈深部感染和纵隔炎。

（3）颈动脉损伤性栓塞和颈部血肿

1）颈部血肿：颈动脉受挫伤后，颈前三角区可有血肿形成。

2）霍纳（Horner）综合征：系伤及颈内动脉邻近的上颈交感链和第1颈神经节所致。

3）短暂性大脑缺血性发作：与颈动脉粥样硬化狭窄及血栓形成所发生大脑缺血性发作的机制相同。

4）存在中间清醒期：自受伤到出现严重神经系统病症之间有一个清醒的间隔期，为颈动脉挫伤的一个显著特征。

5）神志清醒患者出现单瘫或偏瘫：因血管痉挛或血栓形成使大脑缺血软化，出现单瘫或偏瘫。

2. 颈部开放性损伤

（1）喉气管的损伤：随呼吸伤口处有气泡溢出，伴有声嘶或失声，可有不同程度的呼吸困难，可出现皮下气肿与纵隔气肿等。

（2）咽、食管的损伤：经伤口处可见有咽腔分泌物溢出，也可有皮下气肿、纵隔气肿形成等。

（3）血管与神经的损伤：动脉多见于颈外动脉及分支的出血，颈总动脉及颈内动脉损伤患者常无抢救时机。颈内静脉也常有损伤，可导致出血及空气栓塞的发生。急救第一现场局部正确有效的压迫可控制出血，为抢救创造时机。神经的损伤常见于喉上神经、喉返神经、迷走神经、膈神经、臂丛神经。

（4）左颈根部的损伤可损伤胸导管而形成乳糜漏。

（5）甲状腺的损伤可导致大量的出血，严重时可影响呼吸。

（6）胸膜顶的损伤可形成张力性气胸，患者无呼吸道的阻塞，但有呼吸困难存在。一侧呼吸音减弱或消失，需排除气胸存在的可能。

（7）对于头颈部活动受限，颈椎受压、畸形，严重时截瘫，相应部位感觉异常等情况应考虑颈部损伤，在救治中要注意颈椎的保护，以免导致高位截瘫或死亡。

（三）诊断与鉴别

1. 诊断要点

（1）颈部含有较多重要神经、血管、咽、食管之颈段、喉、颈段气管等结构。颈部损伤的诊断，宜包括对上述组织器官伤情的判断。

(2)颈部挫伤后，可出现霍纳综合征、单瘫或偏瘫，但患者意识清醒。

(3)颈动脉三角或颈前三角有血肿形成时，应警惕颈动脉损伤性（闭合伤）栓塞的形成。

(4)咳嗽时尖锐刺痛，可能是喉软骨骨折的突出症状。

(5)伸舌时喉痛和明显的吞咽疼痛，常常是合并舌骨骨折的特征。

2. 鉴别诊断　主要应与脑损伤后颅内血肿相鉴别。两者均有损伤史及损伤后出现瘫痪之表现。但颈动脉损伤性栓塞者发生过程需时较长，从颈动脉受挫伤到血栓形成，直至动脉完全阻塞而出现神经系统症状（瘫痪），需要一个过程，由数小时至两周时间不等，平均为24小时，即临床上所谓从受伤到出现严重神经症状之间有一个清醒期。损伤后颅内血肿者，发生神经系统症状较急。颅脑及颈部CT检查结果有助于两者的鉴别。

（四）治疗

1. 颈部闭合性损伤的处理

(1)对于血管有血栓形成的患者，需到血管外科进行治疗。

(2)对于颈段气管的损伤，小的破损患者仅存在少量的皮下气肿，无明显进展，无呼吸困难者可在严密观察呼吸及全身状况的前提下予以保守治疗。如考虑有明显损伤甚至完全断裂，需紧急建立人工气道、缓解呼吸困难，并行气管探查。

(3)胸部气管的损伤、撕裂往往合并有胸部其他脏器的损伤，需与胸外科医师共同救治，建立有效的人工气道。

(4)咽及颈段食管损伤的治疗原则为早期积极预防感染。

(5)颈深部多间隙感染，需行彻底引流，纵隔感染严重者需与胸外科医师共同诊治。

(6)咽部损伤患者可经鼻饲管给予肠内营养，食管（颈段食管）损伤者建议经空肠管给予肠内高营养。

2. 颈部开放性损伤的处理

(1)颈部血管损伤：对于较小的知名动脉可予以结扎，颈外动脉无法保留也可结扎，颈内动脉及颈总动脉尽量予以保留，破损处应用5-0普理灵不可吸收缝线予以缝合，或植入人工血管。部分病例可采用介入治疗的方法，尽可能避免因颈总动脉、颈内动脉血供受阻导致颅内缺血的发生。椎动脉的损伤可请骨科医师共同处理。颈内静脉的损伤需注意预防空气栓塞的发生，对于一侧严重损伤无法缝合的颈内静脉，应在探明对侧颈内静脉可保留的情况下予以结扎。

(2)喉、气管损伤：气管损伤的处理应尽可能预防远期气管狭窄的发生。

(3)颈椎损伤：对于怀疑存在颈椎损伤的情况，在整个抢救过程都需注意保护颈椎，避免截瘫等严重后果的发生，并请骨科采取相应的抢救措施。

(4)神经的损伤：颈部分布有多组脑神经、臂丛等，术中应明确神经损伤的情况，尽可能地保留神经功能，如可行神经吻合、神经松解术等。双侧喉返神经的损伤，则需行气管切开术，防止喉梗阻的发生。

(5)咽、食管损伤：术中修复损伤处黏膜，并留置胃管或空肠管，术后根据伤口愈合情况，决定肠内营养的时间，同时注意颈部及纵隔有无继发感染的发生。

(6)胸导管损伤：左颈根部受损，经左侧颈根部有乳糜样物溢出，考虑有胸导管损伤存在。术中尽可能结扎胸导管破损处，如不能确定结扎效果，可取颈部游离肌肉块约2cm×3cm大小填塞于局部，生物胶黏附即可。术后注意清淡饮食，减少乳糜液的形成，并观察颈部的引流情况，确定有无乳糜漏形成。

（7）甲状腺损伤：甲状腺的损伤常导致出血，甲状腺上动脉出血，出血量大，而单纯腺体的出血，则量较少，明确出血部位止血，同时缝合受损腺体，注意勿伤及喉上神经及喉返神经。

3. 辨证治疗

瘀阻颈络

证候：颈损伤后，颈部肿胀、青紫、疼痛或出血，伴声嘶、吞咽及呼吸困难。舌暗红，脉涩或弦紧。

治法：活血祛瘀通络。

方药：桃红四物汤加减。

第三节 呼 吸 困 难

呼吸困难（dyspnea）是指患者自觉呼吸费力，甚至伴有张口抬肩、鼻翼扇动、不能平卧、面青唇紫等特征，严重者呼吸停止，危及生命，可见于多种急、慢性疾病的过程中。这类患者病情紧急，常需立即抢救处理。因此，在耳鼻咽喉科的临床实践中，认识呼吸困难的各种病因，鉴别呼吸困难的不同性质和特点，对于及时申请会诊、转诊及正确处理因上呼吸道阻塞所致的吸气性呼吸困难患者有着重要的意义。

（一）病因病机

本病成因虽多，不外乎外感与内伤两端。外感多由风热、风痰或痰热壅结，阻塞气道而成。内伤多责于肺、肝、肾三脏。病理性质有虚实两个方面，有邪者为实，因邪壅于咽喉（肺系），宣降失司；无邪实者属虚，因肺不主气，肾失摄纳所致。

1. 病因 呼吸困难的致病原因主要有风痰热壅结、七情内伤郁结、饮食不节、年老体弱、异物梗阻、肿瘤等，可多个因素相互影响，互为因果，但均可导致呼吸困难，窄隘不通而发病。

2. 病机 外感风热、风痰或痰热壅结，情志失调、脏腑虚损等，阻滞气机，壅塞呼吸要道，发为呼吸困难。

（二）临床表现

1. 发病特点及主要症状 呼吸困难是以呼吸费力，甚至张口抬肩，鼻翼扇动，不能平卧为特征，严重者导致喘脱的一种症状群。诊断主要是明确呼吸困难的类型、程度和病变性质，其中以吸气性呼吸困难与耳鼻咽喉科的关系最为密切，根据病史、症状和检查所见，一般多可查明其病因，做出诊断。故呼吸困难的诊断需围绕其病因、病程、病情严重程度，结合其他伴随症状来分析（表9-1）。

本节所述呼吸困难以吸气性呼吸困难为主，可伴有咽喉肿痛、吞咽不利、情绪激动、全身虚损等症状，轻症仅有吸气不顺畅，全身症状不明显，工作起居影响不大。重症表现为吸气时可有喘鸣及三（或四）凹征（胸骨上窝、锁骨上窝、肋间隙或剑突下窝呈现凹陷），呼吸费力、急促，汗出肢冷，面青唇紫。

表 9-1 三型呼吸困难的鉴别

	吸气性呼吸困难	呼气性呼吸困难	混合性呼吸困难
病因	多见于气管上段及咽喉部阻塞性病变	多见于小支气管阻塞性疾病	气管中、下段或上、下呼吸道同时患阻塞性疾病
呼吸深度与频率	吸气期延长,吸气运动增强,呼吸频率基本不变或减慢	呼气期延长,呼气运动增强,吸气运动略增强	吸气与呼气均增强
四凹征	吸气时明显	无	不明显,若以吸气性呼吸困难为主则有
呼气时伴发声音	吸气期喉喘鸣	呼气期肺部哮鸣音	一般不明显

2. 专科检查及主要体征 检查吸气性呼吸困难,按呼吸困难轻重程度分为 4 度。

3. 特殊检查和（或）实验室检查 喉镜检查可见咽喉红肿或有异物阻塞气道；或会厌、声门开合无力；或咽喉无异常发现。

（三）诊断与鉴别

1. 诊断要点 依据病史和临床表现，结合咽喉内镜、肺部 CT、咽喉部 MR 及 CT 等明确诊断，中医辨证应四诊合参，依据全身及局部证候，结合舌象与脉象以辨证候。涉及脏腑主要为肺、肝、肾。

2. 鉴别诊断 本病应与哮证、喘证相鉴别：三者均有呼吸困难的症状，临床常常把哮证列入喘证范围，它的成因无外乎：有邪者，因邪壅于肺，宣降失司；无邪者，因肺不主气，肾失摄纳。主要症状是呼吸困难，吸多呼少，呼气期延长且伴有哮鸣音。

（四）辨证分析

以开通气道、缓解呼吸困难为总的治疗原则。急则治其标，缓则治其本。临证根据病因和呼吸困难的程度，采用适当的急救方法，实证应尽快开通气道，虚证应补益肺肾强根固本。

1. 祛风清热解毒开窍 该病主要病理因素为风、热、痰，三者交结于咽喉致通降失和。临床多见呼吸困难，甚至汗出肢冷，面青唇紫，故治当祛风清热，解毒开窍。初期以标实证为主者，理当重用此法治标，然即使后期由实转虚。

2. 补益肺肾纳气平喘 该病之虚，主要责于肺肾。故后期治本，重在滋补肺肾，肺之气阴亏耗，不能下荫于肾，肾之真元伤损，根本不固，则气失摄纳，上出于肺，出多入少，逆气上奔而为呼吸困难。

（五）治疗

1. 治疗原则 宜采取综合治疗，局部外治与内治相结合，以达到改善症状，恢复呼吸功能的目标。

2. 一般治疗 主要可分为对症治疗和对因治疗，前者为当务之急要解决的气道问题，然后积极抓紧对因治疗。根据病因和症状程度的不同及时间的久暂，一般采用以下治疗措施。

（1）有喘脱证者应积极开通气道，如气管切开。

（2）针对相关病因积极治疗，如咽部急性感染性炎症，应给予抗生素治疗，必要时经静脉输液补充营养；咽喉异物者，快速去除异物；呼吸道肿瘤者，宜尽早采用手术切除，再加放疗或化学治疗；情志异常患者，应加强疏导；全身虚损患者，应在开通气道基础上，辅助呼吸，积极扶正祛邪。

3. 辨证论治

（1）风热袭喉

主证：吸气性呼吸困难，咽喉疼痛肿胀，吞咽痛甚，语言含糊；咽喉黏膜鲜红或紫红，声门区或会厌，杓状软骨区红肿显著。全身可见恶寒、发热、头痛等表热证；舌质红，苔黄，脉浮数。

证候分析：外感风热之邪，或风寒之邪郁而化热，熏蒸清道，故见咽喉肿胀，气道狭窄，吸气困难；邪客于咽喉，故吞咽痛或语言含糊；风热犯表，热郁肌腠，卫表失和，故见恶寒、发热、头痛等表热证。舌质红，苔黄，脉浮数，为风热侵入肺卫之征。

治法：疏风泻热，解毒消肿。

方药：可选用清咽利膈汤等加减。

方中以金银花、连翘、栀子、黄芩清热解毒，消除病因，解除郁热；荆芥、防风、薄荷疏表散邪，透热于外；大黄、玄明粉泻下通腑；辅佐牛蒡子泄肺利咽；玄参凉血滋阴，补其已亏阴液，组合成方，能疏风泻热，解毒消肿。

中成药：可选用清开灵口服液、鲜竹沥口服液、珍黄丸等。

（2）痰热壅喉

主证：咽喉疼痛，吞咽不利，喉部有紧缩感，出现吸气性呼吸困难，喉鸣；咳时可闻及哮鸣音；声音嘶哑或语言难出，痰涎壅盛，声如拽锯，甚至水浆难下；咽喉红肿，肿物或异物阻塞。憎寒壮热，或高热神烦，汗出如雨，口干欲饮，大便秘结，小便短赤，舌红或绛，舌苔黄或腻，脉数。

证候分析：风热邪毒上犯，肺胃积热凝结成痰，痰涎阻塞气道，故见吸气困难；咽喉肿胀，气道狭窄，故见喉鸣或哮鸣声；邪客于喉，故声音嘶哑或语言难出；痰涎壅盛，阻于气道，故似拽锯，甚至水浆难下；痰热壅盛，故憎寒壮热，或高热神烦，汗出如油，口干欲饮，大便秘结，小便短赤，舌红或绛、舌苔黄或腻，脉数。

治法：泄热解毒，祛痰开窍。

方药：清瘟败毒散加减。

方中以犀角（现用水牛角代）为主药，结合玄参、生地黄、赤芍、牡丹皮以泄热凉血解毒，祛血分之热，以黄连、黄芩、栀子、石膏、知母、连翘清热泻火解毒，祛气分之热，桔梗、甘草宣通肺气而利咽喉。痰涎壅盛者，选加天竺黄、浙贝母、瓜蒌、葶苈等。大便秘结者，可加大黄、芒硝等。可合用六神丸、雄黄解毒丸、紫雪丹、至宝丹等。

（3）风痰壅喉

主证：猝然呼吸困难，痰涎壅盛，喉鸣如锯，声音不扬，吞咽不利；咽喉或会厌肿胀，声门狭窄，开合不利；可有发热恶寒、头痛等，舌淡红苔白，脉浮紧。

证候分析：风寒袭肺，肺气不宣，痰浊凝聚于喉，声门狭窄，开合不利，故猝然呼吸困难，声音不扬，咽喉或会厌肿胀；痰涎增多，则喉鸣如锯；风寒侵袭故发热恶寒、头痛等，舌淡红苔白，脉浮紧。

治法：祛风散寒，化痰消肿。

方药：六味汤加减。

方中薄荷、僵蚕宣畅气机，祛风化痰散结，为治喉痹之要药。桔梗配甘草，宣肺利咽，解毒止痛，又引药力达于病所；甘草兼能调和诸药，上药皆为佐使之用。六药相合，散风寒，利咽喉。可加半夏、天南星、麻黄、桂枝等。若为寒水上泛所致，宜温阳利水，方用真武汤加减。

（4）肝郁气逆

主证：每遇情志刺激而诱发，发作时突然呼吸困难，但喉中痰声不著，气憋，胸闷胸痛，咽中如窒，或失眠，心悸，舌淡红苔薄，脉弦。

证候分析：郁怒伤肝，肝气冲逆犯肺，肝气不降，则喘促气憋，咽中如窒。肝肺络气不和而胸闷胸痛。心肝气郁则失眠，心悸，脉弦。

治法：开郁降气平喘。

方药：五磨饮子加减。本方用沉香、木香、槟榔、乌药、枳壳、白酒等开郁降气，伴有心悸、失眠者加百合、合欢花、酸枣仁、远志等宁心安神，并宜劝慰患者心情开朗，配合治疗。

（5）肺气亏虚

症状：呼吸急促，短气，气怯声低，喉有鼾声，咳声低弱，痰吐稀薄，自汗畏风，或咳呛痰少质黏，烦热口干，咽喉不利，面潮红，舌质淡红或舌红苔剥，脉软弱或细数。

证候分析：肺虚气失所主，故呼吸急促短气，气怯声低，喉有鼾声。肺气不足致咳声低弱。气不化津，故痰略稀白。肺气卫外不固则自汗、畏风。舌质淡红，脉软弱为肺气虚弱之象。若肺阴不足，虚火上炎则见呛咳痰少质黏，烦热，咽喉不利，面潮红。舌红苔剥，脉细数为阴虚火旺之征。

治法：补肺益气养阴。

方药：生脉散合补肺汤加减。方中人参、黄芪补肺益气；麦冬、熟地黄补阴；五味子收敛肺气；紫菀、桑白皮化痰清利肺气。若寒痰内盛，可加钟乳石、苏子、款冬花温肺化痰定喘，若肺阴虚甚，可加北沙参、玉竹、百合等。肺虚作喘，病情严重时常与肾虚并见，可配合补肾纳气之紫石英、胡桃肉等。因中气虚弱，脾肺同病，食少便溏、腹中气坠者，又当补脾养肺、益气升陷，用补中益气汤加减。

（6）肾阳亏虚

症状：呼吸困难日久，动则甚，呼多吸少，气不得续，形瘦神惫，跗肿，汗出肢冷，面青唇紫，舌苔淡白或黑润，脉微细或沉弱。或喘咳，面红烦躁，口咽干燥，足冷，汗出如油，舌红少津，脉细数。

证候分析：久病肺虚及肾，气失摄纳，故见呼多吸少，气不得续，动则甚；肾虚精气耗损，则见形瘦神惫；肾阳既衰，卫外之阳不固，故汗出；阳气不能温养于外，则肢冷、面青；阳虚气不化水而见跗肿。舌苔淡白、黑润，脉微细、沉弱均为肾阳衰弱之征。若真阴衰竭，阴不敛阳，孤阳上越，气失摄纳，则见呼吸困难，气急面红，咽干，烦躁，足冷，汗出如油，舌红少津，脉细数等戴阳之征。

治法：补肾纳气。

方药：金匮肾气丸、参蛤散加减。前方温补肾阳，后方纳气归肾。若冲气上逆，脐下筑动，气从少腹上奔者加紫石英、磁石、沉香等镇纳之。肾阴虚可用七味都气丸合生脉散以滋阴纳气。如兼戴阳证加龙骨、牡蛎以潜阳。

4. 外治法 本病的外治法包括通关法、探吐法、擎拿运气法、雾化吸入或蒸气吸入法、吹药法等，临床上应根据病情酌情选用。

（1）通关法：采用具有辛散挥发、祛痰开窍的药物灌服或吹药。

（2）探吐法：采用祛痰逐水之猛药，用翎毛蘸之向喉中搅动以催吐痰涎。

（3）擎拿运气法：是擎举、拿穴、运气三者合一的总称，目的是宽喉顺气。首先通过按摩，使经络气血调和，再经过擎举、左右拉开及后攀，使喉部狭窄者可以宽松。

（4）雾化吸入或蒸气吸入法：雾化或蒸汽吸入法适用于不同程度的呼吸困难，可选用祛风散寒、化痰消肿、清热解毒药物或抗生素、激素吸入。

（5）吹药法：用清热解毒、利咽消肿的中药粉剂吹入患处，以消肿止痛。

5. 针灸等中医特色疗法

（1）体针：选用少商、尺泽、合谷、商阳、少泽、曲池、天鼎、丰隆、扶突等穴，每次 2～3

穴，用泻法以疏散邪热。

(2) 三棱针刺血：用三棱针在穴位处刺入放出少量血液，促使热毒随血外泄，取穴少商、商阳、十宣等穴。重者每 3～4 小时可重复刺血。也可在咽部患处红肿高突处放血，用三棱针点刺患处，直接宣泄患处壅滞的邪毒，排脓消肿。

(3) 穴位注射：天突穴刺入 4～5 分深，注入 0.1～0.3ml 肾上腺素，一般 5～15 分钟后可缓解呼吸困难。

(4) 耳针：取咽喉、神门、平喘等穴，留针 15～30 分钟，每日 1～2 次。

6. 气管切开法 密切注意呼吸困难情况，针对病因，解除呼吸困难症状。一般来说，Ⅰ～Ⅱ度呼吸困难以病因治疗为主，做好气管切开准备；Ⅲ度呼吸困难，应在严密观察下使用药物治疗，随时做好气管插管和气管切开准备；若药物未见效或全身情况变差，或估计短时间内难以消除病因者，则应及时进行气管切开；Ⅳ度呼吸困难宜立即行气管插管或气管切开，若情况允许，尽量争取做常规气管切开，但若时间急迫，可根据当时条件做气管插管、环甲膜穿刺或切开术。患者床头应备好吸痰器，随时吸除痰涎，保持呼吸通畅。

第四节 吞咽困难

吞咽困难 (dysphagia) 是以吞咽食物哽噎不顺，甚则饮食难下或食入即吐为主要表现的病症，类似于古代文献中的"噎膈"。噎即噎塞，指吞咽食物之时噎塞不顺；膈为格拒，是指因食管狭窄阻塞，使食物不能下咽入胃，食入即吐。噎属噎膈之轻证，可单独为病，亦可为膈的前驱表现，故临床统称为噎膈。但不仅限于与食管相关的问题，咽部脓肿、肿瘤、情志郁结、异物阻塞、中风等亦可出现此症。

(一) 病因病机

1. 病因 吞咽困难的致病原因主要有邪毒侵袭、饮食不节、七情内伤郁结、经络痹阻、肌肉弛缓、咽喉肿痛、异物梗阻、肿瘤等，可多个因素相互影响，互为因果，但均可导致进食困难，窄隘不通而发病。

2. 病机 咽为进食之要道，以通为利，但内伤饮食、情志失调、咽喉肿痛、异物阻塞、脏腑虚损等，阻滞气机，壅塞进食要道，故发为吞咽困难，此病成因较多，虚实夹杂明确，需仔细鉴别诊断发病原因，从而进一步诊治。

(二) 临床表现

1. 发病特点及主要症状 吞咽困难是难以或不能吞咽饮食的一种症状，从患者的主诉中便可明确其存在。诊断主要是弄清吞咽障碍的程度和性质，确定引起器质性吞咽障碍的有关疾病。根据病史、症状和检查所见，一般多可查明病因，做出诊断。故吞咽困难需围绕其病因、病程、病情严重程度，结合其他伴随症状来分析。

主要症状为吞咽困难，可分为轻症及重症，轻症仅有吞咽之时哽噎不顺，全身症状不明显，工作起居影响不大。重症表现为吞咽梗阻，呈进行性加重，开始水饮可进，固体食物虽勉入咽，亦必阻塞难下。继则流质饮食亦难咽下，甚则滴水难入，或食入即吐，形体消瘦，二便均少，严重者不仅不能进食，且不时吐出痰涎或吐出物如赤豆汁，或食入呛咳，痰涌气逆。

咽喉部的炎症、肿瘤、异物等均可因阻塞性原因或咽痛原因而引起吞咽困难，且病变侵犯的部位越低，受累的咽壁组织越深，越易导致吞咽困难。上述原因所致的吞咽困难多表现为初起时固体食物不易咽下，而液体饮食无阻碍。

2. 专科检查及主要体征　集中在咽部的相关原因，可见咽喉局部红肿疼痛，隆起成脓，或见明确异物，或明确肿瘤类新生物等，如与食管相关，在咽喉可能无明显症状，有时可见咽喉杓区水肿，声带后联合增生等。

3. 特殊检查和（或）实验室检查　一般病程短，因进食过硬或过烫食物及刺激性食物而发生进食受阻而疼痛者，咽喉炎可能性较大；如进食梗阻，时作时止，则食管及胃部炎症的可能性较大；若中年以上，出现吞咽梗阻不适，饮食难下，应疑有肿瘤的可能。为尽早明确诊断，对吞咽困难程度重者，均应做咽喉、食管、胃的内镜检查。若上述症状持续或进行性加重者，或沿胸骨后疼痛不适，食欲减退者，肿瘤的可能性极大，须进一步做内镜、组织病理学、CT、MRI 等检查。

（三）诊断与鉴别

1. 诊断要点　依据病史和临床表现，结合内镜、消化道造影、咽喉部 MRI 及 CT 等明确诊断，中医辨证应四诊合参，依据全身及局部证候，结合舌象与脉象以辨证候。涉及脏腑主要为肺肾、肝胆、脾胃。

2. 鉴别诊断　本病应与反胃相鉴别，两者均有食入复出的症状，主要为胃之下口障碍，幽门不放，食停胃中，多系阳虚有寒，症状特点是饮食能顺利下咽入胃，食停胃中，经久复出，朝食暮吐，暮食朝吐，宿谷不化，食后或吐前胃脘胀满，吐后转舒，吐出物量较多，常伴胃脘疼痛；而吞咽困难主要入纳欠畅，症状特点是仅觉饮食咽下过程中哽噎不顺，并无呕吐；病至后期，食物不纳故出现呕吐，系饮食不下或食入即吐，呕吐与进食时间关系密切，食物未入胃，吐出量较小，多伴胸膈疼痛。

（四）辨证分析

以理气开郁、化痰消瘀、滋阴养血润燥、清热解毒为吞咽困难总的治疗原则。初期重在治标，宜理气、消瘀、化痰、清热、降火为主；后期重在治本，宜滋阴润燥或补气温阳为法。

1. 开郁降火，和胃降逆　该病主要病理因素为痰、气、瘀，三者交结于咽喉致通降失和。临床多见吞咽梗塞，甚至汤食难下、呕吐等症，故治当开郁降火，和胃降逆。初期以标实证为主者，理当重用此法治标。

2. 生津润燥补益脾肾　该病之虚，主要责之于脾肾。故后期治本，重在滋阴生津润燥；阴损及阳，脾肾阳虚者，又当以补气温阳为法。即使病处初期，阴津未必不损，故治疗亦当固护津液，辛散香燥之药不可多用。后期津液枯槁，阴血亏损，法当滋阴补血，但滋腻之品亦不可过用，当时时顾护胃气，因滋腻太过有碍于脾胃，胃气一绝，则诸药罔投。

（五）治疗

1. 治疗原则　宜采取综合治疗，局部外治与内治相结合，以达到改善症状，恢复吞咽功能的目的。

2. 一般治疗　主要分为对症治疗和去因治疗，前者为当务之急要解决的营养供给问题，然后积极抓紧病因治疗。根据病因和症状程度的不同及时间的久暂，一般采用以下治疗措施。

（1）有吞咽障碍者进食时应细嚼慢咽，避免进食呛咳。

（2）进食的饮食应较软烂，必要时可给半流质或烂糊状食物，菜肴中不宜含有坚硬骨、刺、枣核之类，以利于咀嚼和吞咽。牙疾患者应及时治疗，以增强咀嚼功能，易于咽下。

(3) 针对相关病因积极治疗,如咽部急性感染性炎症,应给予抗生素治疗,必要时经静脉输液补充营养。咽结核者需行抗结核治疗。如头颈癌肿或食管癌等有手术适应证者,宜尽早采用手术切除。神经系统疾病须与神经科共同商讨治疗方案等。

(4) 对于某些引起吞咽困难的疾病确系难以治疗者,可用鼻饲饮食或经胃造瘘维持营养。

3. 辨证论治

(1) 痰气交阻

主证:吞咽困难,甚则疼痛,可随情志变化,情志舒畅可稍减轻,精神抑郁则加重,嗳气呃逆,呕吐痰涎,口干咽燥,大便艰涩,舌质偏红,苔薄腻,脉弦滑。

证候分析:肝郁脾虚,脾失健运,痰气汇聚于咽喉而致吞咽困难,肝脾不和,胃气上逆,则嗳气呃逆。津液内耗,故口干咽燥,大便艰涩,舌质红,苔薄腻,脉弦滑。

治法:开郁化痰,降气散结。

方药:半夏厚朴汤加减。

方中半夏、生姜辛以散结,苦以降逆;厚朴行气导滞;茯苓佐半夏以利饮祛痰;紫苏芳香疏通郁气;若气郁化火,心烦口苦者,加栀子、黄连、山豆根以清热;若津伤便秘者,可加增液汤以助生津润燥之力;若胃失和降,泛吐痰涎者加旋覆花以和胃降逆。

(2) 肺胃蕴热

主证:咽痛剧烈,痛引耳窍;吞咽困难,口涎外溢,言语不清,如口中含物;或咽喉阻塞,汤水难下;患处红肿隆起,颌下臖核明显;可伴头痛,口臭口干,便结尿黄;舌红、苔黄厚,脉洪数有力。

证候分析:外邪入里,引动肺胃积热,火热邪毒搏结,气血壅盛,患处热盛肉腐化脓,故红肿疼痛剧烈;红肿突起,喉关阻塞,故吞咽困难而口涎外溢、言语不清,汤水难下;胃腑热盛,故便结尿黄,舌红、苔黄厚,脉洪数有力。

治法:清热解毒,活血利咽。

方药:仙方活命饮加减。

可加黄芩、蒲公英、败酱草等。若痰鸣气急,热毒侵入营血,出现高热烦躁、神昏谵语者,应以清营凉血解毒为主,可用犀角地黄汤,并选加安宫牛黄丸、紫雪丹。

(3) 瘀血内结

主证:吞咽梗阻明显,胸膈可见疼痛,痛有定处,且饮食难下,或食入即吐,甚至滴水难下,面色晦暗,形体消瘦,肌肤枯燥,爪甲无华,大便坚如羊屎,或吐出物如赤豆汁,或便血,舌紫暗,或舌红少津,脉细涩。

证候分析:因气滞而血行不畅,因痰阻而脉道不利,或痰热伤津,血燥而凝,均可产生瘀血内结,而见吞咽梗阻,饮食难下,或食入即吐,甚至滴水难下;因饮食不入,生化乏源,气血不能充养肌肤形体,故肌肤枯燥,形体消瘦,面色晦滞;舌紫暗,或舌红少津,脉细涩,均为血亏瘀结之征。

治法:破结化瘀,滋阴养血。

方药:通幽汤加减。

方中桃仁、红花破结化瘀;生地黄、当归滋阴养血润燥;槟榔下行而破气滞;升麻升清而降浊阴。可加三七、乳香、没药、丹参、赤芍、三棱、莪术、五灵脂、蜣螂虫之类祛瘀通络。加昆布、海藻、贝母、瓜蒌以软坚化痰。加北沙参、麦冬、玄参、白芍滋阴养血。

(4) 气虚阳微

主证:长期吞咽受阻,梗阻持续加重,饮食不下,面色㿠白,精神衰惫,形寒气短,面浮足肿,泛吐清涎，腹胀便溏，舌淡苔白，脉细弱。

证候分析：脾胃阳气虚衰，饮食无以受纳和运化，津液输布无力，故见长期吞咽受阻，饮食不下，泛吐清涎；脾肾俱败，蒸化失司，故精神衰惫，面浮足肿，腹胀便溏；面色㿠白，形寒气短，舌淡苔白，脉细弱，均属气虚阳微之征。

治法：温补脾肾，益气回阳。

方药：温脾用补气运脾汤，温肾用右归丸。

前方以人参、黄芪、白术、茯苓、甘草补脾益气为主，砂仁、半夏、陈皮、生姜和胃降逆为辅，并可加入旋覆花、代赭石降逆止呕，加附子、干姜温补脾阳；若气阴两虚可加玄参、北沙参、麦冬以滋阴生津。后方用附子、肉桂、鹿角胶、杜仲、菟丝子补肾助阳，熟地黄、当归、枸杞子、山萸肉补肾滋阴。若合并中气下陷，可合用补中益气汤，有提气之效；若脾虚血亏，心悸气短，可用十全大补汤加减。

4. 外治法 本病的外治法包括含漱法、噙化法、雾化吸入法、外敷法、催吐法等，临床上应根据病情酌情选用。

（1）含漱法：可选用清热解毒利咽中药煎水或银黄注射液等以生理盐水稀释后频频含漱。

（2）噙化法：可选用清热解毒的中药含片或丸剂噙化，如银黄含片、清咽滴丸、西瓜霜润喉片、金莲花润喉片等。

（3）雾化吸入法：可选用鱼腥草注射液、银黄注射液、双黄连注射液兑薄荷水少许，做超声雾化吸入，每日1~2次。

（4）外敷法：颌下、颈部红肿致吞咽困难者，可用金黄散、紫金锭以醋、水或香油调敷局部，每日1次。

（5）催吐法：咽喉异物或痰涎壅盛致吞咽困难者，可应用催吐药物或者刺激咽喉引起呕吐反应，使病邪从上泄出。

5. 针灸等中医特色疗法

（1）体针：可采用局部取穴与远端取穴相结合的方法。咽喉部取天突、廉泉、人迎等穴；远端可取行间、太冲等穴。脾虚表现明显者，配足三里、脾俞等穴，用补法或加灸。胸胁胀满者可配章门、膻中、气海等穴。

（2）耳针：取肺、肝、胆、胃、肾等穴位埋针，每次选2~3穴；也可用王不留行籽或磁珠贴压以上耳穴，经常用手指轻按贴穴，以维持刺激。

（3）吹药法：应用于咽喉肿痛，吞咽困难者。常用药如冰硼散、冰麝散、喉痛散、锡类散等。喷撒患处，每日6~7次。

6. 切开排脓法 咽喉肿痛，脓肿形成致吞咽困难者，应立即放脓，使脓液排出，以减轻症状和防止痈肿自行破裂以致脓液溢入气道的发生。

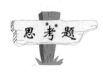

1. 简述喉异物发生时应如何紧急救治？
2. 食管异物取出时术中与术后应注意哪些事项？
3. 简述咽喉损伤的常用外治法。
4. 简述呼吸困难的临床表现、诊断要点及鉴别诊断。
5. 简述吞咽困难的临床表现、诊断要点及鉴别诊断。

第十章 鼻部疾病

第一节 鼻疔

鼻疔是指发生在外鼻部的疔疮疖肿。本病临床上较为常见，多发生于青春期，以局部红肿疼痛，呈粟粒状突起，有脓点为特征，可为单发，偶见多发。若处理不当，可转为疔疮走黄之重症。西医学的鼻疔（nasal furuncle）可参考本病辨证施治。鼻疔又名白疔、白刃疔、鼻尖疔、鼠疮痈、鼻柱痈等。

（一）病因病机

1. 病因 多因外感风热或饮食厚腻，素体脏腑热盛，火毒过盛，邪毒上攻鼻窍所致。可因疔毒壅盛而发疔疮走黄之危候。

2. 病机 肺开窍于鼻，外合皮毛，因挖鼻、拔鼻毛等伤及肌肤，风热邪毒乘虚而入，内犯于肺，郁而化火，火毒上攻鼻窍而致病。或因过食辛辣炙煿、肥甘厚味致脾胃积热，复感外热，热毒循经上犯鼻窍肌肤而为病；若火毒炽盛，正不御邪，疔毒走窜营血及心包，可导致疔疮走黄之危候。

（二）临床表现

1. 发病特点及主要症状 鼻部疼痛，成脓后呈跳痛，全身可伴有恶寒、发热、头痛、周身不适等。

2. 专科检查及主要体征 鼻尖、鼻翼或鼻前庭处皮肤表现为粟粒状隆起，周围发红、发硬，触之痛甚；成熟后，顶见黄白色脓点。病情重者，可引起同侧鼻面部肿胀。如疔疮走黄，则见疮头紫暗，顶陷无脓，根脚散漫，鼻肿如瓶，两眼合缝等。

（三）诊断与鉴别

1. 诊断要点 依据病史和临床表现，本病诊断不难。中医辨证应四诊合参，依据全身及局部证候，结合舌象与脉象以辨证候。本病外因与外感风热或饮食滋腻、脏腑热盛有关，涉及脏腑主要为肺、脾胃。内因多与正气不能御邪，疔毒营血走窜心包有关。

2. 鉴别诊断 本病应与鼻疳相鉴别。鼻疔和鼻疳均发生在外鼻皮肤，以局部红肿为主要表现，均可发生在鼻前庭；病因均为受到风热邪毒侵袭；病史多有挖鼻等外力作用病史。不同点在于，主证上鼻疔以局部皮肤红肿疼痛为主，鼻疳以局部红肿、瘙痒、渗液、结痂为主。体征上鼻疔局部皮肤表现为红肿隆起、成脓，鼻疳局部皮肤表现为渗液、脱屑、结痂。病因中鼻疔以热毒之邪侵袭为主，鼻疳以湿邪留滞为患。

（四）辨证分析

1. 外感风热 肺开窍于鼻，外合皮毛，因挖鼻、拔鼻毛损伤肌肤，风热邪毒乘虚而入，内犯于肺，郁而化火，火毒熏蒸鼻窍而致病。或因过食辛辣炙煿、肥甘厚味致脾胃积热，复感外热，热毒循经上犯鼻窍而为病。

2. 疔毒走黄 邪毒壅盛难却，失治或误治，均可导致疔疮走黄之危候。

（五）治疗

1. 治疗原则 宜采取综合治疗，局部外治与内治相结合，以达到改善症状、减轻患者痛苦的目的。

2. 一般治疗 注意休息，清淡饮食，避免挤压，外鼻清洁。

3. 辨证论治

（1）外感风热

主证：外鼻胀痛，局限性红肿，状如粟粒，周围发硬。3~5天后，疮顶见黄白色脓点，溃后脓出。一般全身症状不明显，或伴有恶寒、发热、头痛、全身不适等，舌红、苔白或黄，脉数。

证候分析：外感风热，火毒上攻鼻窍，热灼肌肤，气血凝滞，成疔疮，故见局限性红肿疼痛；热毒久聚，血热肉腐，肉腐成脓，而见溃后脓出；外感风热，热毒上攻，故头痛、恶寒、发热，舌红、苔白或黄，脉数。

治法：疏风清热，解毒消肿。

方药：五味消毒饮加减。若疼痛较甚者，加当归尾、三七；若脓成不溃者，加皂角刺、天花粉；若恶寒发热，加石膏、连翘、白芷；若火毒甚者，可配合用黄连解毒汤。

（2）疔毒走黄

主证：局部红肿剧痛，疮头紫暗，顶陷无脓，根脚散漫，鼻肿如瓶，两眼合缝。可伴有高热、烦躁、呕恶、神昏谵语、痉厥等症状，舌红绛、苔厚黄燥，脉洪数。

证候分析：火毒壅盛，蒸灼鼻窍，则见红肿剧痛，鼻肿如瓶，两眼合缝；火毒势猛，正虚不御邪，故见疮头紫暗，顶陷无脓；毒入营血，犯及心包，扰乱心神，故见高热、烦躁、呕恶、神昏谵语；热盛动风故见痉厥等；火毒内盛，故舌红绛、苔厚黄燥，脉洪数。

治法：泻热解毒，清营凉血。

方药：黄连解毒汤合犀角地黄汤加减。

方中黄连解毒汤泻火解毒，犀角地黄汤清营凉血。若出现神昏谵语等症状，加服安宫牛黄丸、至宝丹或紫雪丹；若病程日久，气阴两伤，宜用生脉散。

4. 外治法

（1）外敷：以内服中药渣再煎热敷，或用紫金锭、四黄散等水调敷患处。

（2）切开排脓：脓成者切开排脓。

5. 中医特色疗法 刺血法。取同侧耳尖，以三棱针点刺放血。

第二节 鼻 疮

鼻疮是指一种以鼻前庭皮肤弥漫性红肿、疼痛，或干痒、结痂、鼻毛脱落为主要表现的鼻部疾病，临床上分为急性、慢性，常反复发作，经久难愈。西医学的鼻前庭炎（nasal vestibulitis）可参考本病治疗。

(一)病因病机

1. 病因 外因以邪热侵袭，湿积鼻孔肌肤而发病。内因主以邪热内耗阴血，阴虚血燥，鼻孔肌肤失养而发病。

2. 病机 肺开窍于鼻，鼻涕浸渍鼻孔，或粉尘、有害气体长期侵袭，或挖鼻损伤，邪热侵袭，湿积鼻孔肌肤；久病后邪热久滞鼻孔肌肤，内耗阴血，外损肌肤，以致阴虚血燥，鼻孔肌肤失养，迁延日久不愈。

(二)临床表现

1. 发病特点及主要症状 多有过敏史，挖鼻或长期流鼻涕等病史。急性者鼻前庭灼热、痒痛、触痛；慢性者鼻前庭作痒，有干燥与异物感。

2. 专科检查及主要体征 鼻前庭皮肤弥漫性红肿、皲裂，有脓痂黏附。或见鼻毛脱落稀少，局部皮肤增厚，甚至结痂或皲裂，揭除痂皮后可见渗血。

(三)诊断与鉴别

1. 诊断要点 依据病史和临床表现，本病诊断不难。中医辨证应四诊合参，依据全身及局部证候，结合舌象与脉象以辨证候。新病多与邪热侵袭、湿积脏腑有关，久病多与邪热久滞、阴虚血燥有关，涉及脏腑主要为肺、脾胃。

2. 鉴别诊断 本病应与鼻疳相鉴别。本病常为面部湿疹或全身湿疹的一部分，多见于小儿。湿疹的皮损为多形性，对称分布，水疱明显，渗液较多，瘙痒剧烈。

(四)辨证分析

1. 邪热侵袭，湿积鼻窍 因鼻涕浸渍鼻孔，或粉尘、有害气体长期侵袭，或挖鼻损伤，邪热侵袭，湿积鼻孔肌肤。

2. 阴虚血燥，鼻窍失养 邪热久滞鼻孔肌肤，内耗阴血，外损肌肤，以致阴虚血燥，鼻孔肌肤失养，迁延日久不愈。

(五)治疗

1. 治疗原则 宜采取综合治疗，局部外治与内治相结合，以达到改善症状的目的。
2. 一般治疗 增强体质，清淡饮食，去除不良习惯，清洁外鼻。
3. 辨证论治
(1)邪热侵袭，湿积鼻窍
主证：局部灼热疼痛，触之明显。或伴鼻塞流涕、鼻息灼热、口干。舌质偏红，苔薄黄或腻，脉浮数。检查见鼻前庭及其与上唇交界处皮肤有弥漫性红肿，鼻毛上覆有脓痂；或局部轻度糜烂，溢少许脂水。

证候分析：鼻涕浸渍鼻孔，或粉尘、有害气体长期侵袭，挖鼻损伤，邪热侵袭，湿积鼻孔皮肤，故见局部灼热疼痛，触之明显；湿大于热，熏蒸鼻窍，可见局部轻度糜烂，溢少许脂水；热毒灼津，鼻窍失濡，故见鼻塞流涕、鼻息灼热、口干；舌质红、苔白、脉数等为邪热袭表之象。

治法：疏风清热，解毒散邪。

方药：黄芩汤加减。方中黄芩、栀子、桑白皮、桔梗清泻肺热而解毒；连翘、薄荷、荆芥穗疏散风热；赤芍清热凉血，麦冬养阴清热；甘草调和诸药。红肿甚者，加大青叶、板蓝根；灼热痛甚者加蒲公英、牡丹皮。

（2）阴虚血燥，鼻窍失养

主证：鼻孔处作痒且痛、灼热干燥，伴有异物感。或有口干咽燥，大便秘结。舌质红，少苔，脉细数。检查见患处皮肤干燥、粗糙、皲裂，或有结痂、鼻毛脱落，清除痂皮后可见皮肤潮红，微有出血。

证候分析：久病内耗阴血，阴虚血亏，生风化燥，鼻窍失养，故鼻前孔皮肤粗糙、干燥、结痂、鼻毛脱落；血燥风盛，则瘙痒；阴虚燥热故灼热干燥、口干咽燥、大便秘结、舌红少苔，脉细数。

治法：滋阴祛风，养血润燥。

方药：四物消风饮加减。方中四物汤养血活血，滋阴润燥；黄芩、甘草泄热解毒；荆芥穗、薄荷、柴胡疏风散邪止痒。若痒甚，加白鲜皮、刺蒺藜。

4. 外治法

（1）急性期：可用温生理盐水或硼酸液行局部湿热敷；或内服药再煎取汁，湿热敷患处。湿盛渗液多者，用明矾 10g，生甘草 25g，煎汁，清洗患处。亦可用地黄汁，或麻油调辰砂定痛散、六神丸、紫金锭之类涂敷患处。或局部清洁后使用激素或抗生素软膏外涂。

（2）慢性期：局部涂莫匹罗星软膏或 1%黄降汞软膏；局部干燥皲裂者，予黄连膏、玉露膏外搽。结痂多者，先用 3%过氧化氢溶液清除痂皮和脓液，再涂膏药。

5. 物理疗法　可用红外线、氦-氖激光照射鼻前庭，或微波治疗。

第三节　鼻　疳

鼻疳是指以鼻前庭及其附近皮肤瘙痒、红肿、糜烂、渗液或结痂、皲裂为主要特征的鼻病。本病常反复发作，经久难愈，可发于任何年龄，以小儿多见。西医学的鼻前庭湿疹（eczema of nasal vestibule）可参考本病辨证施治。鼻疳又有鼻䘌疮、䘌鼻、赤鼻、疳鼻等别名。

（一）病因病机

1. 病因　外因为湿热侵袭，郁而化热，上攻鼻窍肌肤；内因为脾胃湿热蕴积，或肺经蕴热，湿热上攻；或阴虚血燥，上攻鼻窍。

2. 病机　肺开窍于鼻，脓涕浸渍，邪毒乘虚侵袭，外邪引动肺热，上灼鼻窍，熏蒸鼻窍肌肤而为病，或脾失健运或脾胃虚弱，湿郁化热，上蒸鼻窍肌肤，发而为病；久病邪热留恋，内耗阴血，上熏鼻窍，久治不愈。

（二）临床表现

1. 发病特点及主要症状　多有过敏史，挖鼻或长期流鼻涕等病史。鼻前庭及上唇皮肤瘙痒或灼热疼痛，多反复发作。小儿可伴有纳呆、腹胀、啼哭、烦躁不安等症状。

2. 专科检查及主要体征　鼻前庭及上唇皮肤红肿、糜烂、渗液、结痂，或见局部暗红，皮肤粗糙、皲裂、脱屑。

（三）诊断与鉴别

1. 诊断要点　依据病史和临床表现，本病诊断不难。中医辨证应四诊合参，依据全身及局部证候，结合舌象。外因以湿热侵袭，郁而化热，上攻鼻窍肌肤而发病；内因以脾胃湿热蕴积，或肺经蕴热，湿热上攻；或阴虚血燥，上攻鼻窍而发病。

2. 鉴别诊断　本病应与鼻疔相鉴别：鼻疔和鼻疮相同点在于均发生于鼻前庭肌肤，以局部红肿为主；病因均与风热邪毒侵袭引动肺脾积热上攻有关；病史多有挖鼻病史。不同点在于主证上鼻疔以局部皮肤红肿疼痛为主，鼻疮以局部红肿、瘙痒、渗液、结痂为主。体征上鼻疔局部皮肤表现为红肿隆起、成脓，鼻疮局部皮肤表现为渗液、脱屑、结痂。病因中鼻疔以热邪为主，鼻疮以湿邪为主。

（四）辨证分析

1. 肺经蕴热　肺开窍于鼻，肺热上壅，熏蒸鼻窍肌肤，故出现瘙痒、灼热、微痛、皮肤潮红、粟粒样小丘疹；热盛肉腐，故糜烂、流黄色脂水，或结黄痂或皲裂，鼻毛脱落；肺经有热可见发热、咳嗽、便秘、舌红、苔黄、脉数等。

2. 脾胃湿热　脾胃失调，湿浊内生，蕴而化热，湿热上蒸，腐蚀肌肤，则鼻窍肌肤瘙痒、潮红、糜烂，常流脂水或结黄色厚痂；湿性黏滞不去，故病情缠绵，或反复发作。脾虚湿滞而出现食少、腹胀、便溏等症状。

3. 阴虚血燥　若久病内耗阴血，阴虚血亏，生风化燥，鼻窍失养，可见鼻前庭尤其是前鼻孔皮肤粗糙、增厚、皲裂、结痂、鼻毛脱落；血燥风盛，则瘙痒；阴虚燥热故灼热干燥，口干咽燥，大便秘结，舌红少苔，脉细数。

（五）治疗

1. 治疗原则　宜采取综合治疗，局部外治与内治相结合，以达到改善症状的目的。
2. 一般治疗　避免过敏原、增强体质，清淡饮食，去除不良习惯，清洁外鼻。
3. 辨证论治
（1）肺经蕴热

主证：鼻前庭及周围皮肤瘙痒、灼热、微痛；鼻前庭皮肤潮红，有粟粒样小丘疹，或糜烂、流黄色脂水，或结黄痂，或皲裂、鼻毛脱落；全身症状一般不明显，重者可见发热、咳嗽、便秘，小儿可见烦躁哭啼，搔抓鼻部。舌红、苔黄，脉数。

证候分析：肺经蕴热，熏蒸鼻窍肌肤，故出现瘙痒、灼热、微痛，皮肤潮红，有粟粒样小丘疹；热盛肉腐，故糜烂、流黄色脂水，或结黄痂，或皲裂、鼻毛脱落；肺经有热故发热、咳嗽、便秘、舌红、苔黄、脉数等。

治法：疏风清热，解毒泻肺。

方药：黄芩汤加减。方中黄芩、栀子、桑白皮、桔梗清泻肺热而解毒；连翘、薄荷、荆芥穗疏散风热；赤芍清热凉血，麦冬养阴清热；甘草调和诸药。若大便秘结者，加入瓜蒌仁、杏仁、生大黄。

（2）脾胃湿热

主证：鼻前庭及周围皮肤瘙痒、微痛，病情多经久不愈或反复发作；鼻前庭皮肤潮红、糜烂，常流脂水或结黄色厚痂，重者可侵及鼻翼及口唇；腹胀、纳呆、便溏，小儿可有烦躁哭啼；舌红、苔黄腻，脉滑数。

证候分析：脾胃失调，湿浊内生，蕴而化热，湿热上蒸，腐蚀肌肤，则鼻窍肌肤瘙痒、潮红、糜烂，常流脂水或结黄色厚痂；湿性黏滞不去，故病情缠绵，或反复发作。脾虚湿滞而出现食少、腹胀、便溏等症状。脾胃湿热，故舌红、苔黄腻，脉滑数。

治法：清热燥湿，解毒和中。

方药：萆薢渗湿汤加减。方中以萆薢、黄柏、滑石、泽泻、通草清热祛湿解毒；茯苓、薏苡仁健脾除湿和中；牡丹皮清热凉血。若湿热盛者，加黄连、苦参、车前草；痒甚者，加荆芥、蝉蜕、地肤子、白鲜皮；小儿脾虚者，加太子参、白术。

（3）阴虚血燥

主证：鼻前庭尤其是前鼻孔皮肤粗糙、增厚、皲裂、结痂、鼻毛脱落，瘙痒；灼热干痛、口干咽燥、大便秘结、舌红少苔，脉细数。

证候分析：久病内耗阴血，阴虚血亏，生风化燥，鼻窍失养，故鼻前孔皮肤粗糙、增厚、皲裂、结痂、鼻毛脱落；血燥风盛，则瘙痒；阴虚燥热故灼热干痛、口干咽燥、大便秘结、舌红少苔，脉细数。

治法：滋阴润燥，养血息风。

方药：四物消风饮加减。方中四物汤养血活血，滋阴润燥；黄芩、甘草泄热解毒；荆芥穗、薄荷、柴胡疏风散邪止痒。若鼻部肌肤干燥、皲裂甚者，加北沙参、麦冬、何首乌；痒甚者加蝉蜕、防风、蛇床子。

4. 外治法

（1）外洗可选用清热解毒渗湿类药物。

（2）外敷可选用青蛤散、黄连膏及辰砂定痛散等。

5. 物理疗法 早期局部可配合红外线、氦-氖激光照射。

第四节 伤风鼻塞

伤风鼻塞是以鼻塞、流涕、喷嚏为主要表现的急性鼻病。多发于季节交替、气温骤变或受风之时。俗称"感冒"、"伤寒"，可伴有头痛、发热。本病类似于西医学的急性鼻炎（acute rhinitis）。

（一）病因病机

1. 病因 多由冷热交替，温度骤变，起居不慎，风寒或风热之邪侵袭，壅滞鼻窍。

2. 病机

（1）风寒外袭：鼻为肺之外窍，肺为娇脏外合皮毛。若正虚不固，腠理疏松，风寒乘虚外袭，肺失宣肃，上犯鼻窍为病。

（2）风热外犯：风热之邪犯表、肺气失和，上扰鼻窍。或风寒之邪郁而化热犯肺，致肺失宣肃，鼻失宣通。

（二）临床表现

1. 发病特点及主要症状 以鼻痒、喷嚏、流清涕、鼻塞为主要症状；随病程迁延鼻塞可加重，清涕转为黏黄涕，伴嗅觉减退、语音重浊，少数可有发热、恶风、头痛并周身不适。

2. 专科检查及主要体征 检查可见鼻黏膜色红肿胀，鼻腔内有大量水性或黏液性分泌物。

（三）诊断与鉴别

1. 诊断要点

（1）病史：起病急，病程短，多有受风或疲劳病史。

(2) 症状：鼻痒、鼻塞、流涕、喷嚏，可擤出水样涕或黏涕，可伴发热、头痛、咳嗽。
(3) 体征：鼻黏膜色红，双下鼻甲肿胀，鼻腔有水样涕或黏涕。

2. 鉴别诊断

（1）鼻渊：鼻流浊涕、量多不止为主要特征。鼻甲肿胀以中鼻甲为主，且中鼻道或嗅沟有脓涕。不一定有喷嚏、鼻塞症状。

（2）鼻鼽：阵发性鼻痒、喷嚏频作、鼻塞、流清水样涕，反复发作，发作后如常人，无外感表证。

（四）辨证分析

1. 风寒外侵 鼻为肺之外窍，肺卫虚而不固，易为风寒之邪所乘，肺失宣肃，鼻窍亦为壅滞而为病。

2. 风热外袭 风热之邪由口鼻入肺；或风寒之邪郁而化热，肺气失和，鼻失宣通而为病。

（五）治疗

1. 治疗原则 解除病因，改善鼻腔通气功能，以辨证论治为主。
2. 一般治疗 避风寒、慎起居、节饮食、防感冒。
3. 辨证论治
（1）风寒外侵

主证：鼻塞，流清涕，喷嚏连作。或伴恶寒发热，头痛，咳嗽，口淡不渴。舌淡红，苔薄白，脉浮紧。鼻黏膜色红肿胀。

证候分析：风寒外袭，肺卫失宣，邪壅鼻窍，故鼻塞、鼻黏膜色红肿胀；肺失肃降，故鼻涕清稀外流；邪正抗争，驱邪外出，故见喷嚏连作；营卫失和，可见恶寒发热、头痛；舌淡红、苔薄白、脉浮紧。

治法：辛温宣散，祛寒通窍。

方药：通窍汤加减。方中以防风、羌活、藁本、麻黄、生姜祛风散寒；川椒、葱白、细辛、川芎、白芷辛温通窍；葛根、升麻升阳解表；苍术燥湿运脾；甘草和中并调和诸药。六味汤或荆防败毒散加减运用亦收良效。

（2）风热外袭

主证：鼻塞，流黄稠涕，喷嚏连作。可伴发热恶风，头痛，咽干咽痛，咳嗽伴黄稠痰。舌尖红，苔薄黄，脉浮数。鼻黏膜色红肿胀。

证候分析：风热外袭，肺卫失宣，邪扰鼻窍，见鼻塞、流黄稠涕、喷嚏；风热犯肺，肺失宣肃，故咽干痛、咳嗽伴黄稠痰；头痛、发热恶风、咽干咽痛、鼻黏膜色红肿胀、舌尖红、苔薄黄、脉浮数均为风热袭肺之象。

治法：辛凉解表，通窍宣肺。

方药：银翘散加减。方中金银花、连翘清热解表通窍；荆芥、淡竹叶、薄荷、淡豆豉疏散风热；桔梗、牛蒡子、芦根利咽生津，甘草和中并调和诸药。鼻塞甚者，加辛夷、苍耳子、白芷通窍；头痛者可加蔓荆子、柴胡、藁本、菊花以清利头目；咽干痛者可加板蓝根、射干、玄参、杏仁解毒利咽；咳嗽伴黄稠痰，加前胡、瓜蒌以宣肺止咳化痰。亦可予桑菊饮加减。

4. 外治法
（1）滴鼻：可用薄荷油等芳香通窍类中药滴鼻。
（2）蒸气吸入：可用白芷、薄荷、冰片等芳香通窍中药蒸气熏鼻。

5. 针灸疗法

（1）体针：以迎香、印堂、合谷为主穴，以太阳、上星、风池、曲池等为配穴。每日1次，用泻法。

（2）耳针：取鼻、内鼻、肺、脾、胃针刺，留针15～20分钟，每日1次；或王不留行籽贴压，每日自行加压按摩2～3次，5天1个疗程，疗程间歇2～3天。

6. 按摩疗法 可用双手大鱼际摩擦鼻梁两侧，并指压迎香穴。

第五节 鼻 窒

鼻窒是以鼻塞为主要表现的鼻病。本病类似于西医学的慢性鼻炎（chronic rhinitis），分为慢性单纯性鼻炎和慢性肥厚性鼻炎两种类型。

（一）病因病机

1. 病因 本病因脏腑失调，伤风鼻塞反复发作，或邻近病灶波及，空气污染，过用血管收缩剂滴鼻等所致。

2. 病机 伤风鼻塞失治误治，或治疗不彻底，邪留鼻窍而为病。早期发病与肺脾两脏功能失调有关，后期多气滞血瘀痰凝为病。

（二）临床表现

1. 发病特点及主要症状 本病以鼻塞为主要症状，可呈交替或间歇性，严重者呈持续性鼻塞、涕少，病久可伴嗅觉减退。

2. 专科检查及主要体征 鼻黏膜早期光滑色红或暗红，下鼻甲肿胀，触之柔软有弹性；久病可见下鼻甲肥大，表面凹凸不平如桑葚，触之弹性差。

（三）诊断与鉴别

1. 诊断要点 以鼻塞为主要症状，鼻塞呈交替性、间歇性或持续性。有伤风鼻塞反复发作史。早期见鼻黏膜暗红，双下鼻甲肿胀，表面光滑，触之柔软且对血管收缩剂敏感，久则见双下鼻甲肥大，呈桑葚样改变，触之质硬，弹性差，对血管收缩剂不敏感。

2. 鉴别诊断 本病应与鼻鼽、鼻渊及鼻息肉相鉴别：鼻鼽发作过后如常人，有明显季节性或发作性；鼻渊表现为头痛和流脓涕；鼻息肉为赘生物，鼻内镜和影像学可资鉴别。

（四）辨证分析

1. 肺经郁热，邪滞鼻窍 伤风鼻塞失治，迁延日久，或屡感风邪郁而化热，客于肺系，肺失肃降，郁热上犯，结于鼻窍。

2. 肺脾气虚，邪滞鼻窍 肺气不足，清肃无力或脾气虚弱，运化失职，清阳不升，浊阴上干，壅阻鼻窍。

3. 邪毒久留，瘀阻鼻窍 邪毒日久深入脉络，阻碍气血流通，瘀血阻滞鼻道脉络。

（五）治疗

1. 治疗原则 中医辨证论治，局部治疗以恢复鼻腔通气功能为主。经系统规范的药物治疗无效时，可考虑手术治疗。

2. 一般治疗 消除致病因素。加强锻炼，增强抵抗力。

3. 辨证论治

（1）肺经郁热，邪滞鼻窍

主证：鼻塞呈交替性，或间歇性，涕黄且量少。可有口干或咳痰黄稠等。鼻黏膜暗红，下鼻甲肿胀，表面光滑有弹性。舌红，苔薄黄，脉数。

证候分析：肺经郁热，清肃失职，邪热上壅鼻窍，故鼻塞，鼻黏膜暗红，下鼻甲肿胀，涕黄量少；肺经郁热则口干，咳痰黄稠，舌红、苔薄黄，脉数。

治法：清热散邪，宣肺通窍。

方药：黄芩汤加减。黄芩、栀子清解肺热；桑白皮、麦冬清虚热、滋肺阴；赤芍疏通血脉；桔梗、薄荷、甘草利咽；荆芥穗解表散风。鼻塞重者可加辛夷花、白芷通窍；咳嗽痰黄稠者可加贝母、瓜蒌。

（2）肺脾气虚，邪滞鼻窍

主证：鼻塞呈交替性，或间歇性，涕白而黏，遇寒冷时症状加重。可伴有恶风自汗，少气懒言，咳嗽痰稀，倦怠乏力，纳呆便溏。鼻黏膜肿胀、色淡。舌淡或有齿印，苔白，脉弱。

证候分析：肺脾气虚，卫表不固，邪滞鼻窍，故鼻塞，涕白而黏，鼻黏膜肿胀；肺脾气虚，卫外不固，不能抵御外寒，故恶风自汗，遇寒冷时症状加重；肺气不足，故少气懒言；肺气不宣，故咳嗽痰稀；脾虚不运，故倦怠乏力，纳呆便溏，舌淡，或有齿印、苔白，脉弱。

治法：补益肺脾，散邪通窍。

方药：肺气虚者，可用温肺止流丹加减。方中细辛散寒、荆芥解表；人参、诃子补气敛肺；桔梗清热解毒排涕；甘草和中。偏于脾气虚者可用补中益气汤合玉屏风散，以益气升阳固表。

（3）邪毒久留，瘀阻鼻窍

主证：鼻塞呈持续性，伴语声重浊，嗅觉减退或失嗅。头胀痛。鼻甲肥大呈桑椹状，质硬并凹凸不平。舌质暗红，舌尖有瘀点，脉弦或弦细涩。

证候分析：邪毒滞于鼻窍，鼻塞呈持续性，鼻甲肥大质硬并语声重浊、嗅觉减退或失嗅；邪蒙清窍，故头胀痛、耳胀耳闭；邪毒久居，血瘀互结，故舌质暗红尖有瘀点，脉弦涩。

治法：行气化瘀，散结通窍。

方药：通窍活血汤加减。麝香、老葱温经通窍；川芎、赤芍、桃仁、红花、黄酒活血散瘀通脉；红枣健脾养血。鼻塞甚影响嗅觉者，加石菖蒲、丝瓜络、路路通、辛夷、白芷；头胀痛，可加菊花、藁本、柴胡、蔓荆子。

4. 外治法

（1）滴鼻法：可用芳香通窍的中药，如薄荷油滴鼻剂滴鼻。

（2）吹鼻法：可用碧云散、苍耳子散吹鼻。

（3）超声雾化吸入：可用具有芳香通窍作用的中药液雾化吸入。

（4）下鼻甲注射：鼻甲肥大者，可选用丹参注射液、当归注射液、红花注射液等活血化瘀中药。

（5）手术治疗：下鼻甲肥厚硬实者，可考虑切除增生肥厚的鼻甲。

5. 针灸等中医特色疗法

（1）体针：酌选迎香、鼻通、上星、合谷穴为主穴，以百会、攒竹、印堂、阳白、四白、列缺、足三里、三阴交、风池等为配穴。每次取主穴2~3穴，配穴2~3穴，针刺。

（2）耳穴：取神门、内鼻、外鼻、肺、脾、内分泌、皮质下等穴，用王不留行籽贴压。

（3）艾灸：对肺脾气虚者选足三里、百会、合谷、肺俞、脾俞等穴，悬灸或隔姜灸。

（4）按摩疗法：可用食指或大鱼际在鼻梁两侧来回摩擦。

6. 物理疗法　可酌情选用超短波理疗等。

第六节　鼻　槁

鼻槁是鼻内干燥感、肌膜萎缩甚或鼻腔宽大为特征的慢性鼻病，若鼻气恶臭者又称臭鼻证。本病以女性或体质瘦弱者多见。西医学的干燥性鼻炎（rhinitis sicca）、萎缩性鼻炎（atrophic rhinitis）等病可参考本病进行辨证施治。

（一）病因病机

1. 病因　内因多以肺、脾、肾脏虚损为主，外因多以燥热邪毒侵袭，以致伤津耗液，鼻失滋养，加之邪灼黏膜，黏膜干枯萎缩而为病。

2. 病机　肺、脾、肾三脏虚损导致津液不足，或燥热伤肺，鼻窍失养，发为鼻槁。

（二）临床表现

1. 发病特点及主要症状　本病起病缓，病程长，症状呈进行性加重。有粉尘和有害气体接触史，或长期虚损疾病史。主要症状：①鼻塞，为鼻内结痂所致，或鼻黏膜感觉神经减退，患者自觉"鼻塞"；②鼻、咽干燥感，鼻黏膜腺体萎缩、分泌减少或张口呼吸所致；③鼻出血，鼻黏膜萎缩变薄、干燥或用力擤鼻致毛细血管破裂所致；④嗅觉迟钝或丧失，嗅区黏膜萎缩导致；⑤鼻气恶臭，严重者鼻气特殊腐臭气味，是脓痂的蛋白质腐败分解所致，又称"臭鼻症"；⑥头昏或头痛，鼻黏膜萎缩后影响调温保湿功能，吸入冷空气刺激或脓痂覆盖引起，多为前额、颞区及后枕部疼痛。

2. 专科检查及主要体征　检查可见鼻黏膜干燥变薄或萎缩，鼻甲缩小，鼻腔宽大，甚者可望及后鼻咽；鼻黏膜可有黄绿色脓痂覆盖，强行去除后可见黏膜出血；严重者影响鼻部外形，鼻梁可变宽平似鞍鼻。若自幼发病可致鼻发育不良。

（三）诊断与鉴别

1. 诊断要点

（1）病史：可有有害粉尘、气体长期刺激史。

（2）症状：鼻内干燥，甚则鼻咽干燥感，并有灼热微痛，鼻塞，嗅觉减退，鼻气腥臭，脓涕鼻痂多。

（3）检查：鼻黏膜干燥、变薄甚至萎缩，鼻腔宽大，鼻道内见有黄绿色浓稠鼻涕或有黑褐色鼻痂，先天发病者可影响鼻部发育，鼻梁宽而平似鞍鼻。

2. 鉴别诊断　应与鼻部特殊传染病如结核、梅毒、鼻麻风、鼻硬结、鼻白喉等病相鉴别。上述疾病均有鼻黏膜色淡、薄而缺乏弹性、鼻腔较宽大，但脓痂和嗅觉减退不明显，结合传染病实验室检查可资鉴别。

（四）辨证分析

（1）燥热之邪循经上犯鼻窍，耗伤津液，鼻窍失养，发为鼻槁。

（2）肺肾阴虚，津不上承，鼻窍失养，成阴虚火旺，虚火上炎，灼损鼻窍肌膜，发为鼻槁。

（3）脾胃虚弱，主化不足，鼻窍肌膜失于濡养，或脾不化湿，湿蕴化热，湿热熏蒸日久，发为鼻槁。

(五) 治疗

1. 治疗原则 中医辨证论治改善全身状况，配合针灸、熏鼻、滴鼻等局部治疗以清除鼻腔痂皮，保持鼻腔清洁和湿润。忌用血管收缩剂滴鼻。

2. 一般治疗 根据临床情况选用维生素 A、维生素 B、维生素 C、维生素 D、维生素 E，镁、锌、铜、铁、磷制剂。

3. 手术治疗 必要时可考虑行鼻腔黏-骨膜下填塞术、鼻腔外侧壁内移加固定术、鼻前庭缩窄术等。

4. 辨证论治

(1) 燥邪伤肺，鼻窍失养

主证：鼻干疼痛，涕痂带血。鼻黏膜灼热干燥，咽干伴痒咳。舌尖红，苔薄黄少津，脉细数。

证候分析：燥热袭肺，伤津耗液，故鼻黏膜干燥、灼热疼痛、咽干痒咳；灼伤肺络，故涕带血或结黄痂，舌尖红，苔薄黄少津，脉细数。

治法：清燥润肺，宣肺散热。

方药：清燥救肺汤加减。党参、阿胶养阴血润燥；麦冬、火麻仁滋阴润燥；桑叶、石膏、枇杷叶、杏仁宣肺散邪，甘草调和诸药。鼻衄可加血余炭、白茅根、茜草根等凉血止血，或用怀牛膝以引血下行。

(2) 肺肾阴亏，津不上承

主证：鼻干明显，嗅觉减退，咽干，干咳，少痰或痰中带血。腰酸膝软，五心烦热。鼻黏膜色红干燥，或有出血，鼻甲萎缩，或覆黄痂，或鼻内有臭味。舌红少苔，脉细数。

证候分析：肺肾阴虚，津液亏损，鼻失滋养，兼以虚火上炎，故见鼻干、鼻衄、嗅觉减退、鼻黏膜色红干燥、鼻甲萎缩或覆黄痂、鼻内有臭味、干咳少痰；肾阴不足，故腰酸膝软、五心烦热，舌红少苔，脉细数。

治法：滋养肺肾，生津润燥。

方药：百合固金汤加减。方中麦冬、玄参、百合滋阴；地黄、当归、白芍养血；贝母、桔梗、甘草利咽。若鼻衄加血余炭、白茅根、旱莲草、藕节凉血止血；腰膝酸软者，加怀牛膝、杜仲补肾强腰。

(3) 脾胃虚弱，化生不足

主证：鼻内干燥或有黄绿鼻涕，头昏头重，嗅觉欠佳。常伴纳差腹胀、倦怠乏力、面色萎黄。鼻黏膜色淡干萎，或覆涕痂，鼻腔宽大。舌淡红，苔白，脉缓弱。

证候分析：脾胃虚弱，运化无力，水谷精微不能上输，鼻窍失养，故鼻黏膜干萎、色淡，头痛头昏、嗅觉减退；脾虚湿盛，湿蕴化热，故鼻涕黄绿腥臭或有涕痂；全身症见纳差乏力、面色萎黄、舌淡、苔白、脉缓弱。

治法：健脾益胃，升清降浊。

方药：补中益气汤加减。黄芪、党参、白术、炙甘草益气健脾；当归和血；陈皮行气宽中，配升麻、柴胡共奏升阳益胃之功。纳差腹胀者，加砂仁、麦芽以助运化；鼻涕结痂者，加鱼腥草、薏苡仁、藿香、佩兰以清热祛湿；酌加活血化瘀之品，如桃仁、红花、赤芍、丹参、归尾、鸡血藤、水蛭、土鳖虫之类，以活血化瘀生肌；嗅觉不灵敏者，可选加鹅不食草、辛夷、白芷、苍耳子等宣肺通窍。

5. 外治法

（1）鼻腔冲洗：常用温热生理盐水冲洗。

（2）滴鼻：用养阴润燥药物的煎汁，或蜂蜜、芝麻油加冰片、复方薄荷油等油剂滴鼻。

（3）雾化：用内服中药蒸气吸入鼻腔，或经超声雾化吸入或蒸气雾化吸入鼻腔，每次15～20分钟，每日1～2次；或常用温热蒸气熏鼻。

（4）下鼻甲注射：用复方丹参注射液行双下鼻甲注射。

（5）涂鼻：1%新斯的明、0.5%己烯雌酚油。

6. 针灸等中医特色疗法

（1）体针：取肺俞、脾俞、禾髎、迎香、足三里、血海和三阴交穴，每日1次，行补法。

（2）耳穴：可用王不留行籽贴压肺、脾、肾内鼻和内分泌等耳穴。

（3）穴位埋线：常规消毒，局部麻醉，用埋线针将羊肠线埋入迎香穴皮下。

第七节 鼻鼽

鼻鼽是指以突然和反复发作的鼻痒、阵发性喷嚏、流清涕、鼻塞为特征的疾病。本病非常常见，可见于各年龄段，近年来发病率明显提高。西医学变应性鼻炎（allergic rhinitis，AR）、血管运动性鼻炎（vasomotor rhinitis）、非变应性鼻炎伴嗜酸粒细胞增多综合征（nonallergic rhinitis with eosinophilia syndrome，NARES）等可参考本病辨证论治。

（一）病因病机

1. 病因 外因多为风寒异气侵袭，邪滞鼻窍；内因主要为脏腑虚损，卫表不固，首要与肺相关，其次涉及脾、肾。

2. 病机 主要为脏腑虚损，卫表不固，腠理疏松，风寒异气乘虚侵袭，使肺失通调，津液停聚，壅塞鼻窍，邪正相搏于鼻窍所致。

（二）临床表现

1. 发病特点及主要症状 具有突发性和反复发作性的特点。主要表现为鼻痒、阵发性喷嚏，大量水样鼻涕、鼻塞，或伴眼痒、眼红和有灼热感、流泪、咽痒、上腭痒、耳痒等症状。少数人可合并支气管哮喘，在有鼻部症状的同时可伴喘息、咳嗽、气急、胸闷等肺部症状。

2. 专科检查及主要体征 发作期局部检查可见鼻黏膜苍白、灰白或浅蓝色，或充血潮红，鼻甲肿大，鼻腔有较多水样分泌物。眼部体征主要为结膜充血、水肿，有时可见乳头样反应。少数伴有支气管哮喘的患者可见相应的肺部体征。儿童患者可出现一些特殊体征：①"变应性敬礼"，患儿为缓解鼻痒和使鼻腔通畅而用手掌或手指向上揉鼻的动作；②"变应性暗影"，患儿下眼睑肿胀导致静脉回流障碍而出现的下睑暗影；③"变应性皱褶"，患儿经常向上揉搓鼻尖而致外鼻皮肤表面出现的横纹。缓解期体征大多不明显。

3. 特殊检查 免疫学检查如变应原皮肤试验包括皮肤点刺试验和皮内试验、血清总IgE检测、血清特异性IgE检测、鼻激发试验等有助于本病的诊断。

（三）诊断与鉴别

1. 诊断要点 ①症状：阵发性喷嚏、清水样涕、鼻痒和鼻塞等症状出现2个或以上，每天症状持续或累计在 1 小时以上，可伴有眼痒、流泪和眼红等眼部症状；②体征：常见鼻黏膜苍白、水肿，鼻腔有水样分泌物；③变应原检测：至少一种变应原皮肤点刺试验和（或）血清特异性 IgE 阳性，或者鼻激发试验阳性。

变应性鼻炎的诊断应根据患者典型的过敏病史、临床表现及与其一致的变应原检测结果而做出；诊断金标准为变应原鼻激发试验阳性。

中医辨证应四诊合参，依据全身及局部证候，结合舌象、脉象以辨别证候。本病发作期多为虚实夹杂证，缓解期多以脏腑虚损为主。

2. 鉴别诊断 本病主要应与伤风鼻塞相鉴别。伤风鼻塞患者有外感病史，发病初期鼻涕清稀，后期转变为黏性或黏脓性，鼻黏膜多为充血、红肿，全身可见恶寒、发热、头痛、咳嗽症状。鼻鼽患者大多有过敏病史，起病快，以鼻塞、鼻痒、喷嚏、流清涕为主要症状，鼻黏膜多为苍白，水肿，一般无全身症状（表 10-1）。

表 10-1　伤风鼻塞与鼻窒、鼻鼽的鉴别

项目	伤风鼻塞	鼻窒	鼻鼽
病程	短	长	可短、可长
主要症状	鼻塞、流涕、喷嚏	鼻塞（可呈交替性）	突然和反复发作的鼻痒、阵发性喷嚏、流清涕、鼻塞
全身症状	伴发热、恶风、头痛及周身不适	无	伴眼痒、咽痒、咳嗽等症状
体征	鼻黏膜色红肿胀，鼻腔内有大量水性或黏液性分泌物	鼻黏膜早期光滑色红或暗红，下鼻甲肿胀，柔软有弹性；久病下鼻甲肥大，表面凹凸不平如桑椹状，弹性差	鼻黏膜苍白、灰白或浅蓝色，或充血潮红，鼻甲肿大，鼻腔有较多水样分泌物

（四）辨证分析

1. 肺气虚寒，卫表不固 肺气虚寒，卫表不固，则腠理疏松，风寒之邪或异气易于乘虚而入。肺经受邪，邪气循经上聚鼻窍，肺气通调失常，津液停聚，气机受阻而发为本病。

2. 脾气虚弱，清阳不升 脾气虚弱，生化不足，健运失职，散精无力，清阳不升，鼻失滋养，御邪不力，外邪或异气从口鼻侵犯人体，发为本病。

3. 肾阳不足，温煦失职 肾阳不足，气化不足，温煦失职，摄纳无权，腠理疏松，阳虚不能温运气血以上养鼻窍，鼻窍失于温养，外邪或异气易于侵袭，发为本病。

4. 肺经郁热，上犯鼻窍 若肺经有热，清肃失职，内外邪热结聚，郁遏肺系，上犯鼻窍，发为本病。

（五）治疗

1. 治疗原则 内治以补益肺、脾、肾为主，或可辅以清降肺经郁热之品。外治可配合滴鼻、嗅鼻、塞鼻、涂鼻等通窍之法。

2. 一般治疗 注意回避变应原；发作期忌食辛辣、生冷、油腻、鱼虾等食物。

3. 辨证论治

（1）肺气虚寒，卫表不固

主证：鼻痒遇寒加重，喷嚏频频，清涕如水，鼻塞，嗅觉减退。畏风怕冷，自汗，气短懒言，语声低怯，面色苍白。鼻黏膜肿胀，呈淡白或灰白色，下鼻甲肿胀。舌质淡，舌苔薄白，脉虚弱。

证候分析：肺气虚损，卫表不固，风寒乘虚而入，故鼻痒遇寒而发；邪正相搏，则喷嚏频频；

肺失通调，气不摄津，则清涕如水；水湿停聚鼻窍，则鼻黏膜肿胀，呈淡白或灰白色，下鼻甲肿大，鼻塞不通；肺气虚弱，则气短懒言，语声低怯；肺气虚寒，腠理疏松，故畏风怕冷，自汗。面色苍白、舌质淡、舌苔薄白、脉虚弱为肺气虚寒之象。

治法：温肺散寒，益气固表。

方药：温肺止流丹加减。方中以党参、甘草、诃子补肺敛气；细辛、荆芥疏风散寒，桔梗散结除涕；此方性温味辛，既能温肺，又能祛邪。若鼻痒甚，可酌加僵蚕、蝉蜕；若畏风怕冷，清涕如水者，可酌加桂枝、干姜、大枣。亦可用玉屏风散或四君子汤固护肺卫之气。

（2）脾气虚弱，清阳不升

主证：鼻痒，清涕涓涓而下，喷嚏频频，鼻塞。面白无华，形体消瘦，食少纳呆，脘腹胀满，大便溏薄，神疲乏力，四肢倦怠，少气懒言。鼻黏膜肿胀，呈淡白或灰白色，下鼻甲肿胀。舌质淡，舌体胖大，边有齿痕，舌苔薄白，脉弱无力。

证候分析：脾气虚弱，化生不足，鼻窍失养，风寒异气乘虚而入，则鼻痒；正气格邪外出，则喷嚏频频；脾不运湿，停聚鼻窍，故鼻塞，清涕涓涓而下，下鼻甲肿大，鼻黏膜淡白或灰白色；脾失健运，输布失职，则脘腹胀满，大便溏薄，食少纳呆，神疲乏力，少气懒言，四肢倦怠。舌质淡胖、边有齿痕、脉弱无力均为气虚之象。

治法：益气健脾，升阳通窍。

方药：补中益气汤加减。补中益气汤功能补中益气，升阳举陷。加泽泻、辛夷、白芷、细辛，以助散寒除湿通窍之力。若腹胀便溏，清涕如水，点滴而下者，可酌加山药、干姜、砂仁；若畏风怕冷，遇寒则喷嚏频频者，可酌加防风、桂枝，亦可选用参苓白术散加减。若脾阳虚甚，可用理中汤加减。小儿鼻鼽多属肺脾气虚，用药不宜温燥，可用四君子汤合苍耳子散加减。

（3）肾阳亏虚，温煦失职

主证：鼻痒，喷嚏频频，清涕如水，鼻塞。面色㿠白，形寒肢冷，精神不振，腰膝酸软，五更泄泻或久泄不止，小便清长，夜尿频数，耳鸣耳聋，头晕目眩。鼻黏膜淡白，下鼻甲肿大。舌质淡，舌苔白，脉沉细无力，两尺尤甚。

证候分析：肾阳不足，温煦失职，风寒异气易从口鼻、肌表入侵，则发鼻痒；正邪相争，故喷嚏频频；肾阳虚弱，气化失职，寒水上泛，津停鼻窍，而鼻塞，清涕如水，下鼻甲肿大，鼻黏膜淡白；肾阳不能温煦，则面色㿠白，形寒肢冷，精神不振，腰膝酸软；阳虚失于摄纳，则见五更泄泻或久泄不止，小便清长，夜尿频数；肾亏髓海空虚，则见耳鸣耳聋，头晕目眩。舌质淡，舌苔白，脉沉细无力等均为肾阳虚之象。

治法：温补肾阳，固肾纳气。

方药：金匮肾气丸加减。方中六味地黄丸滋补肝肾，补泻并用，使补而不腻，配以肉桂、附子以温补肾中元阳，以少火生阳。若鼻塞甚清涕多，可加半夏、陈皮、薏苡仁；若喷嚏兼有腹胀、便溏，加干姜、党参、吴茱萸；若鼻塞鼻痒怕风，则加黄芪、防风。若清涕如水样，长流不止者可用真武汤。若属肺肾阳虚，可用麻黄附子细辛汤。

（4）肺经郁热，上犯鼻窍

主证：突发性鼻痒，喷嚏频频，流清涕或黏涕，鼻塞，或见咳嗽，咽痒，咽干烦躁等症状。舌质红，舌苔白或黄，脉数。

证候分析：邪热久郁肺经，肺失清肃，又复感温热邪气，两邪相搏，则发为鼻痒、喷嚏；邪热迫津外泄则流清涕或黏涕；邪热煎熬津液，故咽干烦躁。舌质红、舌苔白或黄、脉数为肺热之象。

治法：清宣肺气，通利鼻窍。

方药：辛夷清肺饮加减。方中黄芩、栀子、石膏、知母、桑白皮清泻肺热；辛夷、枇杷叶、升麻宣通肺气，清通鼻窍；百合、麦冬清养肺金。全方有清肺热通鼻窍之功。

4. 外治法 主要以中药制剂疏通鼻窍。包括以芳香散邪通窍的中药滴鼻剂滴鼻；以辛夷、白芷、川芎等宣通鼻窍的中药研末嗅鼻；以棉裹细辛膏塞鼻；以鹅不食草干粉配以凡士林制为膏剂涂鼻等。

5. 针灸治疗

（1）体针：取迎香、印堂、风池、风府、足三里等为主穴，以禾髎、肺俞、脾俞、肾俞、三阴交等为配穴，每次主穴、配穴各取1~2穴，每日1次。有报道称针刺蝶腭神经节能取得较好疗效。

（2）灸法：主穴为百会、上星、印堂、身柱，配穴为膏肓、足三里、三阴交、气海、肺俞等穴，可选艾条悬灸或隔姜灸，或艾炷直接灸。每穴灸15~20分钟。有报道称火龙灸、雷火灸等效果显著。

（3）耳穴：取神门、内分泌、内鼻、肺、脾、肾、肾上腺、皮质下等穴。可两耳交替使用，3日轮换，并嘱患者每日自行按压2~3次。

（4）穴位注射：取迎香、合谷、风池等穴，药物可选当归注射液、人参注射液、丹参注射液等。

（5）揿针：取印堂、鼻通、迎香、足三里等选穴，每次留针3天，1周1~2次，并嘱托患者每日按压刺激穴位。

6. 其他疗法

（1）穴位贴敷：用白芥子、甘遂、细辛等研末，用姜汁调匀后贴敷于肺俞、膏肓、百劳等穴。

（2）按摩：患者将双手大鱼际摩擦至发热后贴于鼻梁两侧，自鼻根至迎香穴轻轻摩擦至局部觉热。或以两手中指于鼻梁两边按摩20~30次。

第八节 急 鼻 渊

急鼻渊是指急性发病，以鼻流浊涕、量多不止为主要特征的疾病，常伴有头痛、鼻塞、嗅觉减退等症状，严重者可累及骨质及周围组织器官，长期迁延不愈可转变为慢鼻渊。西医学的急性鼻窦炎（acute nasosinusitis）可参考本病辨证施治。

（一）病因病机

1. 病因 脏腑失调，邪犯鼻窍或郁热、湿热上蒸鼻窍。

2. 病机 急鼻渊多属实热之证。外邪内传肺、脾、肝胆，致使脏腑功能失调，邪毒上犯鼻窍；或肝胆蕴热、脾胃湿热由外邪引动上蒸鼻窍；或肝胆气机郁结化火上灼鼻窍为病。

（二）临床表现

1. 发病特点及主要症状 多由伤风鼻塞发展而来。流大量脓涕，常伴有鼻塞、头痛或局部疼痛等症状，亦可继发于局部外伤、邻近器官感染等。

2. 专科检查及主要体征 前鼻镜检查多见鼻腔黏膜色红肿胀，中鼻甲及中鼻道尤甚。中鼻道或嗅裂可见黏脓性分泌物。可通过鼻内镜检查鼻腔各部位，观察其黏膜状况及分泌物的性质、来源等。根据病变部位不同，相应体表投影区域可存在压痛或叩痛。

3. 特殊检查和（或）实验室检查 鼻窦CT为首选的影像学检查，可清楚显示病变范围及黏膜、骨质情况。伴随细菌感染者血常规呈炎性症状改变。

（三）诊断与鉴别

1. 诊断要点 依据病史和临床表现，本病诊断不难，必要时可行影像学检查确诊。中医辨证应四诊合参，依据全身及局部证候，结合舌象、脉象以辨别证候。涉及脏腑主要为肺、肝胆、脾胃。

2. 鉴别诊断　本病应与伤风鼻塞、鼻窒、鼻鼽相鉴别：伤风鼻塞病程短，早期流清涕，后期为黏涕，下鼻甲肿胀；鼻窒以鼻塞和下鼻甲肿胀为主，病程较长；鼻鼽起病快，以鼻塞、鼻痒、喷嚏、流清涕为主证，多有过敏病史；急鼻渊病程相对较长，鼻涕混浊量多，以中鼻甲肿大为主，中鼻道或嗅裂可见脓涕，鼻窦影像学检查可帮助诊断。

（四）辨证分析

1. 肺经风热　风热袭肺，或风寒侵袭、郁而化热，肺失清肃致使邪毒上犯鼻窍为病。

2. 胆腑郁热　邪热侵犯肝胆，胆经热甚上蒸于脑，迫津下渗而为病；或七情所伤，肝胆气机郁结，气机不调，气郁化火，上蒸鼻窍而为病。

3. 脾胃湿热　饮食不节，嗜食酒醴肥甘，损伤脾胃，脾失健运，湿热不化困结鼻窍而为病。

（五）治疗

1. 治疗原则　宜采取综合治疗，局部外治与内治相结合，继发者积极去除病因，以达到改善症状，预防并发症的目的。

2. 一般治疗　注意休息，清淡饮食，避免外感，鼻腔清洁。

3. 辨证论治

（1）肺经风热证

主证：鼻涕量多，多为黄涕或白黏涕，鼻塞，嗅觉减退，头痛。或有发热、恶寒，汗出，咳嗽，痰多。舌红，舌苔薄白或黄，脉浮数。局部检查多见鼻黏膜红肿，鼻腔内见黏脓性分泌物，鼻窦相应部位有压痛或叩痛。

证候分析：风热邪毒袭肺犯鼻，蒸灼鼻窦肌膜，肌腐为涕，则见鼻流黄涕量多；若热势不甚亦可为白黏涕；邪毒壅滞鼻窍，加之涕液壅塞，故鼻塞嗅觉减退；病理产物积聚于鼻窍，则相应部位疼痛；风热犯肺，肺失清肃则见恶寒发热、咳嗽痰多；舌红，舌苔薄白或黄，脉浮数均为风热在表之象。

治法：疏风清热，宣肺通窍。

方药：银翘散加减。方中金银花、连翘为君，辛凉透邪清热，芳香辟秽化浊；薄荷、牛蒡子、荆芥、豆豉助君开腠，桔梗助肺宣气，竹叶、芦根共奏清热生津之功。鼻塞甚者可酌加辛夷；涕多者可加蒲公英、鱼腥草、瓜蒌；头痛甚者可酌加柴胡、葛根。

（2）胆腑郁热

主证：鼻涕量多、脓浊，色黄或色绿，可伴有腥臭味，鼻塞，嗅觉减退，头痛剧烈。口苦，咽干，目眩，耳鸣耳聋，寐少梦多，急躁易怒。舌质红，舌苔黄腻，脉弦数。检查可见鼻黏膜肿胀，红赤明显，鼻腔内见脓性分泌物潴留。鼻窦相应部位有压痛或叩痛。

证候分析：胆腑郁热循经上炎，燔灼气血，熏腐肌膜，故见涕脓、量多伴腥臭；火势较盛故见黏膜红赤明显，鼻塞、嗅觉减退、疼痛较甚；急躁易怒、寐少梦多、耳鸣耳聋、口苦、咽干、目眩、舌红、苔黄腻、脉弦数均为胆腑郁热之象。

治法：清泻肝胆，利湿通窍。

方药：龙胆泻肝汤加减。方中龙胆草苦寒泻肝胆实火；黄芩、栀子清热解毒泻火；泽泻、木通、车前子清热利湿通窍，引热下行；地黄、当归养血滋阴；柴胡引诸药入肝胆经；甘草调和诸药。本方药物多具苦寒之性，多服、久服皆非所宜，药到病除即止。若鼻塞甚者，可酌加苍耳子、辛夷、薄荷；头痛甚者，可酌加蔓荆子、菊花。

（3）脾胃湿热

主证：黄浊鼻涕量多不止，鼻塞持续，缠绵不愈，嗅觉减退。倦怠乏力，胸脘痞闷，头昏、头胀痛，纳呆食少，小便黄赤，便溏。舌质红，苔黄腻，脉滑数。检查可见鼻黏膜肿胀明显，鼻腔内见黏脓性分泌物，鼻窦相应部位有压痛或叩痛。

证候分析：脾胃湿热循经蕴结鼻窍，湿性黏滞，故见鼻涕量多不止；热甚则红，湿甚则肿，故鼻塞重而持续，嗅觉减退；湿热困结脾胃，清阳不升，水谷不布，故见头昏、胀痛，纳呆食少，肢体倦怠；湿热下迫，故见尿黄、便溏；舌红、苔黄腻、脉滑数均为脾胃湿热之象。

治法：清热利湿，化浊通窍。

方药：甘露消毒丹加减。方中滑石、黄芩、茵陈三药共用清热燥湿；菖蒲、白豆蔻、藿香、薄荷芳香化浊通窍；辅以射干、贝母通降肺气。若鼻塞甚者，宜酌加辛夷、白芷、苍耳子；头痛甚者，可依证酌加川芎、白芷、藁本。

4. 外治法

（1）局部用药：如滴鼻、喷鼻、熏鼻等。用具有芳香通窍作用的药物制剂或具有黏膜血管收缩作用的药液滴鼻，或以鼻用激素喷鼻，或以芳香通窍的药物或激素局部雾化或蒸气熏鼻，疏通鼻窍，以利于排除浊涕。

（2）体位引流：通过改变体位达到助窦腔内脓液引流的效果。

5. 针灸等中医特色疗法

（1）体针：主穴取迎香、攒竹、上星、禾髎、印堂、阳白。配穴取合谷、列缺、足三里、三阴交。每次取主穴和配穴各1~2穴，每日针刺1次，7~10日为1个疗程。

（2）揿针：取迎香、鼻通、印堂等。

（3）灸法：主穴取囟门、前顶、迎香、四白、上星。配穴取足三里、三阴交、肺俞、脾俞、肾俞、命门。每次取主穴及配穴各1~2穴。

（4）耳穴：取肺、肝、胆、脾、内鼻等穴。

（5）按摩：取迎香、合谷按摩，每次5~10分钟，每日1~2次；或用两手大鱼际，沿两侧迎香穴上下按摩至发热，每日数次。

6. 物理疗法 鼻部微波治疗、红光等物理治疗，有助于减轻炎症反应，改善症状。

第九节 慢 鼻 渊

慢鼻渊是指以鼻流脓涕，量多不止，反复发作，长期不愈为主要特征的鼻病，本病临床上较为常见，可发生于各种年龄。本病常发于气候变化时，可以伴有鼻塞、嗅觉减退甚至不同程度的头痛等症状，病程较长。西医学慢性鼻窦炎（chronic sinusitis）可参考本病辨证论治。

（一）病因病机

1. 病因 多因肺、脾脏气虚损、邪气久稽、留滞鼻窍所致。

2. 病机 鼻为肺窍，以通为顺，若或脏腑失调，脏气虚损，浊气上逆，清窍闭塞，则可发为鼻塞流涕。反复日久，耗伤正气则虚实夹杂。

（二）临床表现

1. 发病特点及主要症状 以长期鼻流脓涕，量多不止为主要症状，常伴有鼻塞、嗅觉减退等，常有不同程度头痛、头昏表现，且多局限于前额、鼻根部、颌面部、头顶部、眼球后或枕后部等，并有一定时间规律。

2. 专科检查及主要体征　检查见鼻黏膜暗红肿胀，中甲水肿明显，中鼻道、嗅裂等处可见较多脓性或黏液脓性分泌物；病程日久者可见中鼻甲息肉样变或息肉形成。

3. 特殊检查和（或）实验室检查　鼻窦CT等影像学检查可明确诊断。

（三）诊断与鉴别

1. 诊断要点　依据病史和临床表现，结合专科检查及影像学检查，本病诊断不难，中医辨证应四诊合参，依据全身及局部证候，结合舌象与脉象以辨证候。本病多由久病肺脾气虚、浊蒙清窍所致。涉及脏腑主要为肺、肝胆、脾胃。

2. 鉴别诊断　本病主要与鼻窒、鼻鼽相鉴别。鼻窒有反复外感病史，症状逐渐加重，交替性或持续性鼻塞；鼻黏膜多为红肿，鼻涕色黄、量少黏稠；影像学检查鼻窦无阳性体征。鼻鼽有过敏病史，发病快，缓解快，以鼻痒、喷嚏、流清涕为主要症状，鼻黏膜多为苍白，水肿，鼻涕清稀、如水样，部分患者过敏原检查呈阳性。

（四）辨证分析

1. 肺气虚寒　禀赋不足，或久病正虚，致肺气虚弱，卫表不固，易感外邪，寒湿滞鼻而为病。
2. 脾气虚弱　饮食失调，久病失养，劳逸过度，或思虑忧伤，损伤脾胃，致脾气虚弱，鼻失濡养；脾失健运，升降失常，清阳不升，湿浊上泛鼻窍而为病。

（五）治疗

1. 治疗原则　宜采取综合治疗，局部外治与内治相结合，以达到改善症状，恢复鼻腔功能的目的。
2. 一般治疗　预防感冒，保持鼻腔清洁，清淡饮食，注意休息。
3. 辨证论治

（1）肺气虚寒

主证：鼻涕白黏而量多，鼻塞，时有喷嚏，嗅觉减退，遇风冷则诸症加重。全身症状可见头昏头涨，气短乏力，声微懒言，自汗恶风，咳吐白黏痰。舌淡、苔薄白，脉缓弱。检查多见鼻黏膜色淡肿胀，中鼻甲肥大或见息肉样变，中鼻道及嗅裂处有白黏分泌物。

证候分析：肺气虚弱，寒湿滞鼻，蒙蔽清阳，故鼻涕白黏量多，鼻塞，嗅觉减退，头昏脑涨；正邪相争，则时有喷嚏；正虚邪滞，寒湿凝聚脉络，故鼻黏膜色淡肿胀，中鼻甲肥大及息肉样变；肺气虚弱不能固表则见自汗恶风，诸症遇风冷加重，宗气不足则气短乏力、声微懒言；舌淡、苔薄白，脉缓弱均为肺气虚弱、卫表不固之象。

治法：温肺固表，散寒通窍。

方药：温肺止流丹合玉屏风散加减。温肺止流丹温肺益气，宣通鼻窍；玉屏风散益气固表，疏风散寒。鼻涕白黏量多，喷嚏频作，或有息肉样变者，加桂枝、白芍、茯苓；鼻塞明显，加苍耳子、辛夷；头痛头昏者，加白芷、当归、川芎、皂角刺。

（2）脾气虚弱

主证：鼻涕白黏，量多，嗅觉减退，鼻塞较重，头昏头重或闷涨。全身症状可见面色萎黄，肢倦乏力，纳差少食，腹胀便溏。舌淡胖有齿痕、苔薄白或白腻，脉细弱。检查多见鼻黏膜色淡肿胀，中鼻甲肥大或息肉样变，中鼻道及嗅裂等处可见白黏性分泌物。

证候分析：脾气虚弱，水湿不运，湿浊上泛，停聚鼻窍，故涕多、鼻塞、嗅觉减退；脾气虚弱，清阳不升，故头昏头重或闷涨；脾虚湿困，瘀阻鼻窍，故中鼻甲肥大或息肉样变；脾失运化则见面色萎黄，肢倦乏力，纳差少食，腹胀便溏；舌淡胖有齿痕，苔薄白或白腻，脉细弱均为脾虚失运、气血不足之象。

治法：健脾益气，利湿通窍。

方药：参苓白术散加减。鼻塞明显者，加苍耳子、辛夷；黏脓涕量多不止者，加白芷、黄芪、鱼腥草、皂角刺；鼻痒、喷嚏者，加桂枝、白芍、防风、蝉蜕。

4. 外治法

（1）滴鼻：可用芳香通窍的中药滴鼻剂。

（2）洗鼻：利用洗鼻器以具有芳香通窍、活血消肿的药液冲洗鼻腔。

（3）熏鼻：用芳香通窍、活血消肿的药物如苍耳子散、川芎茶调散等，放入砂锅内煎煮令患者趁热用鼻吸入药雾热气，反复熏鼻。

（4）上颌窦穿刺冲洗：用于上颌窦内黏脓分泌物潴留过多，引流不畅，头痛、闷胀感明显者。

（5）鼻窦负压置换疗法：常用于儿童患者。

（6）手术：久病经保守治疗无效者，可考虑手术治疗。

5. 针灸等中医特色疗法

（1）体针：选百会、迎香、印堂、足三里、三阴交等为主穴，以肺俞、脾俞等为配穴。迎香、印堂行针用泻法，余穴用补法。

（2）灸法：以百会、四白、迎香、中脘、足三里、三阴交等为主穴，肺俞、脾俞、肾俞、命门等为配穴。每次选取主穴及配穴各1~2穴，悬灸或隔姜灸。

（3）耳穴：选神门、内鼻、鼻尖、额、肺、脾、肾等穴，以王不留行籽贴压以上穴位。

（4）穴位注射：可选取合谷、迎香、风池、足三里等穴，药物可选胎盘组织液、黄芪注射液、当归注射液等。

（5）按摩：通过鼻部按摩，疏通经络，畅通气血，宣通鼻窍，方法同急鼻渊。取迎香、合谷按摩，每次5~10分钟，每日1~2次；或用两手大鱼际，沿两侧迎香穴上下按摩至发热，每日数次。

6. 物理疗法 局部用超短波或红外线等物理治疗，有助于改善鼻部症状。

第十节 小儿鼻渊

小儿鼻渊是儿童较为常见的鼻病，是以鼻塞、黏脓性鼻涕为主要临床特征的疾病。可发生于幼儿，甚至发生于半岁左右婴儿。因婴幼儿对局部感染常表现为明显的全身反应，或多见呼吸道及消化道症状，故常至儿科就诊。其病因、症状、诊断和治疗与成人患者不尽相同。由于上颌窦和筛窦较早发育，常先受感染，额窦和蝶窦一般在2~3岁后才开始发育，故受累较迟。小儿鼻渊高发和反复发作往往与儿童"稚阴稚阳"之体有关。本病类似于西医学的儿童鼻窦炎（sinusitis in children）。

（一）病因病机

1. 病因 风寒之邪郁而化热或风热侵袭上犯窦窍而发病；或邪热久留，损伤脾阳致水湿积聚窦窍而发病。

2. 病机 儿童为稚阴稚阳之体，卫外不足，极易感受风寒湿热疫疠之邪，侵犯清窍，或病邪久留不去，伤胃损脾，困顿患儿稚嫩之脾阳，脾运化失常，致水湿积聚，滞留窦窍，浊涕长流，病变迁延难愈。

（二）临床表现

1. 发病特点及主要症状

（1）急鼻渊：多继发于伤风感冒之后。早期症状与感冒相似，但全身症状较成人明显。局部症状以鼻塞、流脓浊涕为主，并可有局部红肿压痛。全身症状可见发热、恶寒、脱水、精神萎靡或躁动不安、咽痛、咳嗽或呕吐腹泻等。

（2）慢鼻渊：主要表现为间歇性或持续性鼻塞，大量黏液性或黏脓性鼻涕，张口呼吸，可伴鼻出血。患儿可伴有呼吸道、消化道症状（如咳嗽声嘶、食欲减退、慢性腹泻、营养不良等），或易感冒、有低热、精神萎靡、注意力不集中、记忆力减退、发育迟缓等全身症状。

2. 专科检查及主要体征　鼻腔检查见鼻黏膜红肿，鼻腔内有大量脓涕。

3. 特殊检查和（或）实验室检查　鼻内镜检查可发现引流物来自何处，有助于明确诊断。CT扫描特征：范围广，由于儿童鼻窦黏膜的炎症反应重，一旦发生鼻窦炎，多数显示为多窦甚至全组鼻窦炎，或显示窦腔密度增高。

（三）诊断与鉴别

1. 诊断要点　详细了解病史结合临床症状和检查，不难做出诊断。如学龄前儿童感冒持续1周以上，脓涕不见减少甚至增多，以及其他相关症状加重者，应考虑本病。

2. 鉴别诊断　急性者，应与婴幼儿上颌骨骨髓炎相鉴别，后者全身症状明显且严重，局部皮肤红肿显著，并可累及结膜、牙龈及硬腭。

（四）辨证分析

1. 风热犯窦　感受风寒之邪，郁而化热，或风热侵袭，肺经受邪，与患儿稚阳之体相互作用，导引邪热循经上犯窦窍而发病。

2. 湿浊滞窦　邪热久留不去，伤胃损脾，困顿患儿稚嫩之脾阳，使运化失常，致水湿积聚，滞留窦窍，浊涕长流而发病。

（五）治疗

1. 治疗原则　应强调去除病因，宜采取综合治疗，促进鼻窦引流。

2. 一般治疗　注意休息，清淡饮食，控制感冒，保持鼻腔清洁。

3. 辨证论治

（1）风热犯窦

主证：鼻塞，涕黄浊，嗅觉减退，头痛，并可兼见发热伴恶寒，咳嗽。舌红，苔薄黄，脉浮数。检查可见鼻黏膜红肿，鼻腔内大量脓涕，鼻窦相应部位可有叩痛、压痛。

证候分析：风热犯肺或外感风寒，客于肺系，肺气闭郁，郁而化热，邪热循经上壅鼻窍，燔灼黏膜，则鼻甲充血肿大、鼻塞不通、鼻涕增多；邪壅肺系，肺气不利，则嗅觉减退、头痛；风邪外袭，则发热恶寒；肺失宣降，则咳嗽；舌红，苔薄黄，脉浮数为风热犯窦之象。

治法：疏风清热，宣肺通窍。

方药：苍耳子散加减。方中苍耳子、薄荷入肝经，疏风清热，清利通窍；辛夷、白芷入肺经，芳香通鼻窍。若黄涕较多可加黄芩、连翘、桔梗、藿香。

（2）湿浊滞鼻

主证：久病鼻塞，时轻时重，浊涕黏白，鼻甲肿胀，并可兼见面色萎黄无华，神疲乏力，纳差便溏。舌淡胖，脉缓弱。

证候分析：脾失运化，湿浊上犯，停聚鼻窍，则鼻塞，浊涕黏白，鼻甲肿胀；脾虚湿困，升降失常，则纳差便溏；面色萎黄无华，神疲乏力，舌淡胖，脉缓弱为脾气虚弱之象。

治法：健脾利湿，益气通窍。

方药：参苓白术散加减。方中党参、白术、茯苓、甘草为四君子汤，能补脾益气；山药、扁豆、薏苡仁、砂仁健脾渗湿，芳香醒脾；桔梗开宣肺气，祛痰排脓。若鼻涕浓稠量多者，可酌加陈皮、半夏、枳壳、瓜蒌；若鼻塞甚者，可酌加苍耳子、辛夷。

4. 外治法

（1）滴鼻法：可用具有疏风通窍及收缩黏膜血管作用的药液滴鼻或鼻用激素喷鼻，使鼻窍开放通畅。

（2）熏鼻法：可用芳香通窍、行气活血的药物，如苍耳子散等，放入砂锅中，加水 2000ml，煎至 1000ml，倒入合适容器中，先令患者用鼻吸入热气，从口中呼出，反复多次。

（3）鼻负压置换法：用负压吸引法将鼻窦内的脓液吸引出来，再将适宜的药物进入鼻窦，达到引流通畅的目的。

5. 针灸疗法

（1）针刺：主穴取迎香、攒竹、上星、印堂、阳白等。配穴取合谷、列缺、足三里、丰隆、三阴交等。每次选主穴及配穴各 1～2 穴，每日针刺 1 次。

（2）艾灸：主穴取百会、迎香、四白、上星等。配穴取足三里、三阴交、肺俞、脾俞、肾俞、命门等。每次选主穴及配穴各 1～2 穴，悬灸至局部有焮热感、皮肤潮红为度。此法用于虚寒证。

（3）穴位按摩：选取迎香、合谷，自我按摩，每次 5～10 分钟，每日 1～2 次，或用两手大鱼际，沿两侧迎香穴上下按摩至发热，每日数次。

6. 物理治疗 如理疗，可配合局部超短波或红外线等物理治疗。

第十一节 鼻息肉

鼻息肉（nasal polyp）是以鼻内出现光滑柔软的半透明赘生物为主要特征的疾病。本病常并发于鼻渊、鼻鼽等疾病。

（一）病因病机

1. 病因 风寒侵袭，水液停聚为湿，寒湿凝聚鼻窍而发病；湿热浊气壅结鼻窍，日久形成息肉。

2. 病机 肺气虚弱，卫表不固，腠理疏松，易受风寒侵袭，且肺失肃降，则水道通调不利，水液停聚为湿，寒湿凝聚鼻窍，日久形成息肉；肺经蕴热，肃降失职，水液停聚为湿，湿热浊气壅结于鼻窍，日久形成息肉。

（二）临床表现

1. 发病特点及主要症状 持续性鼻塞，进行性加重，嗅觉减退，闭塞性鼻音；鼻流浊涕，或有头痛，睡眠时打鼾等，常伴头昏头痛，且伴有鼻鼽或鼻渊的症状。

2. 专科检查及主要体征 鼻腔内有单个或多个表面光滑赘生物，多为灰白色或淡红色的半透明赘生物，质地柔软，不易出血，可移动。

3. 特殊检查和（或）实验室检查

（1）鼻内镜检查对明确鼻息肉的部位和范围有重要意义。

（2）鼻窦 CT 扫描对判断病变范围有重要意义。

（3）MRI 检查能够准确地观察鼻腔鼻窦内软组织占位性病变的范围、性质及与周围组织的解剖关系，为鉴别诊断提供依据。

（三）诊断与鉴别

1. 诊断要点　鼻塞，鼻腔见光滑半透明样新生物。

2. 鉴别诊断

（1）鼻腔内翻性乳头状瘤：鼻腔可见鼻腔新生物，呈色灰白或淡红，但表面常粗糙不平，可恶变，多发于一侧鼻腔，手术时易出血。偶见鼻息肉和鼻腔内翻性乳头状瘤并存的情况，并可能双侧发病。鼻部 CT 或 MRI 有助于诊断。

（2）鼻咽纤维血管瘤：瘤体基底广，多在鼻腔后段及鼻咽部，偏于一侧，不能移动。表面可见血管，色红，触之较硬，易出血，有鼻塞、鼻出血史，多见于男性青少年。鼻部 CT 或 MRI 有助于诊断。

（3）鼻腔恶性肿瘤：一侧鼻腔内新生物，粗糙不平，触之易出血。呈单侧进行性鼻塞，反复鼻出血，或有血性脓涕且臭，并伴面部麻木，剧烈偏头痛。活检可确诊。鼻部 CT 或 MRI 有助于诊断。

（四）辨证分析

1. 寒湿凝聚　肺气虚弱，卫表不固，腠理疏松，易受风寒侵袭，且肺失肃降，则水道通调不利，水液停聚为湿，寒湿凝聚鼻窍，日久形成息肉。

2. 湿热蕴积　肺经蕴热，肃降失职，水液停聚为湿，湿热浊气壅结于鼻窍，日久形成息肉。

（五）治疗

1. 治疗原则　以综合治疗为主，局部外治与内治相结合，以达到改善症状的目的；其重点在于如何防止或延缓手术后复发。早期息肉样变或单发的较小息肉，可应用中药和（或）鼻用糖皮质激素，以促进其消退；疑为鼻息肉者，应尽早手术，并配合术前及术后的中西药物治疗。对于多次复发的鼻息肉患者，尤其是合并有变态反应因素者，辨证论治尤为重要。

2. 一般治疗　清淡饮食，避免接触过敏原，保持鼻腔清洁。

3. 辨证论治

（1）寒湿凝聚

主证：渐进性或持续性鼻塞，鼻黏膜色淡或苍白，鼻息肉色白透明，嗅觉减退或丧失，流涕清稀或白黏，喷嚏多，易感冒，畏风寒。舌质淡，苔白腻，脉缓弱。

证候分析：素体气虚，屡受风寒侵袭，寒湿滞留鼻窍，日久形成色白透明息肉，堵塞鼻道，故见鼻塞日渐加重、嗅觉减退；寒湿为患，津液不行，故鼻流清涕；肺气虚，卫表不固，故易患感冒；舌质淡、苔白腻、脉缓弱为寒湿内盛之象。

治法：温化寒湿，散结通窍。

方药：温肺止流丹加减。方中细辛、荆芥疏散风寒；党参、甘草、诃子补肺敛气；桔梗、鱼脑石散结除涕。可加黄芪、白术、五味子补气敛肺；鼻塞甚者，加辛夷、白芷芳香通窍；常感冒者，可合玉屏风散。

（2）湿热蕴积

主证：持续性鼻塞，鼻黏膜色红，息肉灰白、淡红或暗红，嗅觉减退，涕多黄稠。头痛头胀，口干。舌质红，苔黄腻，脉滑数。

证候分析：湿热壅滞鼻窍，积聚日久而形成息肉，息肉阻于鼻窍，故鼻塞呈持续性、嗅觉减退；湿热蕴积鼻窍，则涕多黄稠；湿热困结，清窍被蒙，故头痛、头胀；湿热阻滞，津不上承，则口干；舌质红、苔黄腻、脉滑数均为湿热内蕴之象。

治法：清热利湿，散结通窍。

方药：辛夷清肺饮加减。方中以黄芩、栀子、石膏、知母清利肺胃之热；辛夷、枇杷叶宣肺通窍；升麻、甘草解毒祛邪；百合、麦冬味甘性微寒，助湿，可去而不用。可加车前子、泽泻、僵蚕、浙贝母以助清热祛湿，加鱼腥草、败酱草以清热解毒除涕；头痛明显者，可加蔓荆子、菊花以清利头目；息肉暗红者，加桃仁、红花、川芎等活血散结。

4. 外治法

（1）滴鼻：用芳香通窍的中药滴鼻剂滴鼻以疏通鼻窍。

（2）蒸气吸入：使用温经通络、散寒通窍的药物进行蒸气吸入。

（3）手术：保守治疗无效者，可手术摘除息肉，现多采用鼻内镜手术，易于彻底清除鼻腔及窦腔内病变组织。

第十二节 鼻　衄

鼻衄是以鼻出血为主要特征的病证，是耳鼻咽喉科最常见的急症之一，可发生于单侧或双侧，轻者仅为涕中带血，重者大出血，可引起失血性休克甚至危及生命，又称为伤寒鼻衄、时气鼻衄、温病鼻衄、虚劳鼻衄、经行鼻衄等。本病相当于西医学的鼻出血（epistaxis）。

（一）病因病机

鼻衄可分为实证和虚证两大类。实证者，多因火热气逆、迫血妄行而致；虚证者，多因阴虚火旺或气不摄血而致。

1. 病因　风热或燥热外邪损伤阳络发病；胃经积热、肝火上逆、心火亢盛可致火热迫血妄行而发病；或虚火上炎，损伤阳脉；脾气虚弱，统摄无权，血不循经而发病。临床常见导致鼻腔出血的因素可分为局部因素和全身因素，局部因素包括创伤、手术、鼻腔鼻窦炎症、鼻中隔病变、鼻部肿瘤、解剖变异及血管畸形；全身因素包括凝血功能障碍（血液系统疾病、肝肾功能障碍、非甾体抗炎药的使用、酗酒）、心血管疾病、急性传染病、内分泌疾病及遗传性毛细血管扩张症。儿童鼻出血多见于鼻腔干燥、变态反应、鼻腔异物、血液系统疾病、肾脏系统疾病及偏食。

2. 病机　鼻衄与肺、胃、肝、心、脾、肾关系密切，与全身的气血偏盛偏衰有关。

（二）临床表现

1. 发病特点及主要症状　多为单侧鼻腔出血，量少者如涕中带血，出血剧烈或鼻腔后部的出血为口鼻同时流血或双侧鼻腔流血。成人急性失血量达 500ml 时，多有头昏、口渴等症状，失血量达到 1000ml 可出现血压下降、心率加快等休克前期症状。

2. 专科检查及主要体征　鼻腔见血迹或活动性渗血；咽后壁见血液。

3. 特殊检查和（或）实验室检查

（1）前鼻镜检查：多能发现鼻腔前部的出血点。

（2）鼻内镜检查：用于明确鼻腔后段或隐匿部位的出血。

（三）诊断与鉴别

1. 诊断要点　鼻腔出血；鼻腔见血迹或活动性渗血，或咽后壁见血液。

2. 鉴别诊断　详询病史，仔细检查，逐步明确病因，须排除下呼吸道、消化道出血。

（四）辨证分析

1. 肺经风热　风热或燥热之外邪犯肺，肺失肃降，邪热循经上犯鼻窍，损伤阳络，血溢清道而为衄。

2. 胃热炽盛　胃经素有积热，或因暴饮烈酒，过食辛燥，致胃热炽盛，火热内燔，循经上炎，损伤阳络，迫血妄行而为衄。

3. 肝火上炎　情志不舒，肝气郁结，郁久化火，循经上炎，或暴怒伤肝，肝火上逆，血随火动，灼伤鼻窍脉络，血溢脉外而为衄。

4. 心火亢盛　由于情志之火内生，或气郁而化火，致使血热，心火亢盛，迫血妄行，发为鼻衄。

5. 阴虚火旺　素体阴虚，或劳损过度、久病伤阴，致肝肾阴虚，水不制火，虚火上炎，损伤阳络，血溢脉外而衄。

6. 气不摄血　久病不愈，忧思劳倦，饮食不节，损伤脾胃，以致脾气虚弱，统摄无权，气不摄血，血不循经，渗溢于鼻窍而致衄。

（五）治疗

1. 治疗原则　鼻衄属于急症，临床治疗要遵照"急则治其标，缓则治其本"的原则，包括寻找出血部位、判断出血原因并估计出血量，对出血量多的患者应注意补充血容量。

2. 一般治疗　清淡饮食，对鼻衄患者应稳定其紧张情绪；嘱患者卧床休息，减少活动；保持大便通畅；有高血压等基础疾病的患者则应控制好血压。

3. 应急处理

（1）简易止血法：位于鼻中隔前段的出血常为利特尔区出血，可推挤鼻翼压迫鼻中隔止血；或用冷毛巾湿敷前额、后颈部，促进血管收缩，制止或减少出血。

（2）滴鼻：采用血管收缩剂滴鼻。

（3）填塞止血：可选用 1%麻黄素棉片、1∶1000 肾上腺素棉片及明胶海绵填入鼻腔前段，压迫止血。出血较剧烈或出血面积大，难以用简易方法止血时，可采用填塞止血法。此法为最有效、最可靠的止血方法。

4. 辨证论治

（1）肺经风热

主证：鼻中出血，点滴而下，色鲜红，量不甚多。多伴有鼻塞涕黄，咳嗽痰少，口干。舌质红，苔薄白而干，脉数或浮数。出血部位多位于鼻中隔，或见黏膜糜烂，鼻腔干燥，有灼热感。

证候分析：邪热灼伤鼻窍脉络，则衄血且血色鲜红；热邪在表，故出血量不多，点滴而下；邪热犯肺，耗伤肺津，故鼻腔干燥、有灼热感；鼻塞涕黄、咳嗽痰少、口干，舌质红、苔薄白而干、脉数或浮数均为肺经风热之象。

治法：疏风清热，凉血止血。

方药：桑菊饮加减。本方为疏风清热之剂，应用时可加牡丹皮、白茅根、栀子炭、侧柏叶等清热止血。

（2）胃热炽盛

主证：鼻中出血，量多，色鲜红或深红。多伴有口渴引饮，口臭，或齿龈红肿、糜烂出血，大便秘结，小便短赤。舌质红，苔黄厚而干，脉洪数或滑数。鼻黏膜色深红而干。

证候分析：胃热炽盛，火热内燔，迫血外溢，故出血量多、色鲜红或深红；热盛伤津，故鼻黏膜干燥、口渴引饮；口臭、齿龈红肿或糜烂出血、大便秘结、小便短赤、舌质红、苔黄厚而干、脉洪数或滑数均为胃热炽盛之象。

治法：清胃泻火，凉血止血。

方药：凉膈散加减。方中以黄芩、栀子清热泻火；薄荷、连翘疏解外邪；竹叶清热利尿，引热下行；大黄、芒硝、甘草利膈通便。全方清上泻下，使火热清则衄自解。若大便通利，可去芒硝；热甚伤津耗液，可加麦冬、玄参、白茅根之类养阴清热生津。

（3）肝火上炎

主证：鼻衄暴发，量多，血色深红，常伴有头痛头晕，耳鸣，口苦咽干，胸胁苦满，面红目赤，烦躁易怒。鼻黏膜色深红。舌质红，苔黄，脉弦数。

证候分析：肝藏血，肝火上逆，火邪迫血妄行，溢于清道，故鼻衄暴发、量多色深红，鼻黏膜色深红；肝火上炎，扰于清窍，故见头痛头晕、耳鸣、口苦咽干、面红目赤；肝气郁结，气机不畅，故胸胁苦满、烦躁易怒；舌质红、苔黄、脉弦数为肝经火热之象。

治法：清肝泻火，凉血止血。

方药：龙胆泻肝汤加减。可加牡丹皮、仙鹤草、茜草根等加强凉血止血之功；加石膏、黄连、竹茹、青蒿等以清泻上炎之火。若口干甚者，加麦冬、玄参、知母、葛根等以清热养阴生津；若大便秘结者加大黄、芦荟；若暴怒伤肝，或肝火灼阴，致肝阳上亢而见头晕目眩、面红目赤、鼻衄、舌质干红少苔者，可用豢龙汤加减。

（4）心火亢盛

主证：鼻干焮热，鼻血外涌，血色鲜红。伴有面赤，心烦失眠，身热口渴，口舌生疮，大便秘结，小便黄赤，甚则神昏谵语。鼻黏膜红赤。舌尖红，苔黄，脉数。

证候分析：心开窍于舌，其华在面，心火上炎，故面赤、口舌生疮；心主血，火邪迫血妄行，上溢鼻窍，故鼻干焮热而鼻衄；火热伤津，故口渴；心火内炽则心烦；火扰心神，故失眠，甚则神昏谵语；心移热于小肠则小便黄赤；舌尖红、苔黄、脉数属心火上亢之象。

治法：清心泻火，凉血止血。

方药：泻心汤加减。本方用大黄、黄芩、黄连苦寒直折，清心泻火。可加白茅根、侧柏叶、茜草根等加强凉血止血之效；心烦不寐、口舌生疮者，加生地黄、木通、莲子心以清热养阴，引热下行。

（5）阴虚火旺

主证：鼻衄色红，量不多，时作时止。伴口干少津，头晕眼花，五心烦热，健忘失眠，腰膝酸软，或颧红盗汗。鼻黏膜色淡红而干嫩。舌红少苔，脉细数。

证候分析：肝肾阴虚，虚火上炎，伤及血络，故鼻衄时作时止；精血不足，则出血量不多，鼻黏膜色淡红干嫩；阴津不足，则口干少津；肝肾阴虚，不能濡养清窍，则头晕眼花；虚火上扰心神，则五心烦热、健忘失眠、颧红盗汗；肾阴虚则腰膝酸软；舌红少苔、脉细数为阴虚火旺之象。

治法：滋补肝肾，养血止血。

方药：知柏地黄汤加减。可加旱莲草、阿胶等滋补肝肾，养血；加藕节、仙鹤草、白及等收敛止血；若肺肾阴虚者，可用百合固金汤以滋养肺肾。

（6）气不摄血

主证：鼻衄常发，色淡红，量或多或少，缠绵难愈。面色无华，少气懒言，神疲倦怠，纳呆便溏。鼻黏膜色淡。舌淡苔白，脉缓弱。

证候分析：脾虚气弱，气不摄血，故鼻衄常发；脾虚气血生化乏源，则血色淡红，缠绵难愈；脾虚血少，则鼻黏膜色淡；气血不足，则面色无华、少气懒言、神疲倦怠；脾气虚运化失职，则纳呆便溏；舌淡苔白、脉缓弱为气虚之象。

治法：健脾益气，摄血止血。

方药：归脾汤加减。本方可气血双补，兼养心脾，令脾气健旺，生化有源，统摄之权自复。可加阿胶以补血养血，加白及、仙鹤草以收敛止血。纳呆者加神曲、麦芽。

此外不论属何种原因引起的鼻衄，总因鼻中出血而使营血耗伤，故出血多者，每见血虚之象，如面色苍白、心悸、神疲、脉细等，除按以上辨证用药外，还可配合和营养血之法，适当加入黄精、何首乌、桑椹子、地黄等养血之品。若鼻衄势猛不止，可见阴血大耗，以致气随血亡。阳随阴脱，症见汗多肢凉，面色苍白，四肢厥逆，或神昏、脉微欲绝者，宜急用回阳益气、固脱摄血之法，以救逆扶危，如选用独参汤或参附汤。

5. 药物治疗

（1）镇静剂：有助于安定情绪，减缓出血。可选用地西泮、艾司唑仑等口服或肌内注射。

（2）止血剂：如巴曲酶、酚磺乙胺等，以改善凝血机制。

（3）维生素：维生素C、维生素K、维生素P等。

（4）补液　出血量大者静脉补液以扩充血容量，必要时可输血，防止休克。

6. 针灸疗法

（1）体针：肺经风热者，取少商、迎香、尺泽、合谷、天府等穴；胃热炽盛者，取内庭、二间、大椎等穴；心火亢盛者，取阴郄、少冲、少泽、迎香等穴；肝火上炎者，取巨髎、太冲、风池、阳陵泉、阴郄等穴，伴高血压者，加人迎或曲池；阴虚火旺者，取太溪、太冲、三阴交、素髎、通天等穴；气不摄血者，取脾俞、肺俞、足三里、迎香等穴。实证用泻法，并可点刺少冲、少泽、少商等穴出血；虚证用补法或用平补平泻法。

（2）耳穴：取内鼻、肺、胃、肾上腺、额、肝、肾等耳穴，用王不留行籽贴压。

7. 病因治疗　如有明确的出血原因，应选择适合的治疗措施，积极治疗原发病。如控制血压、改善凝血机制等。必要时请相关学科会诊，协同治疗。

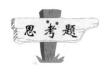

1. 简述疔疮走黄的症状及病情预后及转归。
2. 简述伤风鼻塞的鉴别诊断。
3. 简述鼻窒的主要临床特点。
4. 简述鼻槁的主要临床特点。
5. 简述鼻衄的主要病因病机。
6. 简述鼻衄如何辨证论治。
7. 简述急鼻渊的临床表现、诊断要点及鉴别诊断。
8. 简述慢鼻渊的临床表现、诊断要点及鉴别诊断。
9. 简述小儿鼻渊如何辨证论治。
10. 简述鼻息肉主要临床特点。

第十一章 咽部疾病

第一节 急喉痹

急喉痹是指以发病急骤，咽部疼痛明显，喉底肌膜红肿为主要特征的疾病。本病冬春季节多发，以儿童多见。本病相当于西医学的急性咽炎（acute pharyngitis）。

（一）病因病机

1. 病因 外因主要是外感风热，壅遏咽喉；内因多是过食辛辣炙煿厚味，以致肺胃蕴热，上蒸咽喉。病前常有受凉、过度疲劳等诱因。

2. 病机 咽喉为肺胃之门户。外邪犯肺，客于咽喉，蕴积生热；或过食辛辣炙煿厚味，以致肺胃蕴热，复感外邪，内外邪热搏结，蒸灼咽喉而为病。

（二）临床表现

1. 发病特点及主要症状 以明显咽痛为主要症状，可有轻微发热等全身不适。

2. 专科检查及主要体征 口咽部黏膜色红肿胀，或有毛细血管扩张。

3. 特殊检查和（或）实验室检查 血常规检查可示白细胞正常，或轻中度升高。

（三）诊断与鉴别

1. 诊断要点 依据病史和临床表现，本病诊断不难。中医辨证应四诊合参，依据全身及局部证候，结合舌象与脉象以辨证候。

2. 鉴别诊断 本病应与急乳蛾及疫病咽喉病变相鉴别，急乳蛾以喉核红肿，表面或有脓栓为特征。很多疫病早期有类似于急喉痹的表现，但这些疾病多发病迅速，很快出现明显的全身症状，且可能出现高热等。

（四）辨证分析

1. 风热外侵 风热侵犯，火性炎上，上犯咽喉，正邪相争，发为喉痹。

2. 肺胃热盛 外邪侵犯，入里化热；或过食辛辣炙煿，以致肺胃蕴热，复感外邪，内外邪热搏结，蒸灼咽喉而为病。

（五）治疗

1. 治疗原则 宜采取综合治疗，局部外治与内治相结合，以达到改善症状的目的。

2. 一般治疗 注意休息，清淡饮食。

3. 辨证论治

（1）外感风热

主证：咽黏膜色鲜红肿胀，咽灼热疼痛，吞咽时疼痛加重。兼有发热恶寒，头痛，咳嗽痰黄。舌边尖红、舌苔薄白或薄黄，脉浮数。

证候分析：风热之邪上犯，火热上攻咽喉，故咽痛灼热，吞咽时疼痛加重，咽黏膜色鲜红肿胀；风热在表，正邪相争，故发热恶寒；风热外犯，故头痛，咳嗽痰黄，舌边尖红、舌苔薄白或薄黄，脉浮数。

治法：疏风清热，利咽消肿。

方药：疏风清热汤加减。方中荆芥、防风疏风解表；金银花、连翘、黄芩、赤芍清热解毒，玄参、浙贝母、天花粉、桑白皮清肺化痰；牛蒡子、桔梗、甘草散结解毒，清利咽喉。亦可用桑菊饮。

（2）肺胃热盛

主证：咽痛较剧，吞咽困难。口渴多饮，口气臭秽，咳嗽痰黏，便秘尿黄。舌红、苔黄，脉洪数。咽黏膜红肿，咽后壁淋巴滤泡红肿。

证候分析：肺胃热盛，热邪循经上犯，火热燔灼咽喉，则咽痛较剧，吞咽困难，咽黏膜红肿；热邪炼液成痰，则咳嗽痰黏；火热内炽，则口渴喜饮，口气臭秽，便秘尿黄，舌红、苔黄，脉洪数。

治法：泄热解毒，利咽消肿。

方药：清咽利膈汤加减。方中金银花、连翘、栀子、黄芩、黄连泻火解毒；荆芥、防风疏风散邪；桔梗、甘草、牛蒡子、玄参、薄荷利咽消肿止痛；生大黄、玄明粉通便泻热。发热者，加石膏；口渴甚者，加葛根、麦冬；痰多者，加浙贝母、竹茹。

4. 外治法

（1）吹药：用疏风祛邪、清热解毒、利咽消肿的中药粉剂吹于咽部。

（2）含服：用清热解毒利咽的中药含片含服。

（3）含漱：用清热解毒、利咽消肿的中药煎水含漱。

（4）雾化：用清热解毒、利咽消肿的中药煎剂或注射液雾化。

5. 针灸等中医特色疗法

（1）体针：选合谷、内庭、曲池、肺俞、照海、风府为主穴；尺泽、内关、复溜、列缺等为配穴，行针用泻法。

（2）刺血法：咽部红肿、疼痛剧烈伴发热者，可用三棱针在耳尖、耳背或十宣穴点刺放血。

第二节 慢喉痹

慢喉痹是以反复咽部微痛、咽干咽痒、有异物感，或喉底颗粒突起为主要特征的疾病。以成人多见，常迁延难愈，反复发作，相当于西医学的慢性咽炎（chronic pharyngitis）。

（一）病因病机

1. 病因 常因急喉痹反复发作或失治误治转为慢喉痹；或嗜好烟酒辛辣厚味，或长期接触烟尘等有害气体；或温热病后，或劳倦内伤，致脏腑虚损，咽喉失养而发病。

2. 病机 急喉痹反复发作，余邪滞留，化热伤阴；或久病伤阴，肺阴受损，肾阴亏虚，阴液不足，水不制火，虚火上炎，灼于咽喉，发为慢喉痹。或寒凉攻伐太过，或房劳过度，或操劳过度，或久病误治，以致脾肾阳虚，虚阳浮越，上扰咽喉而为病。饮食不节，思虑过度，劳伤脾胃，或久病伤脾，致脾胃受损，水谷精微生化不足，津不上承，咽喉失养；或水湿停聚为痰，凝结咽喉，发为慢喉痹。

（二）临床表现

1. 发病特点及主要症状　以咽干，咽痒，咳嗽，轻微疼痛，灼热感或有异物感等为主要表现，常反复发作。

2. 专科检查及主要体征　可见咽黏膜充血或肿胀，毛细血管扩张，悬雍垂充血或肿胀，咽侧索肥厚，咽后壁淋巴滤泡增生甚者融合成片，咽黏膜干燥，少数出现黏膜萎缩甚或呈皮革样改变。

3. 特殊检查和（或）实验室检查　可见鼻咽黏膜充血；喉咽黏膜充血肿胀，以杓间襞最为明显。喉咽 24 小时 pH 监测有助于与反流性咽喉病相鉴别。

（三）诊断与鉴别

1. 诊断要点　根据病史和临床表现，即可诊断本病。中医辨证需依据全身及局部证候，结合舌脉，四诊合参。本病涉及脏腑主要是肺、脾胃与肝肾。

2. 鉴别诊断　本病主要应与慢乳蛾相鉴别。后者主要为喉核病变，表面或有脓点。

（四）辨证分析

1. 肺肾阴虚　肺阴受损，肾阴亏虚，阴液不足，水不制火，虚火上炎，灼于咽喉，发为慢喉痹。

2. 脾胃虚弱　饮食不节，思虑过度，劳伤脾胃，或久病伤脾，致脾胃受损，水谷精微生化不足，津不上承，咽喉失养，发为慢喉痹。

3. 脾肾阳虚　寒凉攻伐太过，或房劳过度，或操劳过度，或久病误治，以致脾肾阳虚，虚阳浮越，上扰咽喉而为病。

4. 痰瘀互结　饮食不节，损伤脾胃，运化失常，水湿停聚为痰，凝结咽喉；或急喉痹反复发作，余邪滞留，久则气血壅滞而为病。

（五）治疗

1. 治疗原则　本病采用综合治疗，尤其需注意脾胃功能的保护，并注意积极治疗咽喉周围相关疾病。

2. 一般治疗　舒畅情志，饮食清淡。

3. 辨证论治

（1）肺肾阴虚

主证：咽微痛，咽干，咽痒，干咳，灼热感，或咽部哽噎不利。舌红苔薄，脉细数。咽黏膜微红，干燥，甚或萎缩。

证候分析：阴虚少津，虚火上炎，故咽微痛，干痒咳嗽，灼热或咽部哽咽不利；咽喉失养，故黏膜干燥或萎缩；阴虚火旺，故舌红、苔薄，脉细数。

治法：滋养肺肾，降火利咽。

方药：百合固金汤加减。方中百合、生熟地黄滋养肺肾阴液，麦冬、玄参养肺阴，清肺热；当归、芍药养血和营，贝母、桔梗化痰止咳；甘草调和诸药。若咽后壁淋巴滤泡增生者，可加桔梗、香附、郁金、合欢花。偏肺阴虚者，可用养阴清肺汤加减。偏肾阴虚者，可用六味地黄丸加减。若咽部干燥焮热较重、大便干结，此为虚火亢盛，宜加强降火之力，可用知柏地黄汤加减。

(2) 脾气虚弱

主证：咽干微痛，咽喉不适，有痰黏着感。口干不欲饮或喜热饮。可见恶心、呃逆反酸、倦怠乏力，少气懒言，或腹胀，胃纳欠佳，大便不调。舌淡红，边有齿印，舌苔薄白，脉细弱。咽黏膜淡红或微肿、咽后壁淋巴滤泡增生。

证候分析：脾胃虚弱，运化失职，津液不能上达于咽，咽失濡养，故咽干微痛；脾虚不健，水湿不运，聚而生痰，故咽喉不适，有痰黏着感；脾胃失调，胃气上逆，故易恶心、呃逆反酸、倦怠乏力，少气懒言，腹胀，胃纳欠佳，大便不调；脾胃气虚，故口干不欲饮或喜热饮，舌淡红、边有齿印，舌苔薄白，脉细弱。

治法：益气健脾，升清利咽。

方药：四君子汤加减。方中党参为君，甘温益气，健脾养胃；臣以苦温之白术，健脾燥湿，加强益气助运之力；佐以甘淡茯苓，健脾渗湿，苓术相配，则健脾祛湿之功益著；使以炙甘草，益气和中，调和诸药；四药配伍，共奏益气健脾之功。方中可加桔梗清利咽喉；若咽部脉络充血，咽黏膜肥厚者，可加丹参、合欢花、郁金；痰黏者可加香附、枳壳；易恶心、呃逆者，可加法半夏、厚朴、苏梗；若纳差、腹胀便溏、苔腻者，可加砂仁、藿香、茯苓、薏苡仁。

(3) 脾肾阳虚

主证：咽部有异物感，哽噎不利，痰涎稀白。咽黏膜色淡。

可有形寒肢冷，腰膝冷痛，腹胀食少，大便稀薄。舌淡胖、苔白，脉沉细。

证候分析：脾肾阳虚，阴寒内生，咽失温煦，则咽部有异物感，哽噎不利，痰涎稀白，咽黏膜色淡；脾阳虚则腹胀食少，大便稀薄；肾阳虚则形寒肢冷、腰膝冷痛，舌淡胖、苔白，脉沉细。

治法：补脾益肾，温阳利咽。

方药：附子理中汤加减。方中党参、白术益气健脾；干姜、附子温补脾肾之阳气；甘草调和诸药。若腰膝酸软冷痛者，可加肉苁蓉、杜仲、牛膝；若咽部不适、痰涎清稀量多者，可加半夏、白芥子、茯苓；若腹胀纳呆者，可加砂仁、木香、枳壳。

(4) 痰瘀互结

主要证候：咽部微痛，伴异物梗阻感，痰黏着感，咳痰不爽。咽黏膜暗红或咽后壁淋巴滤泡增生。可见恶心欲呕，胸闷不舒等。舌暗红或有瘀斑、瘀点，苔薄白，脉弦滑。

证候分析：邪毒久滞，血行不畅，郁而化火，炼液成痰，痰瘀互结于咽喉，故有咽部微痛，异物梗阻感、痰黏着感，咽黏膜暗红或咽后壁淋巴滤泡增生；气机不畅，胃气不降，故恶心欲呕，胸闷不适；痰湿血瘀互结，故舌暗红，或有瘀斑、瘀点，苔薄白，脉弦滑。

治法：理气化痰，散瘀利咽。

方药：贝母瓜蒌散合会厌逐瘀汤加减。贝母瓜蒌散中贝母、瓜蒌清热化痰润肺；橘红理气化痰；桔梗宣利肺气、清利咽喉；茯苓健脾利湿；会厌逐瘀汤中桃仁、红花、当归、赤芍、生地黄活血祛瘀；配合柴胡、枳壳行气理气；桔梗、甘草、玄参清利咽喉。

4. 外治法 含法：可含服铁笛丸、甘桔冰梅片等含片。

5. 针灸等中医特色疗法

(1) 体针：选合谷、足三里、曲池、颊车等穴位。

(2) 耳针：选咽喉、肺、扁桃体、内分泌等穴，埋针或以王不留行籽贴压。

(3) 烙法：咽后壁淋巴滤泡增生明显者可烙治。

(4) 啄治：咽后壁淋巴滤泡增生明显或咽侧索肥厚者，可用啄治刀在咽后壁淋巴滤泡及咽侧索上啄治。

(5) 导引：又称吞金津玉液法。每日晨起或夜卧时盘腿静坐，全身放松，排除杂念，双目微闭，舌抵上腭数分钟，然后叩齿36下，搅海（舌在口中搅动36下），口中即生津液，再鼓腮含漱9次，用意念送至脐下丹田。

第三节 急乳蛾

急乳蛾是以起病急骤，咽痛，喉核红肿，表面或有黄白脓点为主要临床特征的疾病。本病是咽部的一种常见病、多发病，好发于10~30岁人群，老年人少见。本病以咽部灼热疼痛、喉核红肿或伴脓点为主，临床多为热证、实证。本病类似于西医学的急性扁桃体炎（acute tonsillitis）。

（一）病因病机

1. 病因 外因多以风热之邪入侵，搏结于喉核，或外邪势盛，由表及里，肺胃受之，火热上攻喉核。内因主要与多食炙煿、过饮热酒、肺胃蕴热有关。

2. 病机 喉核位于咽旁两侧，上连口腔，下通肺胃。若风热邪毒侵袭，肺气失宣；或饮食不节，肺胃蕴热；或邪气亢盛化为火毒，上攻喉核，致使脉络受阻，肌膜受灼，则喉核红肿疼痛，状如蚕蛾。本病多为实热证。

（二）临床表现

1. 发病特点及主要症状 起病急，常有受凉、疲劳、外感病史，咽痛，且疼痛剧烈者，痛及耳窍，可出现吞咽困难，言语含糊不清，颌下臀核可有肿胀、压痛，可伴有发热、头痛、纳差、乏力、周身不适等症状；小儿可因高热而抽搐、呕吐或昏睡；幼儿可因喉核显著肿大而引起呼吸困难。

2. 专科检查及主要体征 喉核黏膜充血肿胀，可波及其周围黏膜，喉核表面可有黄白色脓点，甚者腐脓成片，但不超出喉核范围，颌下可有臀核。

3. 特殊检查和（或）实验室检查 血常规检查：多表现为白细胞总数明显增多，也有淋巴细胞增多者；C反应蛋白升高；脓液细菌培养+药敏试验有助于鉴定病原菌并合理选择和使用抗菌药物。局部并发症常见的为喉关痈；还可引起全身并发症，常见的有水肿、心悸、痹证等。

（三）诊断与鉴别

1. 诊断要点 根据病史、临床表现和专科检查，本病诊断不难。中医辨证应依据全身及局部证候，结合舌象与脉象以辨证候。急乳蛾伴有表象者为风热外侵；不伴表象者为里热炽盛，涉及脏腑主要为肺、胃。

2. 鉴别诊断 本病应与急喉痹相鉴别：急喉痹发病急骤，咽部红肿疼痛，检查可见咽部黏膜、咽侧索充血肿胀，咽后壁淋巴滤泡红肿，喉核一般无明显红肿。

（四）辨证分析

1. 风热外侵 因受凉、疲劳或外感，风热入侵，邪毒搏结咽喉，邪气亢盛，蒸灼喉核而为病。

2. 肺胃热盛 外邪势盛，内传肺胃，火热上攻或平素饮食不节，肺胃蕴热，上攻喉核而为病。

（五）治疗

1. 治疗原则 中药治疗急乳蛾有较好的疗效。宜采取综合治疗，内治外治相结合。急乳蛾应彻底治愈，以免迁延日久转为慢乳蛾。

2. 一般治疗 注意休息，清淡饮食，疏通大便，起居有常，适当锻炼，增强体质。

3. 辨证论治

（1）风热外侵

主证：咽痛，吞咽加剧。全身可伴有发热，恶寒，或有咳嗽、鼻塞、头痛等症。舌质红，苔薄黄，脉浮数。检查可见咽部黏膜充血，以喉核及两腭弓最为明显，喉核肿大，表面可有黄白脓点。

证候分析：风热外袭，邪毒搏结咽喉，故咽痛，吞咽加剧；邪气亢盛，蒸灼喉核，故喉核红肿，表面可见脓点；风热外袭，正邪相争，故发热，恶寒，或咳嗽、鼻塞、头痛；舌质红、苔薄黄、脉浮数为风热袭表之象。

治法：疏风清热，利咽消肿。

方药：疏风清热汤加减。方中荆芥、防风疏风解表；金银花、连翘、黄芩清热解毒；桑白皮、浙贝母、牛蒡子清肺化痰；赤芍、天花粉凉血消肿；玄参、桔梗、甘草利咽止痛。若大便秘结加大黄、芒硝以泄热解毒；头痛甚者加川芎、白芷、杭白菊以疏风止痛；热盛者加大青叶以清热解毒。

（2）肺胃热盛

主证：咽痛剧烈，常放射到耳部，吞咽困难。壮热不寒，口渴，咯痰黄稠，口臭，大便秘结，小便黄。舌红，苔黄厚，脉洪数。检查可见咽部黏膜弥漫性充血，喉核表面见黄白脓点，可连成一片，形似假膜；双侧下颌角淋巴结肿大，有压痛。

证候分析：肺胃热盛，火毒上攻咽喉，故见咽痛剧烈，常放射到耳部，吞咽困难；热毒化腐成脓，故见喉核红肿，表面有黄白色脓点，甚者腐脓成片，颌下有瘰核；肺胃热盛，循经上行，故壮热不寒，口渴，咯痰黄稠，口臭；循经下移，则大便秘结，小便黄；舌红，苔黄厚，脉洪数皆为肺胃热盛之象。

治法：泻火解毒，利咽消肿。

方药：清咽利膈汤加减。方中荆芥、防风、薄荷疏风解表；栀子、黄芩、黄连、金银花、连翘清热解毒；桔梗、甘草、牛蒡子、玄参化痰利咽；生大黄、玄明粉通腑泄热。表证已解者去荆芥、防风、薄荷；喉核红肿、疼痛明显，加马勃、蒲公英以祛腐消肿；喉核脓点多加天花粉、皂角刺以活血排脓；高热不退加生石膏、知母以清热解毒；体质较弱者，大黄可减量，并去玄明粉以缓泻。

4. 外治法

（1）含漱：可用复方氯己定含漱液、复方硼砂溶液或鲜土牛膝15g煎汤，每日数次。

（2）含服：六神丸、草珊瑚含片或润喉丸，每次1～2粒，每日3～5次。

（3）吹药：将药粉吹入扁桃体表面，每日3次以上，可选用冰硼散、珠黄散、锡类散等。

（4）外敷：选用双柏散、三黄散、如意金黄散等，用水、蜜调成糊状，外敷于与喉核对应之颈部或肿大之瘰核，每日2次。

（5）刮痧：用刮痧板蘸取刮痧油（如芝麻油、花生油等），轻刮患者皮肤，直至皮肤呈紫红色，患者感到燠热为止，每日1次。常用部位为背部足太阳膀胱经，两肩髃穴及两曲池穴。

（6）雾化吸入：地塞米松5mg，庆大霉素8万U，加生理盐水20ml，超声雾化吸入。

（7）手术：急乳蛾多次反复发作，特别是已有并发症者，应待急性炎症消退后施行扁桃体切除术。

5. 针灸等中医特色疗法

（1）体针：取合谷、内庭、曲池为主穴，天突、少泽、鱼际为配穴，用泻法，每日1次。

（2）耳针：取扁桃体区或反应点，埋针或贴压王不留行子，每日按压数次。

（3）穴位注射：取脾俞、肩井、曲池、足三里等穴。药物可选用鱼腥草、柴胡或穿心莲注射液，每穴1～2ml，每日1次。

（4）刺血：取少商、商阳、耳尖，耳穴：扁桃体、轮1、轮2、轮3，或取喉核及周围黏膜。用粗针或三棱针浅刺，放血 2～5 滴，每日 1～2 次。

（5）**灯火灸**：取禾髎穴，用灯心草一根蘸以麻油，点燃后迅速在穴位皮肤上灸之，一点即起。不愈者隔日再行一次。

第四节 慢 乳 蛾

慢乳蛾是以反复发作的咽痛或异物感，喉核肿大或干瘪，或有脓栓为主要临床特征的疾病。慢乳蛾的发病率较高，且无明显季节性差异。本病类似于西医学的慢性扁桃体炎（chronic tonsillitis）。

（一）病因病机

1. 病因 多由于急乳蛾反复发作，治疗不彻底，邪留喉核；或温热病后余邪未清；亦有因肺肾阴虚或脾胃虚弱、邪毒久滞喉核而发病。

2. 病机 邪热留于喉核，或脏腑虚损，致虚火上炎或喉核失养。日久则气机不畅，痰瘀互结喉核，脉络闭阻即发为慢乳蛾。本病以脏腑虚损，虚火上炎为主要病机。本病多为虚证或虚实夹杂证。

（二）临床表现

1. 发病特点及主要症状 常有急乳蛾反复发作和易伤风感冒病史，但也有无明显的急性发作病史。常见咽部干痒不适、灼热、异物感、间歇性刺激性咳嗽及口臭等表现，可伴有头痛、乏力、低热等全身中毒症状。若喉核过大，可引起呼吸、吞咽障碍等，熟睡时，可发出鼾声。

2. 专科检查及主要体征 喉核及周围黏膜暗红，喉核肿大或干瘪，表面凹凸不平，可见黄、白色干酪样点状物，挤压时可有分泌物自喉核溢出。颌下可有臖核。

3. 特殊检查和（或）实验室检查 细胞学检查：慢乳蛾患者与正常人在细胞形态上有明显差异，但在细胞成分上无差异；血清学试验：抗链球菌溶血素"O"升高；红细胞沉降率加快。

常见全身并发症有水肿、心悸、痹证等。

（三）诊断与鉴别

1. 诊断要点 根据病史、临床表现和专科检查，较易做出诊断。急乳蛾反复发作史和引起全身并发症是本病最重要的诊断依据。喉核大小并不反映其病情轻重，故不能据此做出诊断。

2. 鉴别诊断 本病应与慢喉痹及梅核气相鉴别：慢喉痹也有反复发作病史、咽痛、咽干咽痒、异物感等症状，检查可见咽部黏膜、悬雍垂、咽侧索肥厚，咽后壁淋巴滤泡增生；或咽部黏膜干燥萎缩。梅核气有咽部异物感，状如梅核，咯之不出，咽之不下，但不影响呼吸和进食。其症状轻重与情志有关，咽部检查无明显异常。

（四）辨证分析

1. 肺肾阴虚 邪毒滞留，耗损阴液，或温热病余毒未清，肺肾亏虚，阴虚火旺，煎灼津液，虚火上炎，结于咽喉而为病。

2. 脾胃虚弱 平素脾胃虚弱，气血生化不足，喉核失养；或脾虚运化不利，湿浊内生，结聚于喉核为病。

3. 痰瘀互结 日久气机不利，痰浊困阻，气滞血瘀，痰瘀互结喉核而为病。

（五）治疗

1. 治疗原则 可采用中西医结合方式治疗慢乳蛾。中医外治法有独特优势。对于有长期反复急性发作病史者可考虑扁桃体切除术。

2. 一般治疗 注意休息，清淡饮食，戒除烟酒，起居有常，避免过度操劳。

3. 辨证论治

（1）肺肾阴虚

主证：咽部干燠不适，微痛，微痒，哽噎不利。并可有午后颧红，手足心热，或耳鸣眼花，腰膝酸软，虚烦失眠，或干咳无痰或痰少而黏等症。舌质红或干，苔少，脉细数。检查可见喉核肿大或干瘪、潮红，喉核上或有黄白色脓点，当挤压喉核时有黄白色脓样物溢出。

证候分析：肺肾阴虚，津不上承，咽喉失养，虚火上炎，故见咽喉干燠不适，微痛，微痒，哽噎不利；阴虚阳盛，阴分受克制，故以午后为甚；虚火灼腐喉核，故喉核肿大或干瘪，表面凹凸不平，隐窝可见脓栓，挤压时可有分泌物；阴虚火旺故午后颧红，手足心热，虚烦失眠；肺阴虚则干咳无痰或痰少而黏；肾阴虚则耳鸣眼花，腰膝酸软；舌质红或干，苔少，脉细数为阴虚之象。

治法：滋养肺肾，清利咽喉。

方药：百合固金汤加减。方中玄参、麦冬、生地黄、熟地黄、百合滋养肺肾，利咽生津；当归、芍药养血和阴；贝母、桔梗清肺利咽；甘草调和诸药。偏于肺阴虚者，可用养阴清肺汤加减以养阴清肺；偏于肾阴虚者，可用知柏地黄汤加玄参、桔梗以滋养肾阴；若喉核质硬或肿大，加丹参、生牡蛎、路路通以活血通络，软坚散结。

（2）脾胃虚弱

主证：咽干痒不适，异物梗阻感。咳嗽痰白，胸脘痞闷，易恶心呕吐，口淡不渴，纳呆便溏。舌质淡，苔白，脉缓弱。检查可见喉核淡暗，肥大或干瘪，挤压喉核时溢脓白黏。

证候分析：脾虚清阳不升，喉核失养，故咽干痒不适；气机运行不畅，故有异物梗阻感，咳嗽；脾虚湿困，故见喉核暗淡，肥大或干瘪，咳白痰，胸脘痞闷，易恶心呕吐；脾胃虚弱，水谷运化不利，故口淡不渴，纳呆便溏；舌质淡，苔白，脉缓弱均为脾胃虚弱之象。

治法：健脾和胃，祛湿利咽。

方药：六君子汤加减。方中党参、白术益气健脾和胃；茯苓、陈皮、法半夏祛湿化痰利咽；甘草调和诸药。如湿邪重者，加厚朴、枳壳以宣畅气机，祛湿利咽；如喉核肿大不消者，加浙贝母、生牡蛎以化痰软坚散结。

（3）痰瘀互结

主证：咽干涩不利，或刺痛胀痛，痰黏难咯，迁延不愈。全身症状不明显。舌质暗红有瘀点，苔白腻，脉细涩。检查可见咽部暗红，喉核肥大质韧，表面凹凸不平。

证候分析：久病入络，气滞血瘀，故咽干涩不利，或刺痛胀痛，喉关暗红；病程日久，气机不利，痰浊困阻，故痰黏难咯，喉核肥大，表面凹凸不平；舌质暗红有瘀点，苔白腻，脉细涩为痰瘀阻滞之象。

治法：活血化瘀，祛痰利咽。

方药：会厌逐瘀汤合二陈汤加减。方中桃仁、红花、当归、赤芍、地黄活血化瘀；桔梗、玄参、甘草清利咽喉；枳壳、柴胡、茯苓、陈皮、法半夏理气化痰。若喉核暗红，质硬不消者，加昆布、莪术、水蛭、路路通、生牡蛎等以软坚散结；若复感热邪，溢脓黄稠，加黄芩、蒲公英、车前子、皂角刺等以清热化痰。

4. 外治法

（1）烙法：适用于喉核肥大或反复发作者，应用扁桃体灼烙器经加热后，蘸香油或灼烙剂，将灼烙头快速轻触患者扁桃体表面，然后迅速将灼烙器退出口腔，单侧灼烙 5～10 下为 1 次治疗。每次治疗间隔 2～3 天，连续 7～10 次为 1 个疗程。

（2）啄治：喉核肥大或表面有脓栓者，医生持压舌板置于患者舌体前 2/3 与后 1/3 交界处并下压，暴露喉核，用一次性啄治刀在喉核上做雀啄样治疗，每侧 3～5 下，每周 2 次，5 次为 1 个疗程。

（3）含漱：可用金银花、菊花适量煎汤，每日数次。

（4）含服：铁笛丸、西瓜霜含片或润喉丸，每次 1～2 粒，每日 3～5 次。

（5）吹药：喉核有脓点者，将药粉吹于患处，每日 3 次以上，可选用珠黄散、锡类散等。

（6）雾化吸入：用清热解毒的中草药煎水，蒸气吸入，每日 1～2 次。

（7）手术：扁桃体切除术。

5. 针灸等中医特色疗法

（1）体针：取合谷、足三里、曲池、颊车等穴位，平补平泻，留针 30 分钟，每日 1 次。

（2）耳穴：取咽喉、肺、脾、肾、扁桃体等穴，埋针或贴压王不留行籽，每日按压数次。

（3）穴位注射：取天突、曲池、孔最等穴，每次取单侧穴，两侧交替使用，注射 10% 葡萄糖溶液 2ml，隔天一次，5～7 次为 1 个疗程。

第五节 喉 关 痈

喉关痈，又称骑关痈，多生于喉关一侧，多因风热之毒侵袭喉核，局部气血凝滞，热毒壅盛而化脓并侵犯喉核周隙，好发于青壮年，以秋冬季多见。相当于西医学的扁桃体周脓肿（peritonsillar abscess）。

（一）病因病机

1. 病因 本病多因脏腑蕴热，复感风热邪毒，内外热毒搏结于喉核并侵犯喉核周隙，灼腐血肉而为脓。

2. 病机 外感风热之邪引动肺胃积热，内外热毒搏结为病。或由风热乳蛾治疗不当或治疗不及时，均可致邪毒蔓延，热毒困结，循经熏灼咽喉，向喉核外扩展，热灼血肉，以致喉核周隙化腐酿脓而发病。

（二）临床表现

1. 发病特点及主要症状 初起为咽痛，3～4 天后咽痛偏于一侧且逐渐加剧，并可放射至同侧耳颞部。因痛而不敢吞咽，致唾液滞留口中，甚至口涎外溢。吞咽困难，饮水易从鼻腔反流，言语含糊，张口困难，口臭。全身可见高热，畏寒，乏力，肌肉酸痛，胃纳差，大便秘结等。

2. 专科检查及主要体征 患侧腭舌弓及软腭充血、肿胀。属前上型者，可见患侧软腭及悬雍垂红肿，悬雍垂向对侧移位，腭舌弓前上方隆起，扁桃体被遮盖且被推向内下方。属后上型者，腭咽弓肿胀，扁桃体被推向前下方，悬雍垂及软腭可无水肿。患侧下颌角淋巴结肿大，压痛明显。

3. 特殊检查和（或）实验室检查 血常规示外周血白细胞总数升高，中性粒细胞比例增高。

（三）诊断与鉴别

1. 诊断要点 发病 4~5 天后，张口受限，剧烈咽痛，单侧扁桃体肿胀突起，患侧软腭红肿隆起明显。穿刺抽出脓液可确定诊断。

2. 鉴别诊断 本病需与急乳蛾相鉴别。急乳蛾主要表现为喉核红肿，表面或见黄白色脓点，重者脓腐成片，但不超出喉核范围。

（四）辨证分析

1. 风热侵袭 风热邪毒侵袭，上犯于咽，与气血结聚不散，壅聚而为病。

2. 热毒攻咽 素有肺胃蕴热，复感外邪，内外热毒搏结于咽，血滞肉腐成脓。

3. 正虚毒滞 邪毒壅盛，结聚咽部，损伤正气，致脓出后，肿胀仍然难消。或因气血亏虚之体，复外感风热之邪，结于喉关，虽已化腐成脓，然正气不足，祛邪不力，致痈肿难溃难愈。

（五）治疗

1. 治疗原则 根据脓肿形成与否确定治疗方案。脓肿形成之前，有效抗生素联合中药内服及中医外治法，常可阻止病情发展，避免脓肿形成。脓肿一旦形成，切开排脓是最有效的治疗手段。协同中药及中医外治法，对促进病愈有良好作用。

2. 一般治疗 饮食要清淡，以流食为宜，及时补充水分，保持大便通畅。发热明显者应及时降温。

3. 辨证论治

（1）风热侵袭

主证：病初起，咽部疼痛，一侧为重，吞咽时加剧。全身并见发热，恶风，周身不适，头痛，口微干渴。舌质偏红，苔薄黄，脉浮数。腭舌弓上段及附近软腭红肿隆起，散漫无头，触之坚硬。

证候分析：咽喉为肺胃所属，风热邪毒乘虚侵袭，循口鼻入肺系，咽喉首当其冲，故病初起，一侧为重，吞咽时加剧，邪毒与气血搏结不散，导致气血壅聚为病，故腭舌弓上端及附近软腭红肿隆起，散漫无头，触之坚硬；风热犯肺，卫气被郁，故发热，恶风，周身不适；热为阳邪，故头痛，舌质偏红，苔薄黄，脉浮数。

治法：疏风清热，解毒消肿。

方药：五味消毒饮加减。方中金银花、野菊花清热解毒散结，金银花入肺胃经，可解其热毒，野菊花入肝经，专清肝胆之火，两药相配，善于清气分热结；蒲公英、紫花地丁均有清热解毒之功，为疮痈之要药，蒲公英利水通淋，泻下焦之湿热，与紫花地丁相配，善清血分之热结；紫背天葵能入三焦，善除三焦之火。可加防风、白芷以增强祛风消肿之力。加皂角刺、乳香、没药疏通气血。若疼痛明显，可加桔梗、牛蒡子利咽止痛。

（2）热毒攻咽

主证：一侧咽部剧痛，痛连耳窍，吞咽困难，汤水难下；咽中痰涎壅盛，讲话如口中含物；张口困难，甚至牙关紧闭。全身并见高热，头痛，口渴，口臭，鼻息气热，小便黄，大便秘结。舌质红，苔黄厚，脉洪数有力。一侧腭舌弓前上方红肿高突，扁桃体被推向内下方，悬雍垂被推向对侧。颌下淋巴结肿大、压痛。

证候分析：火热毒血壅盛，气血凝滞，故见一侧咽部剧痛，痛连耳窍，吞咽困难，汤水难下；吞咽痛甚则不敢吞咽，火热灼津成痰，故咽中痰涎壅盛，讲话如口中含物，张口困难，甚至牙关紧闭；热盛肉腐化脓，故见一侧腭舌弓前上方红肿高突，扁桃体被推向内下方，悬雍垂被推向对侧。颌下淋巴结肿大、压痛，全身并见高热，头痛，口渴，口臭，鼻息气热，小便黄，大便秘结。舌质红，苔黄厚，脉洪数有力。

治法：清热解毒，消肿溃坚。

方药：仙方活命饮加减。方中金银花性味甘寒，最善清热解毒疗疮，前人称之为"疮疡圣药"，故重用为君；然单用清热解毒，则气滞血瘀难消，肿结不散，又以当归尾、赤芍、乳香、没药、陈皮行气活血通络，消肿止痛，共为臣药；疮疡初起，其邪多羁留于肌肤腠理之间，更用辛散的白芷、防风相配，通滞而散其结，使热毒从外透解；气机阻滞每可导致液聚成痰，故配用贝母、天花粉清热化痰散结，可使脓未成即消；皂角刺通行经络，透脓溃坚，可使脓成即溃，均为佐药。甘草清热解毒，并调和诸药；煎药加酒者，借其通瘀而行周身，助药力直达病所，共为使药。诸药合用，共奏清热解毒、消肿溃坚、活血止痛之功。可加蒲公英、紫花地丁以增强清热解毒之力。

（3）正虚毒滞

主证：咽部脓肿穿刺排脓后，或年老体弱之人，一侧咽痛仍存，吞咽障碍，咽中痰涎多，病程持续5~7日以上乃至2~3周。伴轻度发热，口干，欲饮而不多，疲倦乏力，小便黄。舌红苔黄，脉虚弱。局部虽隆起高突，但色偏淡或暗红，无光亮之感，或按之软，穿刺有脓。

证候分析：穿刺排脓后或年老体弱之人，气血不足，邪毒蕴结，故一侧咽痛仍存，吞咽障碍，咽中痰涎多，病程持续久，隆起虽高突但色偏淡或暗红；元气虚弱，气血不足，故见无光亮感，或按之软，穿刺有脓，轻度发热，口干，欲饮而不多，疲倦乏力，小便黄；舌红苔黄，脉虚弱为正气亏虚之象。

治法：补益气血，托里排脓。

方药：黄芪解毒汤加减。生黄芪具有补气健脾、升阳举陷、益卫固表、脱毒生肌功效。党参、茯苓、薏苡仁健脾利水渗湿，桔梗、牡丹皮、败酱草等能活血消痈、托毒排脓。鱼腥草、桑白皮、黄芩、连翘清肺解毒，白芷、广藿香、石菖蒲芳香祛邪通窍。诸药组方合用健脾益肺，益卫固表，内托解毒。若大便秘结，可加大黄泻火通便，或用火麻仁、郁李仁润肠通便；咽痛重者，可加射干、桔梗利咽止痛；气虚乏力明显者，酌加党参、太子参以扶正。

4. 外治法

（1）含漱：用漱口方类含漱液含漱，每日数次。

（2）含药：六神丸或新癀片含服，每日数次。

（3）敷涂药：颌下淋巴结肿痛者，紫金锭醋磨外涂，或用金黄散醋调外敷。

（4）穿刺抽脓：用以明确脓肿是否形成，同时也起治疗作用。

（5）切开排脓：局部麻醉下，在穿刺抽脓处，或选择最隆起处切开，充分排脓。

5. 针灸等中医特色疗法　放血疗法：脓未成时，用三棱针于红肿部位局部刺血，以泄热、消肿止痛。针刺少商、商阳穴出血以泄热解毒。

第六节　里喉痈

里喉痈系指生于喉底的痈肿，多发于3岁以内婴幼儿，相当于西医咽后脓肿（retropharyngeal abscess）。

（一）病因病机

1. 病因　饮食失调，营养不良，口腔不洁，以及全身慢性疾病，气血虚耗，易诱发或继发里喉痈。

2. 病机　外感风热邪毒，上攻于咽；或因咽部损伤，邪毒乘势入侵，致气血壅滞，喉底咽后隙热盛肉腐成脓。

（二）临床表现

1. 发病特点及主要症状　起病较急，初起有畏寒，发热，咽痛，吞咽困难，烦躁不安。婴幼儿多表现为拒食，吸奶时吐奶，或奶汁反呛入鼻，有时可吸入气管引起呛咳。言语含糊，如口中含物，睡眠时有鼾声，呼吸不畅。头常偏向患侧以缓解疼痛。脓肿较大时可有吸气性喘鸣及吸气性呼吸困难。

2. 专科检查及主要体征　咽后壁一侧隆起，黏膜充血。脓肿较大者，可将患侧腭咽弓及软腭向前推移。结核性咽后脓肿系"冷脓肿"，常位于咽后壁中央，黏膜色泽较淡。检查时，压舌板宜轻轻用力，切不可用力强压，否则可能造成脓肿破裂，引起窒息。如于检查中突然发生脓肿破裂，应急速将病儿双足提起，头部倒置，以免脓液流入喉腔或下呼吸道。

3. 特殊检查和（或）实验室检查　急性型患者白细胞总数升高，中性粒细胞比例增高。行颈侧位X线片或CT检查，可见咽后壁软组织肿胀阴影，或见脓腔形成。

（三）诊断与鉴别

诊断要点　婴幼儿出现咽痛拒食，吞咽困难，吸奶时吐奶，或奶汁反呛入鼻等典型症状，应首先考虑本病。颈部X线片可见颈椎前隆起的软组织影或液平面。颈椎结核病变时可见颈椎骨质破坏征，有助于诊断。CT检查准确性更好。穿刺抽脓可明确诊断，但必须非常小心，最好在仰卧垂头位下进行穿刺，以免脓肿破裂而引起窒息。

（四）辨证分析

小儿脏腑娇嫩，抗病力弱，易感风热邪毒，上攻于咽。或因咽部损伤，邪毒乘势入侵，致气血壅滞，喉底咽后隙热盛肉腐成脓。

（五）治疗

1. 治疗原则　一旦怀疑本病，所有诊疗活动都必须小心谨慎，尤其不能随意或强行搬动患儿，以免诱发脓肿破裂，发生意外。确诊后应及早切开排脓或穿刺抽脓，并结合抗生素和辨证论治等全身治疗。

2. 一般治疗　饮食要清淡，流食，及时补充水分，保持大便通畅。发热明显者应及时降温。

3. 抗生素　使用足量广谱抗生素控制感染。结核性咽后脓肿，或存在颈椎结核者，应辅以全身抗结核治疗。

4. 辨证论治　病初起多为风热在表，宜疏风清热解表。脓已成多为热毒炽盛，肉腐成脓，宜清热解毒排脓。可参照本章"喉关痈"进行辨证论治。

5. 外治法　取仰卧头低位行切开排脓术。

6. 针灸等中医特色疗法　放血：脓未成时，用三棱针于红肿部位局部刺血，以泄热、消肿、止痛。针刺少商、商阳穴出血以泄热解毒。

第七节　侧喉痈

侧喉痈，又称为颌下痈，相当于西医的咽旁脓肿（parapharyngeal abscess），即咽旁隙的急性化脓性感染。

（一）病因病机

1. 病因 本病多因脏腑蕴热，复感风热邪毒，内外热毒搏结于咽，毒聚而成痈肿。

2. 病机 由于患者平素过食辛辣炙煿、肥甘厚腻之品，以致肺胃积热又复受外邪侵袭；或因误吞异物，咽喉受损染毒为病。或由于外邪侵袭，引动肺胃积热，热毒搏结于咽喉，热势扩张，邪热传里，或因不洁拔牙染毒，或因咽部受损染毒等，均可发病。

（二）临床表现

1. 发病特点及主要症状 咽旁及颈侧剧烈疼痛，可放射至耳颞部，患侧颈项强直，转动不利，头部倾向患侧，甚至张口困难。可有精神萎靡，食欲不振，头痛，周身不适，持续高热，或伴寒战，病情严重时可发生虚脱。

2. 专科检查及主要体征 患侧颌下区及下颌角后方肿胀，触诊时觉坚硬且有压痛。严重者，肿胀范围可上达腮腺，下沿胸锁乳突肌而达锁骨上窝。如已形成脓肿，则局部可能变软，但因脓肿部位较深，虽脓肿已成但常难以触及波动感。咽部检查可见患侧咽侧壁隆起，亦可能存在患侧扁桃体的异常改变。

3. 特殊检查和（或）实验室检查 外周血白细胞总数升高，中性白细胞比例增高。B超及CT检查可见患侧颈部软组织肿胀，或见不规则的液化腔，X线颈部摄片可见患侧咽侧壁及颈部软组织阴影增厚。

（三）诊断与鉴别

诊断要点 全身症状严重，患侧咽部及颈部疼痛剧烈、咽侧壁隆起及颈部肿胀僵硬明显等为诊断本病的重要依据。但由于脓肿位于深部，从颈外触诊不易摸到波动感，故不能以有无波动感作为主要诊断依据。

（四）辨证分析

1. 邪热侵咽 风热邪毒侵袭，上犯于咽，致咽部邪毒与气血搏结，壅聚不散而发病。
2. 热毒攻咽 外邪入里化火，引动脏腑积热上攻于咽，灼腐血肉化为脓。
3. 虚邪滞咽 邪毒结聚于咽，损伤正气，或气血亏虚之体，祛邪不力，致痈肿难溃难愈。

（五）治疗

1. 治疗原则 脓肿形成之前，应用大剂量抗生素及辨证论治以控制感染，防止脓肿形成、感染扩散及发生并发症。脓肿一旦形成，应及时切开排脓。术后应继续应用抗生素及辨证论治，促使感染尽早消退。

2. 一般治疗 饮食要清淡，予流食，及时补充水分及营养，保持大便通畅。发热明显者应及时降温。

3. 抗生素 予大剂量敏感抗生素，疗程要足。以静脉途径给药为主。

4. 辨证论治

（1）邪热侵咽

主证：疾病初起，一侧咽壁及颈侧肿痛，吞咽障碍，语音不清，或有张口困难，并见发热恶寒，头痛，周身不适，口微干渴。舌红，苔薄黄，脉浮数。检查见患侧咽侧壁或扁桃体向咽腔突出，患侧颈部、颌下区及下颌角后方肿胀，肤色不红，触之坚硬而有压痛。

证候分析：疾病初起，风热之邪，或从口鼻而入，或从皮毛而入，风热袭表，内应于肺，干扰肺经，循经上络，搏结咽喉，以致脉络受阻，致使一侧咽喉及颈侧肿痛，吞咽障碍，语音不清，或有张口困难；风热在卫束表，风热邪毒乘虚侵袭，症见发热恶寒，头痛，周身不适，口微干渴，舌红，苔薄黄，脉浮数；邪毒与气血搏结不散，导致气血凝聚而为病，故见患侧咽侧壁或扁桃体向咽腔突出，患侧颈部、颌下区及下颌角后方肿胀，肤色不红，触之坚硬而有压痛。

治法：疏风解毒，消肿止痛。

方药：五味消毒饮加减。方中金银花、野菊花清热解毒散结，金银花入肺胃，可解热毒，野菊花入肝经，专清肝胆之火，两药相配，善于清气分热结；蒲公英、紫花地丁均有清热解毒之功，为疮痈之要药；蒲公英利水通淋，泻下焦之湿热，与紫花地丁相配，善清血分之热结；紫背天葵能入三焦，善除三焦之火。可加防风、白芷助疏风解表之力；加黄芩、败酱草、皂角刺解毒消肿。

（2）热毒攻咽

主证：咽部及颈部疼痛剧烈，吞咽困难，张口受限，壮热，烦躁，口臭，胸闷腹胀，大便秘结，小便黄。患侧咽侧壁及扁桃体被推向咽腔中央，咽侧壁患处充血。颈部、颌下及下颌角后方明显肿胀、触痛，穿刺可有脓。苔黄厚，脉弦滑数有力。或表现为发热夜甚，烦躁不眠，甚或谵语、神昏。舌质红绛，脉数或细数。

证候分析：热毒上攻或肺胃不解，入里化火，久则必成里结，故壮热，烦躁，口臭，胸闷腹胀，大便秘结，小便黄；肺胃积热上攻，火热邪毒搏结于咽喉，故咽部及颈部疼痛剧烈，吞咽困难，张口受限；热毒流窜困于一处，灼腐血肉而化为脓，故患侧咽侧壁及扁桃体被推向咽腔中央，咽侧壁患处充血，颈部、颌下及下颌角后方明显肿胀、触痛，穿刺可有脓，苔黄厚，脉弦滑数有力，而表现为发热夜甚，烦躁不眠，甚或谵语、神昏；舌质红绛，脉数或细数为邪毒入营分之象。

治法：清热解毒，消肿溃坚，活血止痛。

方药：仙方活命饮加减。方中金银花性味甘寒，最善清热解毒疗疮，前人称之为"疮疡圣药"，故重用为君药。然单用清热解毒，则气滞血瘀难消，肿结不散，又以当归尾、赤芍、乳香、没药、陈皮行气活血通络，消肿止痛，共为臣药。疮疡初起，其邪多羁留于肌肤腠理之间，更用辛散的白芷、防风相配，通滞而散其结，使热毒从外透解；气机阻滞每可导致液聚成痰，故配用贝母、天花粉清热化痰散结，可使脓未成即消；皂角刺通行经络，透脓溃坚，可使脓成即溃，均为佐药。甘草清热解毒，并调和诸药；煎药加酒者，借其通瘀而行周身，助药力直达病所，共为使药。诸药合用，共奏清热解毒、消肿溃坚、活血止痛之功。可加蒲公英、紫花地丁，以增强清热解毒之力。

（3）虚邪滞咽

主证：年老、体弱之人，一侧喉旁及颈侧肿胀，疼痛不剧，吞咽不利，言语含混不清。患侧咽侧壁及扁桃体被推向咽腔，咽侧壁隆起处黏膜淡红。患侧颈部、颌下区及下颌角后方肿胀，皮色不红，触之不硬，微痛，穿刺有稀脓。发热不高（低热），疲倦少气懒言，纳差，面色淡白或萎黄。舌红苔黄，脉细无力。

证候分析：年老体弱之人，正气亏虚，邪气留恋，咽喉失于充养，气机不利，哽滞咽喉，久滞结聚，故一侧喉旁及颈侧肿胀，疼痛不剧，吞咽不利，言语含糊不清，患侧咽侧壁及扁桃体被推向咽腔，咽侧壁隆起处黏膜淡红；元气虚弱，气血亏虚，可见患侧颈部、颌下及下颌角后方肿胀，皮色不红，触之不硬，微痛，穿刺有稀脓。正气亏虚，可见发热不高，疲倦少气懒言，气虚发热，纳差；面色苍白或萎黄，舌红苔黄，脉细无力为脾虚失运之征、气血不足之象。

治法：补益气血，托里排脓。

方药：托里消毒散加减。生黄芪、党参益气养血；当归、茯苓、金银花活血解毒；川芎、皂角刺、白术、白芍、白芷等活血解毒，本方补虚解毒并行，治疗气血不足不能助其腐化之证。服用本方可使其速溃，腐肉易脱，新肉自生。若大便秘结，加火麻仁、郁李仁润肠通便，或酌加酒制大黄泻火通便。

5. 外治法 切开排脓术：一般在局部麻醉下经颈外径路切开排脓。以下颌角为中点，于胸锁乳突肌前缘做一纵向切口，血管钳钝性分离软组织进入脓腔，排脓后冲洗干净，放置引流条，缝合部分切口并包扎。每日换药1次，用抗生素液冲洗脓腔。

6. 针灸等中医特色疗法

（1）含漱：用漱口方类含漱液含漱，每日数次。

（2）含药：六神丸或新癀片含服，每日数次。

（3）敷涂药：颌下淋巴结肿痛者，紫金锭醋磨外涂，或用金黄散醋调外敷。

（4）放血疗法：脓未成时，用三棱针于红肿部位局部刺血，能泄热、消肿止痛。针刺少商、商阳穴出血以泄热解毒。

（5）擒拿法：是推拿手法之一，主要用于咽喉肿痛剧烈，张口受限，吞咽困难，汤水难下，不能进食者。

第八节 颃颡窒塞症

颃颡窒塞症是以鼻塞、张口呼吸、睡眠打鼾为主要临床特征的疾病。本病常见于儿童。颃颡窒塞症容易导致鼻塞、流涕、睡眠时打鼾、张口呼吸、注意力不集中、反复感冒等，严重者可导致腺样体面容，引起中耳炎、鼻窦炎。本病类似于西医学的腺样体肥大（adenoid hypertrophy，AH）。

（一）病因病机

1. 病因 本病常由外感风寒或风热，外邪入里迁延不愈而致；内因为肺、脾、肾虚损，气血瘀阻经络。

2. 病机 小儿先天不足，后天失养，久病耗气伤阴，致肺肾阴虚，或肺脾气虚；反复感受外邪，邪热伤阴，致痰浊与邪毒结滞，阻于颃颡；或久病失治，迁延不愈，致邪浊阻于颃颡脉络，壅遏气血，血行不畅，渐致成瘀。

（二）临床表现

1. 发病特点及主要症状 以鼻塞、张口呼吸、睡眠打鼾甚则呼吸暂停为主要临床特征，常伴有清嗓、流涕、听力下降、注意力不集中等症状，久则致腺样体面容、生长发育障碍、注意力不集中、行为异常等。

2. 专科检查及主要体征 局部检查多可见咽部黏膜充血，咽后壁多附有脓性分泌物，鼻咽顶及后壁有明显增生的肥厚分叶状淋巴组织。

3. 特殊检查和（或）实验室检查 应用多导睡眠监测仪通过持续监测夜间连续呼吸、动脉血氧饱和度、心率、心电图、脑电图等指标，反映睡眠期间呼吸暂停情况，可评估睡眠呼吸障碍程度，是诊断睡眠呼吸暂停低通气综合征的金标准。X线鼻咽侧位片可见鼻咽部软组织增厚。

（三）诊断与鉴别

1. 诊断要点 依据病史和临床表现，结合专科检查，本病诊断不难。中医辨证应四诊合参，依据全身及局部证候，结合舌象与脉象以辨证候。新病多因风邪侵袭，反复发作或经久不愈所致，多与脏腑失调或气血瘀阻有关，涉及脏腑主要为肺、脾、肾。

2. 鉴别诊断 本病应与鼻窒及鼻咽部肿瘤等所导致的鼻咽部堵塞感相鉴别：鼻窒多以鼻部症状为主，常见鼻黏膜肿胀或增生肥厚，鼻腔分泌物增多；鼻咽部肿瘤，检查鼻咽部可见肿物。

（四）辨证分析

1. 肺肾阴虚，虚火上炎 伤风鼻塞等病反复发作，邪热伤阴；或温热病后，余邪未清，耗伤阴津；或由于禀赋不足，肾阴亏虚等，可出现肺肾阴虚之候。阴精不足，则津液不能上布颃颡；阴虚日久生热，虚火上炎，灼于颃颡，则致其肥大，日久不消。

2. 肺脾气虚，痰湿凝结 久病体弱，病后失养，鼻窒、慢鼻渊耗伤肺气，均可致肺脏虚弱，卫外功能下降，易为邪毒侵犯。肺失清肃，素体脾虚，饮食不节，过食寒凉等均可致肺脾气虚之候。脾胃虚弱则运化失职，湿邪内停，凝聚成痰，痰湿与邪毒搏结而为病。

3. 正虚邪恋，气血瘀阻 迁延不愈，而致正气虚弱，邪毒滞留，瘀遏气血，使气血运行不畅，血脉瘀阻而致肿胀难消。

（五）治疗

1. 治疗原则 宜采取综合治疗，局部外治与内治相结合，以达到改善症状的目的。必要时可选择手术治疗。

2. 一般治疗 加强营养，适当进行户外活动，增强体质；积极治疗鼻窒、鼻渊、乳蛾等邻近组织病变，减少本病的发生概率；有反复感冒者，宜采用药物干预，以增强体质。

3. 辨证论治

（1）肺肾阴虚

主证：鼻塞，流黄涕，鼻咽部不适，口干咽燥，睡眠时打鼾。形体消瘦，少寐多梦，夜卧不安。舌红少苔，脉沉细或细数。腺样体肥大，色红或暗红，触之不硬。

证候分析：肺肾阴虚，日久生热，故鼻咽部不适、流黄涕、口干咽燥、睡眠时打鼾；虚火上炎，灼于颃颡，故见腺样体肥大，色红，触之不硬；阴精不足，故形体消瘦、少寐多梦、夜卧不安；舌红少苔，脉沉细或细数为阴虚之象。

治法：养阴益肺，补肾填精。

方药：六味地黄汤合百合固金汤加减。方中熟地黄、山萸肉、山药、泽泻、牡丹皮、茯苓滋养肾精；百合、川贝母、玄参、麦冬养阴清热润肺，白芍、当归敛阴养血，柔肝保肺；桔梗、生甘草利咽生津。若鼻塞重者，可加苍耳子、辛夷以散邪通窍；夜卧不安者，可加龙骨、牡蛎以安神。

（2）肺脾气虚

主证：鼻塞，流涕黏白或清稀，睡眠时打鼾，或伴有咳嗽痰白。面色㿠白，纳少乏力，腹胀便溏。舌淡胖有齿痕，苔白，脉缓弱。腺样体肥大，色淡，触之柔软。

证候分析：肺气虚损，壅塞不宣，故鼻塞、流涕、咳嗽痰白、睡眠时打鼾；脾气虚弱，运化失职，湿邪内停，故面色㿠白、纳少乏力、腹胀便溏；肺脾俱虚，水液不行，痰湿停滞，故腺样体肥大、色淡，触之柔软；舌淡胖有齿痕，苔白，脉缓弱为肺脾气虚之象。

治法：补脾益肺，化痰散结。

方药：补中益气汤合二陈汤加减。黄芪补气宣肺；党参、白术、甘草甘温益气，补益脾胃；陈皮调理气机，当归补血和营；升麻、柴胡协同参、芪升举清阳；姜半夏、橘红、茯苓化痰散结；生姜、大枣调和脾胃。若纳少便溏重者，可加入山楂、麦芽、薏苡仁醒脾祛湿；若腺样体肥大明显，可加入僵蚕、夏枯草以祛痰软坚。

（3）气血瘀阻

主证：鼻塞日久，持续不消，睡眠时鼾声较重。耳内闷胀不适，听力下降，或伴有头痛。舌淡暗或有瘀斑，脉沉涩。腺样体肥大，色暗红，触之较硬。

证候分析：正气虚弱，邪毒滞留，故鼻塞日久、持续不消；气血瘀阻，堵塞颃颡，故睡眠时鼾声较重、腺样体肥大色暗红、触之较硬；气血运行不畅，故耳内闷胀不适、听力下降，或伴有头痛；舌淡暗或有瘀斑，脉沉涩为气血瘀阻之象。

治法：行气活血，软坚散结。

方药：会厌逐瘀汤加减。桃仁、红花、当归活血化瘀；玄参、地黄、桔梗、甘草养阴生津、化痰，清热解毒，开宣肺气；柴胡、赤芍、枳壳行气活血。若鼻塞重者，可加苍耳子、辛夷以通窍散邪；若耳闷、听力下降者，可加路路通、石菖蒲以活血通窍。

4. 外治法

（1）揿针：可选用揿针贴于印堂、合谷、曲池、上迎香、双下颌角等。

（2）灌洗、滴鼻、熏鼻：多用具有挥发油的药物如辛夷、薄荷、鹅不食草、鱼腥草等。

5. 针灸等中医特色疗法

（1）针刺：以取肺、肾、胃经穴为主，并可根据临床症状选取其他穴位。常用的穴位如肺经的尺泽、孔最、列缺等；胃经的足三里、丰隆、内庭等；脾经的三阴交、阴陵泉；肾经的太溪、照海等。临床上可根据症状、体征，辨证选经取穴。

（2）可用曲池透臂臑，并根据儿童的体形选用合适的针具，由曲池进针，经过肘髎、手五里，到达臂臑，采用捻转补泻法，平补平泻。

（3）耳穴：可取肺、脾、肾、胃、咽喉、内鼻、内分泌、皮质下、肾上腺等穴，埋针或以王不留行籽贴压耳穴，令患者每日自行揉按1~2次。

（4）艾灸：苍耳子散制成粉状，醋调灸百会30分钟，3次为1个疗程。可宣通鼻窍，散风止痛，清利头目。隔物灸治结合艾灸和药物双重作用，通过临床观察，中药配合艾灸治疗小儿腺样体肥大疗效确切。

（5）推拿：以选用清肺经、补脾经为主，手法可选择开天门、推坎宫、揉太阳、揉迎香；补脾经、清肺平肝、清天河水；按揉涌泉；横擦肺俞，令局部发热；捏脊等。

6. 物理疗法 雾化、微波治疗、冷冻治疗等可起到辅助治疗作用。

7. 手术治疗 腺样体过度肥大，症状严重且药物治疗无效时，可行腺样体切除。

第九节 鼾 眠 症

鼾眠症是以睡眠时伴鼾声甚或出现间歇性呼吸停顿为主要临床特征的疾病。本病临床上较为常见，各个年龄段均可发生，主要见于少年儿童或中年以上的肥胖人群，近年来学龄前儿童的发病率明显增高。西医学的阻塞型睡眠呼吸暂停低通气综合征（obstructive sleep apnea hypopnea syndrome，OSAHS）等疾病可参考本病进行辨证治疗。

（一）病因病机

1. 病因 外因多为过食肥甘厚味或烟酒无度，内因为痰瘀互结，壅塞气道或肺脾气虚，气道失养塌陷狭窄。

2. 病机 鼻窍、颃颡及咽喉是人体呼吸气流出入之通道，亦为肺之门户，当各种原因导致气道过于狭窄，则睡眠时气息出入受阻，冲击作声，即鼾声；如气道完全阻塞，则气息出入暂时停止（呼吸暂停）。常见原因主要有痰瘀互结、壅塞气道和肺脾气虚、气道失养两大类。

（二）临床表现

1. 发病特点及主要症状 以睡眠打鼾为鼾眠的临床特征。患者睡眠时打鼾，鼾声如雷，张口呼吸，严重时可出现长短不一的呼吸暂停，甚至突然憋醒、端坐呼吸。成年患者往往是长时间持续性打鼾，在外感、疲劳时症状加重。儿童患者在有外感、饮食不当等诱因时，可以导致打鼾加重。患者仰卧位睡眠时打鼾往往较明显，体位改变后打鼾减轻或消失。

打鼾的病程长短不一，因外感诱发或加重者，经过治疗后可以明显减轻，但因肥胖、腺样体肥大而显著者，往往症状持续时间较长。

其他伴随症状：睡眠不安，白天可出现头昏、注意力不集中、记忆力衰退、倦怠、嗜睡等症状。成人与儿童鼾眠有不同的伴随症状：成人鼾眠常伴有胸闷、心悸、脾气暴躁、记忆力减退，以及性功能障碍等，严重者可引起高血压、冠心病、糖尿病和脑血管疾病等并发症。儿童鼾眠常伴有睡眠中反复惊醒、耳胀、听力下降等，由于患儿较小，一般不能准确描述耳部症状，常常是在听力下降之后一段时间才被大人发现，因此，对于儿童打鼾，应注意询问是否存在耳部症状，并进行必要的耳部检查。

2. 专科检查及主要体征 可发现鼻咽、口咽、喉咽等部位有一处或多处软组织肥大或气道肌肉松弛，吸气时软组织塌陷堵塞气道，如软腭肥厚下垂或吸气时塌陷、舌根后坠等。

3. 特殊检查和（或）实验室检查 睡眠呼吸监测：应用多导睡眠监测仪进行睡眠呼吸监测，可了解睡眠中呼吸暂停及缺氧的程度，有助于判断病情的严重程度，为选择治疗方法提供依据，并可鉴别中枢性及混合性睡眠呼吸暂停综合征。

（三）诊断与鉴别

1. 诊断要点 依据病史和临床表现，结合鼻咽喉镜检查，诊断本病不难。中医辨证应四诊合参，依据全身及局部症状，结合舌象与脉象以辨证候。多因痰瘀互结、壅塞气道或肺脾气虚、气道失养，涉及脏腑主要为肺脾。

2. 鉴别诊断 鼾眠应与鼻窒、鼻鼽、鼻渊、伤风鼻塞、鼻息肉及鼻部肿瘤等鼻腔阻塞性疾病相鉴别。

（四）辨证分析

1. 痰瘀互结 过食肥甘厚味或嗜酒无度，损伤脾胃，运化失司，聚而生痰，日久阻滞气机，气血运行不畅，易致瘀血停聚，痰瘀互结，壅塞气道，迫隘咽喉，致气机出入不利，冲击作鼾，甚至呼吸暂停。

2. 肺脾气虚 嗜食肥甘，烟酒无度，伤及脾胃，或素体脾气虚，化源匮乏，土不生金，致肺脾气虚。肌肉失于气血充养，则松软无力，弛张不收，导致吸气时不能维持气道张力，气道塌陷狭窄，气流出入受阻，故睡眠打鼾，甚则呼吸暂停。

（五）治疗

1. 治疗原则 以通畅气机为外治原则；化痰祛瘀、健脾升清为内治法则。内外合治、标本兼治，以达到改善打鼾症状，缓解因打鼾造成的各种伴随症状的临床目标。

2. 一般治疗 调整睡眠姿势（尽量采取侧卧位），控制饮食，加强运动，防治外感。

3. 辨证论治

（1）痰瘀互结

主证：睡眠打鼾，张口呼吸，甚则呼吸暂停。形体肥胖，痰多胸闷，恶心纳呆，头重身困，口唇暗黑。舌淡暗有齿痕，或有瘀点，苔腻，脉弦滑或涩。

证候分析：饮食不当或反复感邪，损伤脾胃，运化失司，聚而生痰，痰湿阻肺，日久气血瘀滞，痰瘀互结，壅遏气道，迫临咽喉，致气息出入不利，冲击作鼾，甚则呼吸暂停；痰浊阻滞，气机升降失常，故痰多胸闷，恶心纳呆，头重身困；痰湿内阻，则舌淡暗有齿痕，苔腻，脉弦滑；瘀血内结则口唇暗黑，或有瘀点，脉涩。

治法：化痰散结，活血祛瘀。

方药：导痰汤合桃红四物汤加减。方中半夏、制胆南星燥湿化痰；陈皮、枳实行气消痰；茯苓健脾利湿；桃仁、红花、当归、川芎、赤芍活血祛瘀；甘草健脾和中、调和诸药。若舌苔黄腻，可加黄芩以清热；局部组织肥厚增生，可加僵蚕、贝母、海浮石、海蛤壳、荔枝核等以加强化痰散结之功；瘀血之象明显，可加三棱、莪术破血行气。

（2）肺脾气虚

主证：睡眠打鼾，甚则呼吸暂停。形体肥胖，肌肉松软，行动迟缓，记忆力衰退，瞌睡时作，神疲乏力，食少便溏。舌淡胖有齿印，苔白，脉细弱。

证候分析：肺主一身之气，脾为气血生化之源，又主肌肉，肺脾气虚，则化源匮乏，咽部肌肉失养，以致痿软无力，不能维持上气道张力，吸气时气道塌陷狭小，气息出入受阻，故睡眠打鼾，甚则呼吸暂停；脾虚不能运化水谷精微，则食少便溏；气虚则神疲乏力、行动迟缓、形体肥胖，舌淡胖，苔白，脉细弱；肺脾气虚，清阳不升则记忆力衰退、瞌睡时作。

治法：健脾和胃，益气升阳。

方药：补中益气汤加减。方中党参、黄芪、白术、甘草健脾益气；陈皮理气养胃；当归养血；升麻、柴胡升阳。若夹痰湿，可加茯苓、薏苡仁健脾利湿，加半夏燥湿化痰；若兼血虚，可加熟地黄、白芍、枸杞子、龙眼肉增强养血之功；若瞌睡时作可加石菖蒲、郁金开窍醒脑；若记忆力差、精神不集中，可加益智仁、芡实。

4. 外治法

（1）气道持续正压通气：在睡眠时通过呼吸机持续向气道增加一定压力的正压气流，可防止上气道塌陷引起的呼吸阻塞，增加血氧含量，改善睡眠治疗。

（2）手术：根据阻塞部位不同采取相应的手术，如鼻息肉摘除术、鼻中隔矫正术、下鼻甲部分切除术、腺样体或扁桃体切除术、腭垂腭咽成形术、腭咽成形术等。

5. 针灸等中医特色疗法

（1）体针：可采用局部取穴与远端取穴相结合的方法。局部取廉泉、水沟平补平泻；远端取风池泻法，百会、合谷、三阴交、阴陵泉平补平泻。配穴虚补实泻的原则，肺气失宣者配太渊、膏肓等穴；痰热郁肺者配足三里、脾俞；痰瘀阻滞者加膈俞、血海。

（2）耳穴：取神门、肺、脾、咽喉、扁桃体、皮质下等耳穴，用王不留行籽或磁珠贴压，用手指轻按贴穴，每日按压数次，以维持刺激。

（3）穴位贴敷：贴敷药物如辛夷、生麻黄、徐长卿、细辛、升麻等，以鲜姜汁调为稠糊状，放置容器内密封待用。选穴：迎香（双）、天突、大椎、风门（双）、肺俞（双）、印堂（双）、膏肓（双）、脾俞（双）。治疗时取黄豆粒大小生药约 0.5g 压成饼状，放置在患者的相应穴位，用 2cm×2cm 大小的透气胶布固定。

（4）推拿：拿揉两侧胸锁乳突肌，㨰揉、一指禅推两侧竖脊肌及斜方肌。重点按揉天鼎、天容、中府、缺盆、水突，配合拿肩井、风池、少冲、合谷等穴。㨰揉、一指禅推足太阳膀胱经、督脉，点揉肺俞、天柱。以上方法每日1次，每次25分钟，20次为1个疗程。

第十节 梅 核 气

梅核气是以咽部异物阻塞感为主要特征的疾病。本病为临床常见病，以成年人为多见，尤多发于中年女性。本病类似于西医学的咽神经症（swallow neurosis effects）等。

（一）病因病机

1. 病因 主要病因与情志不畅、饮食不节等密切相关。

2. 病机 因七情郁结，或情志过激，导致肝失条达，肝失疏泄则肝气郁结，气机阻滞，咽喉气机不利，发为梅核气。此病机以情志致病为特点；或由于饮食不节、思虑过度等原因损伤脾胃，或因肝气郁结横逆克脾导致脾虚，脾虚失运，水湿停聚成痰，痰气互结，阻碍咽喉，导致咽喉气机不利，形成梅核气。此病机以脾胃病变为特点。

（二）临床表现

1. 发病特点及主要症状 以咽部异物阻塞感为主要症状，患者自觉咽部如有异物阻塞，或如炙脔，咯之不出，咽之不下，但不妨碍饮食及呼吸，在空咽或吞咽唾液时阻塞感明显，吞咽食物反而不明显，尤其是吞咽固体食物无明显障碍。这种异物阻塞感可发生于空腹、饭后、晨起等各个时段，或呈持续性。异物感的症状时轻时重，情志不遂、饮食不当等情况下易加重。

2. 专科检查及主要体征 局部检查示鼻咽部、口咽部和喉咽部均未见明显异常。

3. 特殊检查和（或）实验室检查 必要时可行喉镜、颈部CT、B超、气管镜、胃镜等检查，以排除颈部、食管、胃等部位可能存在的器质性病变。

（三）诊断与鉴别

1. 诊断要点 本病病程长短不一，患者多有情志、饮食不节等病史，部分患者可以追溯到明确的情志不遂、暴饮暴食、饮食不当的病史。其主要伴随症状有两类：一类是情志相关症状，如抑郁多疑、心烦易怒、胸胁胀闷不舒、口苦咽干等；另一类是与脾胃相关症状，如咯吐白黏痰、腹胀、纳呆、恶心、呃逆、反酸、便溏等。依据病史、临床表现及主要伴随症状，结合专科检查，本病不难诊断。中医辨证应四诊合参，依据全身及局部症状，结合舌象与脉象以辨证候。涉及脏腑主要为肝、脾。

2. 鉴别诊断 本病应与喉痹、乳蛾、咽喉或食管肿瘤等相鉴别：喉痹与梅核气均可出现咽部异物感，不妨碍进食。其鉴别要点：咽部检查时，喉痹可见咽部慢性充血、暗红，悬雍垂及咽侧索增粗，喉底颗粒增生等病变；而梅核气咽部所见基本正常。乳蛾与梅核气均可出现咽喉异物感，不妨碍进食。其鉴别要点：咽部检查时，乳蛾可见喉核肿大或干瘪，表面凹凸不平，并常有黄白色分泌物自喉核溢出；而梅核气喉核所见基本正常。咽喉或食管的良性或恶性肿瘤亦可出现咽喉异物阻塞感，须与梅核气进行鉴别。从症状上看，咽喉或食管肿瘤者，咽喉异物阻塞感可妨碍进食吞咽，即在进食吞咽时咽喉异物阻塞感加重；而梅核气者，进食吞咽时异物感反而减轻或者消失。从检查上看，咽喉或食管肿瘤者，行咽喉或食管检查可见到大小不等的新生物；而梅核气者，咽喉与食管检查无明显异常。

（四）辨证分析

1. 肝郁气滞 情志所伤或平素情志抑郁，肝失条达，肝气郁结，气机阻滞，咽喉气机不利而发病。

2. 痰气互结 思虑伤脾，或肝郁日久，横逆犯脾，以致脾失健运，聚湿生痰，痰气互结，阻于咽喉而发病。

（五）治疗

1. 治疗原则 宜采取综合治疗，局部外治与内治相结合，同时注意对患者精神上的安慰与指导，以达到改善症状的目的。

2. 一般治疗 注意休息，清淡饮食，调畅情志，加强锻炼。

3. 辨证论治

（1）肝郁气滞

主证：咽喉异物感，似梅核阻于咽喉部，吐之不出，咽之不下，但不碍饮食。全身或伴有胸胁胀满，烦躁易怒，喜太息而口苦咽干，舌质淡红，苔薄白，脉弦。咽喉局部检查无异常发现。

证候分析：肝经循行于咽喉，平素情志不畅，肝气郁结，疏泄失常，气机阻滞，结于咽喉，咽喉气机不利，故有咽喉异物感，形似梅核或肿物；肝经无形之气结于咽喉，故吐之不出，咽之不下，但不碍饮食；肝者，将军之官，善主谋略，肝气郁结，则胸胁胀满，烦躁易怒，喜太息而口苦咽干。

治法：疏肝理气，解郁散结。

方药：逍遥散加减。方中柴胡疏肝解郁；薄荷增强柴胡疏肝之力；当归、白芍养血柔肝；白术、茯苓健脾祛湿；生姜、甘草补中益气。肝郁明显者，可加香附、紫苏梗、绿萼梅以助疏肝理气；烦躁易怒、头痛不适、口干者，可加牡丹皮、栀子清热除烦；失眠者，可加合欢花、酸枣仁、五味子、夜交藤宁心安神；情志抑郁明显者，亦可配合越鞠丸加减。越鞠丸中香附行气解郁，苍术健脾祛湿，神曲消食和胃，川芎活血行气，栀子清热除烦。

（2）痰气互结

临床表现：咽喉异物感，咽中痰多，咳吐不爽。全身或伴有肢倦纳呆，脘腹胀满，嗳气等。舌淡红，苔白腻，脉弦滑。咽喉局部检查无异常发现。

证候分析：脾主思虑，忧思伤脾，或肝木乘土，致脾脏不能运化水湿，聚湿生痰，痰气互结，有形之痰、无形之气搏结于咽喉，故咽喉异物感，喉中痰多，咳吐不爽；痰湿困脾，则肢倦纳呆、脘腹胀满；肝脾不和，胃气上逆，则嗳气或呃逆；舌淡红、苔白腻、脉弦滑均为内有痰湿之候。

治法：理气化滞，除痰散结。

方药：半夏厚朴汤加减。方中半夏、生姜辛以散结，苦以降逆；厚朴行气导滞；茯苓健脾利湿；紫苏行气宽中。精神症状明显、多疑多虑者，可加炙甘草、大枣、浮小麦；胸闷痰多者，加瓜蒌仁、薤白；纳呆、苔厚腻者，加砂仁、陈皮；若兼脾虚者，可合四君子汤加减。若兼气滞血瘀者，可用桃红四物汤合二陈汤。若见病久乏力、面色不华、舌质淡者，可加黄芪、鸡血藤；胸胁不舒者，加柴胡、苏梗、枳壳；痰湿盛者，加半夏、瓜蒌皮。

4. 外治法

（1）吹药：将药物研磨成细末，吹布于咽喉患处，以达到清利咽喉的目的，常用的药物有冰片、硼砂等。每日吹药数次。或用青吹口散、冰硼散等成药，需注意，吹药时用力要轻，要求药粉均匀撒布于患处周围，吹药时注意避免患者吸气，以免将药粉吸入气管内而发生呛咳。

（2）含漱：选用适宜药物煎水作为漱口液，有清洁患处、清利咽喉的作用。常用的药物有薄荷、金银花、藿香、连翘等。每日多次。

（3）噙化：将药物制成丸剂或含片，含于口内，慢慢含咽，使药物较长时间作用于咽喉处，以清利咽喉。

（4）雾化吸入：选用有清热解毒、消肿止痛、滋润咽喉作用的药物制成溶液，通过超声雾化器或雾化吸入器将药物吸入咽喉口腔内。常用药物有荆芥、薄荷、香薷、白芷等。每日1～2次。

（5）敷贴法：选用药物为威灵仙、冰片、川芎、香附、薄荷、丝瓜络、蔓荆子、忍冬藤等贴敷天突穴，每日贴8小时，7日为1个疗程。

5. 针灸等中医特色疗法

（1）体针：廉泉穴，针尖向上刺至舌根部，令患者做吞咽动作，至异物感减轻或消失时出针。或取合谷、内关、天突、舌三针、扶突、肝俞、心俞等，每日1次。

（2）灸法：取膻中、中脘、脾俞、气海、肾俞穴等，灸3～5壮，每日1次。

（3）耳针：取肝、肺、咽喉、内分泌、肾上腺穴，用王不留行籽贴压，每日揉压数次以加强刺激。

（4）电针：主穴取肝俞、肺俞、脾俞穴，配穴取丰隆、膻中、膈俞穴。

（5）平衡针：治疗方法为取咽痛穴（第2掌骨桡侧缘的中点），男左女右，医者快速向掌心方向进针约4cm，并嘱患者张口深吸屏气，上下提插强刺激，持续数秒后出针。

（6）穴位埋线：取天突或膻中做穴位埋线。

（7）穴位注射：取天突、廉泉、人迎、内关等穴位，每次选1～2穴，用当归或柴胡注射液行穴位注射。

（8）推拿导引：①使用一指禅法、拿揉法等放松患者颈肩、背脊部；②在患者胁肋部进行按旋走搓摩的手法操作；运用指针法点穴：基本穴为天突、上廉泉、内关、合谷、中脘、足三里、阳陵泉、阳辅、太冲，若有兼证，辨证加穴，如肝气犯胃加梁门，肾阴亏虚加太溪，痰湿中阻加阴陵泉、丰隆等。

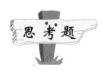

1. 简述急喉痹如何辨证论治。
2. 简述急喉痹常用外治法。
3. 简述慢喉痹的主要病因病机。
4. 简述急乳蛾如何辨证论治。
5. 简述慢乳蛾的主要病因病机。
6. 简述喉关痈的临床表现、诊断要点及鉴别诊断。
7. 简述侧喉痈常用外治法。
8. 简述颃颡窒塞症如何辨证论治。
9. 简述鼾眠的主要病因病机。
10. 简述梅核气的主要病因病机。

第十二章 喉部疾病

第一节 会厌痈

会厌痈是以起病急骤，会厌红肿，咽喉疼痛，吞咽困难，吸气困难为主要表现的急性喉病，病情严重者可因窒息危及生命。本病是喉科临床上的急危重症之一。成人、儿童均可发病，成人多于儿童，男性多于女性，全年均可发生，冬春季节多见。本病多由风热侵袭、热毒壅盛所致，类似于西医学的急性会厌炎（acute epiglottitis）及其并发的会厌脓肿（abscess of epiglottis）。

（一）病因病机

1. 病因 多因平素肺脾蕴热，复感风热之邪，或创伤染毒所致。

2. 病机 平素肺脾蕴热，复感风热之邪，或创伤染毒，使风热搏结于外，火毒炽盛于内，风痰火毒壅结会厌所致。属实热之证。

（二）临床表现

1. 发病特点及主要症状 起病急，以咽喉疼痛剧烈为主要症状，吞咽时加重，咽下困难，口涎外溢，言语含混不清，无声音嘶哑。可伴有畏寒、发热等症状。儿童及老年人症状多较严重。

2. 专科检查及主要体征 局部检查见口咽部无明显异常，但会厌明显红肿或水肿，尤以会厌舌面表现显著，多呈球状；若脓已形成，则局部隆起，或可见黄白脓点。病情严重者，可出现不同程度的吸气性呼吸困难；咽峡无红肿。

3. 特殊检查和（或）实验室检查 纤维喉镜等检查可明确诊断；血常规检查可见白细胞总数显著增加，中性粒细胞比例增加。

（三）诊断与鉴别

1. 诊断要点 本病发病急，进展快，以咽喉疼痛、吞咽困难、言语不清为主证，无声音嘶哑。检查见会厌红肿，可有吸气性呼吸困难。依据临床表现，结合专科检查，本病诊断不难。本病属实热之证，涉及脏腑主要为肺、脾。

2. 鉴别诊断 本病应与小儿急性喉炎、喉水肿等进行鉴别：小儿急性喉炎好发于3岁以下儿童，主要症状为声嘶，可伴有发热、犬吠样咳嗽及吸气性呼吸困难，检查见声带及声门下黏膜红肿，会厌及杓状软骨正常；喉水肿除见声音嘶哑外，吞咽困难，呼吸困难，检查见会厌、杓状软骨黏膜高度水肿，但患者无明显咽喉疼痛。

（四）辨证分析

1. 风热侵袭 风热之邪侵袭，最易客犯咽喉，攻于会厌。或平素肺脾蕴热，复感风热之邪，风热邪毒搏结会厌，气道受阻，开阖不利。

2. 热毒壅盛 热毒壅盛，郁滞化火，火动痰生，结聚咽喉，灼腐成脓。火毒痰涎壅滞，故咽喉肿痛，声音难出，汤水难下，呼吸困难。

（五）治疗

1. 治疗原则 本病属实热之证，治以清热解毒化痰为主。但急则治其标，应密切观察患者的呼吸状态，若患者呼吸困难明显，应适时使用激素及抗生素控制炎症，预防喉风，呼吸困难缓解后可结合辨证施治。

2. 一般治疗 应卧床休息，减少活动，保持安静，发热明显者应及时降温，保持大便通畅。

3. 辨证论治

（1）风热侵袭

主证：多见于发病初期或病情较轻者，以咽痛、吞咽困难为主证。全身可伴恶寒发热。舌红苔黄，脉浮数或数。检查见会厌色红、肿胀。

证候分析：风热外感，或创伤后感受风热毒邪，引动内热，循经上犯，客于会厌，正邪相搏，致气血不和，经络失畅，故咽痛、吞咽困难；风热犯表，则恶寒发热；舌红苔黄，脉浮数或数为风邪入侵之象。

治法：疏风清热，解毒消肿。

方药：银翘散合五味消毒饮加减。方中金银花、连翘辛凉轻宣，透泄散邪，清热解毒；薄荷、牛蒡子辛凉疏风清热，荆芥辛散透表，解肌祛风；桔梗、甘草清热解毒，利咽喉；竹叶、芦根清热除烦生津。菊花、蒲公英、紫花地丁加强清热解毒之功。头痛者，可加前胡、桑叶、白芷，以疏风散热止痛；咽喉疼痛，吞咽困难者，加射干以消肿止痛；肺热盛，痰涎多者，加桑白皮、黄芩、杏仁、紫菀、款冬花以清肺化痰；大便干结者，加大黄、瓜蒌、玄明粉以泄热通便。

（2）热毒壅盛

主证：多见于病情较重者，咽痛剧烈，吞咽困难，痰涎较多，言语不清，或伴有呼吸困难。全身可伴高热，口干口臭，小便色黄，大便秘结。舌红苔黄，脉洪数有力。检查见会厌红肿或有脓肿形成。

证候分析：邪毒蔓延，热毒困结，熏灼咽喉，则咽痛剧烈，吞咽困难，痰涎较多，语言含糊；热毒燔灼会厌血肉，化腐酿脓，则会厌红肿或有脓肿形成；热毒之邪壅盛，故高热不退，口干口臭，小便色黄，大便秘结；舌红苔黄，脉洪数有力均是热毒壅盛之象。

治法：泻火解毒，消肿散结。

方药：仙方活命饮加减。方中金银花清热解毒；当归、赤芍、乳香、没药、陈皮活血消肿；防风、白芷疏风散结以消肿；浙贝母、天花粉清热排脓以散结；皂角刺解毒透络、消肿溃坚；甘草健脾和中。红肿痛甚，热毒重者，加蒲公英、连翘、紫花地丁以增强清热解毒之力；高热伤津者，去白芷、陈皮，重用天花粉，加玄参；便秘加大黄；痰涎壅盛，可加僵蚕、胆南星等以豁痰消肿。若热毒侵入营血，扰乱心神，出现高热烦躁、神昏谵语者，应以清营凉血解毒为主，可用犀角地黄汤，并选加安宫牛黄丸、紫雪丹，以开窍安神。若有痰鸣气急，呼吸困难者，按急喉风处理，必要时行气管切开术，以保持呼吸道通畅。

4. 外治法

（1）噙化法：选用清利咽喉的中药制剂含服，如铁笛丸或新癀片，日数次，有助于利咽消肿、止痛。

（2）蒸气吸入法：选用清热解毒芳香之品，如金银花、紫苏叶、鱼腥草、薄荷等，制成煎剂蒸气吸入。

5. 针灸等中医特色疗法

（1）体针：取合谷、曲池、少商，配少泽、商阳、天突等穴，泻法强刺激，可减轻疼痛。

（2）擒拿及提刮：于颈前近咽喉处，具有疏通经络、缓解疼痛之功效。

（3）刺血法：以三棱针于少商、商阳穴点刺放血，有缓解疼痛的作用。

第二节 急 喉 喑

急喉喑是以突发声音不扬，甚则嘶哑失音为主要临床表现的喉部疾病。本病占耳鼻咽喉科疾病的1%~2%，无显著性别差异。冬春季发病率较高。成人症状较轻，且很快恢复，儿童则较重，易导致声门下喉炎和急性喉阻塞，多继发于外感或用声过度后，因风寒或风热外袭、肺热壅盛所致。本病类似于西医学的急性喉炎（acute laryngitis）。

（一）病因病机

1. 病因 多因风寒或风热侵犯肺金，或肺热壅盛，或过度用声或用声不当，致声门开阖不利而致。

2. 病机 喉为肺所属，主发音，司呼吸。若风邪袭肺，肺气失宣，气机不畅；或嗜食辛辣炙煿之品，可致热积于肺，火热上炎，灼津成痰，痰热交阻，壅滞于喉；或过度用声或用声不当，使喉窍损伤，声门开阖不利，发为急喉喑，即所谓"金实不鸣"。属实证。

（二）临床表现

1. 发病特点及主要症状 患者多有外感史或过度用声史，发病较急，以声音不扬，甚至嘶哑失声为主要症状，可伴有咳嗽、咳痰，但一般不严重，可有喉部不适或喉部微痛，不影响吞咽，全身症状较轻。

2. 专科检查及主要体征 局部检查见喉黏膜红肿，尤以声带明显，声带淡红或鲜红肿胀，声门闭合不全；咽部黏膜多无红肿。

3. 特殊检查和（或）实验室检查 纤维喉镜或硬性喉镜可明确诊断；血常规初始可无变化，继之可见白细胞总数略有增高。

（三）诊断与鉴别

1. 诊断要点 感冒或过度用声后出现声嘶，检查见声带弥漫性红肿，依据病史和临床表现，结合专科检查，本病诊断不难。本病多为实证，临床辨证多属风寒、风热或肺热壅盛；涉及脏腑主要为肺。

2. 鉴别诊断 本病应与过敏性喉水肿、功能性失声、白喉等进行鉴别：过敏性喉水肿起病急，发病快，可因水肿部位的不同而出现声嘶、咽痛或呼吸困难等症，检查可见声带水肿，黏膜色淡，患者多有过敏史，或有致敏原接触史；功能性失声为精神抑郁不舒而致突然不能发音，但咳嗽、哭笑声音正常，声带检查无红肿变化；白喉亦有声嘶、喉痛症状，但常伴有面色苍白、精神萎靡等全身中毒症状，检查见喉部黏膜表面有灰白色假膜，不易擦去，分泌物涂片、培养可找到白喉杆菌。

（四）辨证分析

1. 风寒外袭 风寒袭肺，气机不利，寒凝于喉，致声门开阖不利而发病。

2. 风热外犯 风热邪毒由口鼻而入，肺气不宣，邪热结于喉，气血壅滞，声门开阖不利而致病。

3. 肺热壅盛 嗜食辛辣炙煿之品，热积于肺，火热上炎，灼津成痰，痰热交阻，壅滞于喉，气机不利而发病。

（五）治疗

1. 治疗原则 治疗本病以开音、利喉、消肿为原则。有风寒犯肺证者，治疗应疏风散寒；有风热犯肺证者，治疗应疏风清热；有痰热壅肺证者，治疗应清肺化痰。可配合针灸、蒸气吸入和超声雾化吸入等治疗方法，局部外治与内治相结合。同时也应注意小儿急喉喑若伴有呼吸困难者宜早期使用激素，预防喉风。

2. 一般治疗 噤声而使声带得到休息。多饮水，禁烟、酒刺激，保持大便通畅。

3. 辨证论治

（1）风寒外袭

主证：猝然声音不扬，甚则嘶哑，喉痒咳嗽，或咽喉微痛。全身可伴恶寒，发热，头身痛，无汗，鼻塞，流清涕，口不渴。舌苔薄白，脉浮紧。检查见喉黏膜及声带微红肿，声门闭合不全。

证候分析：风寒袭肺，肺气不宣，风寒壅闭于喉，致声门开阖不利，故猝然声音不扬，甚则嘶哑；寒主凝闭，气血凝滞于喉，故见喉黏膜及声带微红肿，声门闭合不全；风邪袭喉，则喉痒咳嗽；寒凝气血，脉络不通，经络运行不畅，故咽喉微痛；风寒外束，卫阳被郁，不得宣泄，故见恶寒，发热，头身痛；风寒袭肺，肺失宣降，则鼻塞，流清涕，口不渴；舌苔薄白，脉浮紧为风寒在表之象。

治法：疏风散寒，宣肺开音。

方药：三拗汤加减。方中以麻黄疏散风寒，杏仁宣降肺气，甘草利喉止痛，调和诸药。可加紫苏叶、蝉蜕等宣肺开音；若咳嗽痰多，加半夏、白前以止咳祛痰；鼻塞者可加白芷、辛夷以通窍。

（2）风热外犯

主证：声音不扬，甚则嘶哑，喉痒咳嗽，或喉内灼热疼痛。全身可伴发热、恶寒、头痛等。舌质红，苔薄黄，脉浮数。检查可见喉黏膜及声带红肿，声门闭合不全。

证候分析：风热犯肺，肺失清肃，热邪壅结于喉，声门开合失司，故声音不扬，甚则嘶哑，喉痒咳嗽，喉黏膜及声带红肿；邪热蕴结，脉络受阻，故喉内灼热疼痛；风热外袭，正邪交争，则发热、恶寒、头痛；舌质红，苔薄黄，脉浮数为风热在表之象。

治法：疏风清热，利喉开音。

方药：疏风清热汤加减。方中荆芥、防风、连翘宣散风热；金银花、黄芩、赤芍清散热邪；玄参、浙贝母、天花粉、桑白皮清肺化痰；牛蒡子、桔梗、甘草解毒消肿、清利咽喉。可加蝉蜕、木蝴蝶以利喉开音；若痰涎多，可加天竺黄、瓜蒌、杏仁清化痰热。

（3）肺热壅盛

主证：声音嘶哑，甚则失声，咽喉疼痛，咳嗽痰黄。全身可伴口渴，大便秘结。舌质红，苔黄厚，脉滑数。检查可见喉黏膜及室带、声带深红肿胀，声带上有黄白色分泌物附着，闭合不全。

证候分析：热积于肺，炼液成痰，痰热壅阻于喉，致声门开阖不利，故声音嘶哑，甚则失声；痰热壅肺，上蒸咽喉，故咽喉疼痛，喉黏膜及室带、声带深红肿胀；肺热壅盛，则见口渴、大便秘结、舌质红、苔黄厚、脉滑数等。

治法：清热宣肺，利喉开音。

方药：泻白散加减。方中桑白皮、地骨皮泻肺清热；炙甘草、粳米和中扶正。嘶哑重者，加蝉蜕、木蝴蝶；咳嗽者，可加黄芩、杏仁；痰多者，可酌加瓜蒌子、浙贝母、天竺黄、竹茹；大便秘结者，加大黄。

4. 外治法

（1）噙化法：选用具有清利咽喉的中药制剂含服，如六神丸或铁笛丸，有助于利咽消肿，止痛开音。

（2）含漱法：用具有清热开音的中药煎汤含漱或泡水含漱。

（3）蒸气吸入或超声雾化吸入法：辨证选用中药蒸气吸入或中药注射液雾化吸入。如风寒袭肺者，可用紫苏叶、香薷、蝉蜕等；风热犯肺或肺热壅盛者，可用柴胡、葛根、黄芩、甘草、桔梗、薄荷等。

5. 针灸等中医特色疗法

（1）体针：可采用局部与远端取穴相结合的方法。局部取穴：人迎、水突、廉泉、天鼎、扶突，每次取2~3穴。远端取穴：病初起者，可取合谷、少商、商阳、尺泽，每次取1~2穴。用泻法，每日1次。

（2）耳针：取咽喉、神门、平喘、肺等穴埋针或用王不留行籽贴压。

（3）刺血法：用三棱针刺两手少商、商阳、耳轮1~6等穴，每穴放血1~2滴，每日1次，有泄热开窍、利喉开音的作用。

（4）按摩：先取人迎、水突穴的连线及其附近部位，用一指禅法或拿法，往返数次，或配合揉法。然后在人迎、水突穴及敏感压痛点处采用揉法，每日1次。

第三节　慢喉喑

慢喉喑是以声音不扬，经久不愈，甚则嘶哑失声为主要临床表现的疾病。本病临床上较为常见，多由急喉喑等治疗不彻底发展而成，亦可因长期不良因素刺激而发，多见于成人及职业用声者。本病类似于西医学的慢性喉炎（chronic laryngitis）、声带小结（vocal nodule）。

（一）病因病机

本病多由脏腑虚损或病久血瘀痰凝声户所致。

1. 病因　多由肺、脾、肾虚损而致；咽喉疾病余邪未清，邪聚于喉；或过度发音，致气滞血瘀痰凝于喉，亦可致声嘶。

2. 病机　声音根于肾，源于脾，出于肺，肺主气，脾为气之源，肾为气之根，肾精充沛，肺脾气旺，则声音清亮，反之则气虚声怯；加之用声劳损，邪留不去，而成本病。脏腑虚损，咽喉失养，声门开阖不利而致，即所谓"金破不鸣"。属虚证或本虚标实之证。

（二）临床表现

1. 发病特点及主要症状　多有急喉喑反复发作史；以不同程度的声音嘶哑为主要症状，初期为间歇性，一般用嗓越多，则声嘶越重，逐渐发展为持续性声嘶；常有喉部不适，如咽喉异物感、咽喉灼热、干燥、发音时疼痛等。

2. 专科检查及主要体征 局部检查见声带暗红、肥厚，有小结，小结多位于声带游离缘前、中 1/3 交界处，一般呈对称结节状，表面光滑；声门闭合不良，或喉黏膜及声带干燥、变薄。

3. 特殊检查和（或）实验室检查 纤维喉镜或电子喉镜有助于清晰显示喉部病变。

（三）诊断与鉴别

1. 诊断要点 多有急喉喑反复发作史。以不同程度的声音嘶哑为主要症状，根据病史及临床表现，一般不难做出诊断。中医辨证应四诊合参，依据全身及局部症状，结合舌象与脉象以辨证候。本病多与脏腑虚损或血瘀痰凝有关，涉及脏腑主要为肺、脾、肾。

2. 鉴别诊断 本病应与功能性失声、喉乳头状瘤、喉癌等相鉴别：功能性失声常表现为突然失声，或仅有耳语声，与情志变化有关，但咳嗽、哭笑声音正常，检查见声带色泽形态正常，发"衣"音时，双侧声带不能向中线靠拢，但咳嗽时声带运动正常；喉乳头状瘤多发于儿童，病程较长，声嘶呈渐进性，肿瘤长大可出现喘鸣和呼吸困难，肿瘤呈灰白色或淡红色，表面不平，呈乳头状，常位于声带或室带处，活检可确诊；喉癌多见于中年以上的男性，进行性声音嘶哑、咳嗽、痰中带血，肿物堵塞声门则引起喉阻塞，肿物多发于声带、室带或会厌等部位，呈菜花样或结节状，表面可有溃疡，部分患者有颈淋巴结转移，活检可确诊。

（四）辨证分析

1. 肺肾阴虚 素体阴虚，或久病失养，肺肾阴亏，虚火上炎，蒸灼于喉，致声门失健，开阖不利，发为喉喑。

2. 肺脾气虚 素体气虚，或劳倦太过，久病失调，或过度用嗓，气耗太甚，致肺脾气虚，无力鼓动声门，发为喉喑。

3. 血瘀痰凝 咽喉病余邪未清，邪聚于喉；或过度用声，耗气伤阴，喉部脉络受损，致气滞血瘀痰凝，则声带肿胀或形成小结，妨碍声门开阖，发为喉喑。

（五）治疗

1. 治疗原则 治疗本病以扶正、开音、利喉为原则。有肺肾阴虚证者，治疗应养阴利喉；有肺脾气虚证者，治疗应益气开音；有血瘀痰凝证者，治疗应活血化痰。可配合针灸、蒸气吸入和超声雾化吸入等治疗方法。

2. 一般治疗 积极治疗邻近器官的疾病，如伤风鼻塞、鼻窒、鼻渊、喉痹等，改善工作环境，戒除生活中不良习惯，避免过度用声，训练正确发声，增强机体免疫力。

3. 辨证论治

（1）肺肾阴虚

主证：声音嘶哑日久，咽喉干涩微痛，干咳，痰少而黏，时时清嗓。全身可伴颧红唇赤、头晕、虚烦少寐、腰膝酸软、手足心热等症状。舌红少津，脉细数。检查可见喉黏膜及室带、声带微红肿，声带边缘肥厚，或喉黏膜及声带干燥、变薄，声门闭合不全。

证候分析：肺肾阴虚，咽喉失养，致声门失健，开阖不利，则声嘶日久难愈；阴虚生内热，虚火上炎，故喉黏膜及室带、声带微红肿，咽喉干涩微痛，或喉黏膜及声带黏膜干燥、变薄；虚火炼痰，故干咳痰黏，清嗓则舒。颧红唇赤、头晕、虚烦少寐、腰膝酸软、手足心热、舌红少津、脉细数均属阴虚火旺之象。

治法：滋阴降火，润喉开音。

方药：百合固金汤加减。方中百合、生地黄、熟地黄滋养肺肾，金水相生；麦冬、玄参养阴生津,降火润喉;当归、白芍养血益阴;桔梗、甘草、川贝母化痰利喉。可加木蝴蝶、诃子、青果利喉开音。若虚火旺者,加黄柏、知母以降火坚阴;若以声嘶、咽喉干痒、咳嗽、燥热感为主的阴虚肺燥之证,宜甘露饮以生津润燥。

（2）肺脾气虚

主证：声嘶日久，语音低沉，高音费力，不能持久，劳则加重。全身可伴少气懒言、倦怠乏力、纳呆便溏、面色萎黄。舌淡胖、边有齿痕、苔白、脉细弱。检查多见喉黏膜色淡，声门闭合不全。

证候分析：肺脾气虚，无力鼓动声门，声门闭合不全，故语音低沉、高音费力、不能持久；劳则耗气，故遇劳加重；脾气虚则少气懒言、倦怠乏力、纳呆便溏、面色萎黄；舌淡胖、边有齿痕、苔白、脉细弱为气虚之象。

治法：补益肺脾，益气开音。

方药：补中益气汤加减。方中黄芪、党参、白术、炙甘草补益肺脾之气；陈皮理气；当归补血；升麻、柴胡升提清阳之气。本方补益肺脾，养喉润声；可加诃子收敛肺气、利喉开音，加石菖蒲芳香通窍；若湿重痰多，声带肿胀甚者，可加半夏、茯苓、白扁豆健脾化痰。

（3）血瘀痰凝

主证：声嘶日久，讲话费力，咽喉异物感或痰黏着感，常需清嗓。全身可伴胸闷不舒，烦闷急躁。舌质暗红或有瘀点，苔腻，脉细涩。检查可见喉黏膜及室带、声带暗红肥厚，或声带边缘有小结。

证候分析：气滞血瘀痰凝，结聚咽喉，故声带暗红，或有小结；声门开阖不利，故声嘶难愈，讲话费力；血瘀痰凝，黏附声带，故咽喉异物感、痰黏着感；血瘀痰凝，气机不畅，则胸闷不舒；肝气郁结，故烦闷急躁；舌质暗红或有瘀点、脉细涩为血瘀之象，苔腻为痰湿之象。

治法：行气活血，化痰开音。

方药：会厌逐瘀汤加减。方中以当归、赤芍、红花、桃仁活血祛瘀；枳壳、柴胡疏肝理气，气行则血行，血行则瘀散；地黄、玄参滋阴降火；桔梗、甘草宣肺化痰，利喉开音。若痰多者，可加浙贝母、瓜蒌、海浮石以化痰散结；若兼肺肾阴虚，可配合百合固金汤加减；若兼肺脾气虚，可配合补中益气汤加减。

4. 外治法

（1）噙化法：选用具有滋阴润喉、降火开音作用的中药制剂含服，如西瓜霜润喉片、金果含片等。

（2）蒸气吸入或超声雾化吸入法：可用乌梅、薄荷、麦冬、甘草等煮热，蒸气吸入，适用于肺肾阴虚证者；用复方丹参注射液超声雾化吸入，适用于血瘀痰凝证者。

5. 针灸等中医特色疗法

（1）体针：局部与远端取穴相结合。局部取穴取人迎、天突、廉泉、扶突；远端取穴，肺脾气虚取足三里，肺肾阴虚取三阴交，采用平补平泻法或补法，每日1次。

（2）耳针：取咽喉、声带、肺、神门、内分泌、平喘等穴。脾虚加脾、胃穴，肾虚加肾穴。每次取3~4穴，用王不留行籽贴压。

（3）灸法：取合谷、足三里等穴。

（4）穴位注射：取喉周穴位如人迎、水突、廉泉，每次选2~3穴行穴位注射，药物可选用复方丹参注射液、当归注射液等，每次注射0.5~1ml药液，每日1次。

第四节 急 喉 风

急喉风是以发病迅速、吸气性呼吸困难为主要特征的危急重症。临床上常伴有咽喉肿痛、痰涎壅盛、语言难出、声如拽锯、汤水难下等症状，严重者可发生窒息死亡。本病可发生于任何年龄，由于小儿脏腑娇嫩，喉腔狭小，稍有肿胀即可发生阻塞，故发生急喉风机会较成人多，多由风痰或痰热所致。本病类似于西医学的急性喉阻塞（laryngeal obstruction）。

（一）病因病机

1. 病因　本病多由各种急性咽喉病，如喉痈、小儿喉喑、喉菌、喉水肿、白喉等进一步发展而来。

2. 病机　本病多由外邪侵袭，与痰浊互结于咽喉而为病。风寒外袭，肺失宣肃，水道通调失利，聚而成痰，风寒痰浊凝聚；或因肺胃素有蕴热，复感风热或时行疫疠之邪，内外邪热煎熬津液成痰，痰火壅结于咽喉而为病。

（二）临床表现

1. 发病特点及主要症状　本病以发病迅速的吸气性呼吸困难、咽喉肿痛、痰涎壅盛、汤水难下等为突出症状，如不及时治疗可发生窒息而危及生命。表现为吸气时间长而费力，呼出相对容易，吸气时出现喉喘鸣、三凹征（吸气时胸骨上窝、锁骨上窝、剑突下出现凹陷）甚至四凹征（再加肋间隙凹陷）。

2. 专科检查及主要体征　咽喉及喉镜检查可发现影响气道通气的阻塞性病变部位，血氧饱和度监测可了解机体缺氧情况，有助于判断病情危重程度。

临床上将吸气性呼吸困难的程度分为以下四度：

一度：安静时无呼吸困难，活动时出现吸气困难、喉鸣、鼻翼扇动、吸气时胸骨上窝、锁骨上窝、剑突下出现凹陷。

二度：安静时有上述呼吸困难表现，活动时加重，但不影响睡眠和进食。

三度：呼吸困难明显，喉鸣较响，并因缺氧而出现烦躁不安、自汗、脉数等表现，三（四）凹征显著。

四度：呼吸极度困难，患者端坐呼吸，唇青面紫，额汗如珠，身汗如雨，甚则四肢厥冷，脉沉微欲绝，呼吸浅速，神昏，濒临窒息。

（三）诊断与鉴别

1. 诊断要点　本病特点为发病急，变化快，诊治时应密切观察呼吸困难程度，表现为吸气时间长而费力，呼出相对容易，吸气时出现喉鸣、三凹征（或四凹征），并常伴有咽喉肿痛、痰涎壅盛、语言难出、声如拽锯、汤水难下等症状。咽喉及喉镜检查可发现影响气道通气的阻塞性病变部位，血氧饱和度监测可了解机体缺氧情况，有助于判断病情危重程度。

2. 鉴别诊断　本病的吸气性呼吸困难应与呼气性呼吸困难相鉴别：吸气性呼吸困难主要表现为吸气费力，呼气相对容易，吸气时可出现三凹征（或四凹征）及喉鸣；呼气性呼吸困难主要表现为呼气费力，呼气时可在胸部听到哮鸣音，常伴有咳喘、张口抬肩等表现，无三凹征（或四凹征）出现。

（四）辨证分析

1. 风痰壅喉　素体虚弱，禀赋不足，风寒之邪乘虚袭肺，致肺失宣肃，津液不布，化为痰浊，风痰聚于咽喉而为病。

2. 痰热壅喉　肺胃蕴热，复感风热邪毒，或过食辛辣，或疫疠之邪侵袭，内外邪毒交结，热盛痰生，痰热壅结于咽喉而为病。

（五）治疗

1. 治疗原则 及时解除呼吸困难。应密切观察呼吸困难程度，针对病因，掌握病变阶段，准确辨证施治。

2. 一般治疗 安静休息，尽量少活动；密切观察病情变化，做好随时抢救准备。

3. 辨证论治

（1）风痰壅喉

主证：猝然呼吸困难，痰涎壅盛，喉鸣如锯，声音不扬，吞咽不利。全身可伴有发热恶寒、头痛等症。舌苔白，脉浮紧。检查可见咽喉或会厌肿胀，喉腔黏膜苍白水肿，声门开合不利。

证候分析：风寒袭肺，肺气不宣，痰浊凝聚于喉，声门狭窄，开合不利，故猝然呼吸困难，声音不扬，咽喉或会厌肿胀；痰涎增多，则喉鸣如锯；风寒侵袭，故发热恶寒、头痛，舌苔白，脉浮紧。

治法：祛风散寒，化痰消肿。

方药：六味汤加减。方中荆芥、防风、薄荷祛风解表、辛散风寒；桔梗、甘草、僵蚕宣肺化痰利咽。发热恶寒重者，可加紫苏叶、桂枝；痰多者，加半夏、胆南星、白附子；声嘶者，加蝉蜕；肿胀明显者，加茯苓、泽泻。若为寒水上泛所致急喉风，宜温阳利水，方用真武汤加减。

（2）痰热壅喉

主证：咽喉疼痛，吞咽不利，喉部有紧缩感，出现吸气性呼吸困难，喉鸣，咳时可闻及哮鸣音，声音嘶哑或语言难出，痰涎壅盛，声如拽锯，甚至水浆难下。全身可见憎寒壮热，或高热神烦，汗出如雨，口干欲饮，大便秘结，小便短赤。舌红或绛、舌苔黄或腻，脉数。检查可见咽喉红肿，会厌或声门肿胀明显。

证候分析：风热邪毒上犯，肺胃积热凝结成痰，痰涎阻塞气道，故见吸气困难；咽喉肿胀，气道狭窄，故见喉鸣或哮鸣音；邪客于喉，故声音嘶哑或语言难出；痰涎壅盛，阻于气道，故声似拽锯，甚至水浆难下；痰热壅盛，故憎寒壮热，或高热神烦，汗出如雨，口干欲饮，大便秘结，小便短赤，舌红或绛、舌苔黄或腻，脉数。

治法：泄热解毒，祛痰开窍。

方药：清瘟败毒散加减。方中以犀角（现用水牛角）为主药，结合玄参、地黄、赤芍、牡丹皮以泄热凉血解毒，去血分之热，以黄连、黄芩、栀子、石膏、知母、连翘清热泻火解毒，去气分之热，桔梗、甘草宣通肺气而利咽喉。痰涎壅盛者，选加天竺黄、浙贝母、瓜蒌、葶苈子等；大便秘结者，可加大黄、芒硝等；可合用六神丸、雄黄解毒丸、紫雪丹、至宝丹等。

4. 外治法

（1）蒸气吸入法：可用金银花、菊花、薄荷、葱白、藿香等中药，适量煎煮过滤，取药汁进行蒸气吸入，以祛风清热，消肿通窍。

（2）吹药法：用清热解毒、利咽消肿的中药粉剂吹入患处，以消肿止痛。

（3）含漱法：咽部红肿者可用清热解毒、消肿利咽的中药煎水含漱。

5. 针灸等中医特色疗法

（1）体针：取合谷、少商、商阳、尺泽、少泽、曲池、扶突等穴，每次 2~3 穴，用泻法，不留针，或取少商、商阳点刺出血以泄热。

（2）耳针：选用神门、咽喉、平喘等穴，针刺，留针 15~30 分钟。

6. 其他治疗 气管插管或切开。根据病因及呼吸困难的程度，适时进行气管插管或切开，及时建立气道，解除呼吸困难，是治疗本病的重要手段。

一、二度呼吸困难，以病因治疗为主，做好气管插管或切开的准备；如出现三度呼吸困难，应视病因进行气管切开；若出现四度呼吸困难，则无论何种病因，立即进行气管切开，甚至需要实施紧急气管切开或环甲膜切开术，以保证呼吸通畅。

气管切开后应保持套管内管通畅，保持室内温度（22℃左右）、湿度（90%以上）；定时气管内滴药以稀释痰液，维持呼吸道通畅；注意防止外管脱出发生窒息。

第五节 喉 息 肉

喉息肉是以声音嘶哑为主要症状，于一侧或双侧声带游离缘中 1/3 处生长有息肉的疾病，是常见的引起声音嘶哑的疾病。本病是临床常见病，可发生于任何年龄，教师、歌唱演员等职业用声者多见，多由用声过度、脏腑虚损、血瘀痰凝声户所致。本病类似于西医学的声带息肉（polyp of vocal cord）。

（一）病因病机

1. 病因 多因过度用声，或脏腑虚损，血瘀痰凝声户所致。

2. 病机 过度或不当发声，喉窍脉络损伤，血瘀声户；或脏腑虚损，痰浊内生，结聚声户，日久变生息肉。或者肺肾阴虚或肺脾气虚，声带失养，虚火上灼，或者气血失调，即所谓"金破不鸣"。

（二）临床表现

1. 发病特点及主要症状 本病主要表现为声音嘶哑，轻者仅声音发毛、变调或声音不扬；重者则有明显声嘶，甚至完全失声。多为用声不当或过度用声所致，也可为一次强烈用声之后引起，所以本病多见于职业用声或过度用声的患者。

2. 专科检查及主要体征 局部检查可见一侧或双侧声带游离缘中 1/3 处半透明、白色或粉红色的肿物，表面光滑，带蒂或广基。

3. 特殊检查 纤维喉镜或电子喉镜下检查的声带息肉多为一侧单发或多发，有蒂或广基，常呈灰白色半透明样，或为红色小突起，有蒂者常随呼吸上下移动，大者可阻塞声门导致呼吸困难。

（三）诊断与鉴别

1. 诊断要点 依据病史和临床表现，结合喉镜检查，本病诊断并不难，主要表现为声音嘶哑，重者甚至完全失音，专科检查可见声带前中部边缘的息肉样组织，带蒂或广基。

2. 鉴别诊断 本病应与急性喉炎、喉肿瘤、白喉等相鉴别：这些疾病均有声音嘶哑；急性喉炎病程短，局部检查可见声带色红，一般没有赘生物；喉肿瘤检查喉腔可见新生物，或触之易出血，取病变组织行病理检查有助于鉴别；白喉多见于小儿，声嘶显著，咳嗽呈犬吠样，精神萎靡，脸色苍白，全身中毒症状明显，易发生喉梗阻，咽喉部检查可见不易剥落的白膜，白膜处分泌物涂片或培养可查出白喉杆菌。

（四）辨证分析

1. 肺肾阴虚 素体阴虚，或久病失养，肺肾阴亏，虚火上炎，蒸灼于喉，发为息肉。

2. 肺脾气虚 素体气虚，或劳倦太过，久病失调，或过度用嗓，气耗太甚，致肺脾气虚，气血失调，发为息肉。

3. 血瘀痰凝　用嗓太过，耗气伤阴，喉部脉络受阻，经气郁滞不畅，气滞则血瘀痰凝，致声带肿胀或形成息肉，妨碍声门开合而为病。

（五）治疗

1. 治疗原则　宜采取综合治疗，局部外治与内治相结合，去除息肉，使声嘶改善或者恢复。

2. 一般治疗　患病期间宜注意声带休息，注意发音方法，避免用声过度，避免粉尘及有害化学气体的刺激。

3. 辨证论治

（1）肺肾阴虚

主证：声音嘶哑日久，咽喉干涩微痛，干咳，痰少而黏，时时清嗓。全身或兼颧红唇赤、头晕、虚烦少寐、腰膝酸软、手足心热等症状。舌红少津，脉细数。检查可见喉黏膜及室带、声带微红肿，声带边缘肥厚，声带前中部边缘可见息肉样组织，或喉黏膜及声带干燥、变薄，声门闭合不全。

证候分析：肺肾阴虚，咽喉失养，致声门失健，开合不利，则声嘶日久难愈；阴虚生内热，虚火上炎，故喉黏膜及室带、声带微红肿或可见息肉，咽喉干涩微痛，或喉黏膜及声带黏膜干燥、变薄；虚火炼痰，故干咳痰黏，清嗓则舒；颧红唇赤、头晕、虚烦少寐、腰膝酸软、手足心热、舌红少津、脉细数均属阴虚火旺之象。

治法：滋阴降火，润喉开音。

方药：百合固金汤加减。方中百合、生地黄、熟地黄、麦冬、玄参滋养肺肾，清热利咽生津；当归、白芍养血和阴；川贝母、桔梗清肺利咽；甘草健脾和中。诸药合用使肺肾得养，阴液充足，虚火自降。可加木蝴蝶、诃子、青果利喉开音。若虚火旺者，加黄柏、知母以降火坚阴；若以声嘶、咽喉干痒、咳嗽、有焮热感为主的阴虚肺燥之证，宜甘露饮以生津润燥。

（2）肺脾气虚

主证：声嘶日久，语音低沉，高音费力，不能持久，劳则加重。全身可伴见少气懒言，倦怠乏力，纳呆便溏，面色萎黄。舌淡胖，边有齿痕，苔白，脉细弱。检查可见喉黏膜色淡，声带前中部边缘息肉样组织，声门闭合不全。

证候分析：肺脾气虚，无力鼓动声门致声门闭合不全、语音低沉、高音费力、不能持久，甚则形成息肉，声嘶日久难愈；劳则耗气，故遇劳加重；脾气虚则少气懒言、倦怠乏力、纳呆便溏、面色萎黄；舌淡胖、边有齿痕、苔白、脉细弱为气虚之象。

治法：补益肺脾，益气开音。

方药：补中益气汤加减。方中人参、黄芪、白术、炙甘草健脾益气；陈皮理气健脾，使补而不滞；当归养血；升麻、柴胡升举中阳。本方补益肺脾之气，养喉洪声；可加诃子收敛肺气、利喉开音；加石菖蒲芳香通窍；若声带肿胀，湿重痰多者，可加半夏、茯苓、白扁豆健脾化痰。

（3）血瘀痰凝

主证：声嘶日久，讲话费力。喉内有异物感或痰黏着感，常需清嗓。可伴见胸闷不舒。舌质暗红或有瘀点，苔腻，脉细涩。喉黏膜及室带、声带暗红肥厚，或声带边缘有息肉。

证候分析：气滞血瘀痰凝，结聚咽喉，故声带暗红，或声带边缘有息肉；声门开合不利，故声嘶难愈，讲话费力；血瘀痰凝，黏附声带，故喉内有异物感、痰黏着感；血瘀痰凝，气机不畅，则胸闷不舒；舌质暗红或有瘀点、脉细涩为血瘀之象，苔腻为痰湿之象。

治法：行气活血，化痰开音。

方药：会厌逐瘀汤加减。方中以当归、赤芍、红花、桃仁、生地黄活血祛瘀；枳壳、柴胡疏肝理气，气行则血行，血行则瘀散；桔梗、甘草、玄参宣肺化痰，利喉开音。若痰多者，可加浙贝母、瓜蒌、海浮石以化痰散结。若兼肺肾阴虚，可配合百合固金汤加减；若兼肺脾气虚，可配合补中益气汤加减。

4. 外治法

（1）手术：切除喉息肉。

（2）噙化法：选用具有清利咽喉作用的中药制剂含服，有助于消肿止痛开音。

（3）蒸气吸入法：根据不同证型选用不同的中药水煎，取过滤药液进行蒸气吸入。如风寒袭肺者，可用紫苏叶、香薷、蝉蜕等；风热犯肺或肺热壅盛者，可用柴胡、葛根、黄芩、甘草、桔梗、薄荷等；肺肾阴虚者，可用乌梅、绿茶、甘草、薄荷等。

5. 针灸等中医特色疗法

（1）体针：可采用局部与远端取穴相结合的方法。局部取穴：人迎、水突、廉泉、天鼎、扶突，每次取2~3穴。远端取穴：病初起者，可取合谷、少商、商阳、尺泽，每次取1~2穴，用泻法；病久者，若肺脾气虚可取足三里，若肺肾阴虚可取三阴交，用平补平泻法或补法。

（2）刺血法：用三棱针刺两手少商、商阳、三商（奇穴，别名大指甲根）、耳轮1~6等穴，每穴放血1~2滴，每日1次，有泄热开窍、利喉开音的作用，适用于实热证。

（3）耳针：取咽喉、声带、肺、大肠、神门、内分泌、皮质下、平喘等穴，脾虚者加取脾、胃，肾虚者加取肾，每次3~4穴，针刺20分钟。病初起，每日1次，久病隔日1次，也可用王不留行籽或磁珠贴压，每次选3~4穴。

第六节 咽喉反流病

咽喉反流病是以胃内容物异常反流入咽喉、甚至上呼吸道而引起的一种慢性黏膜损伤的疾病。本病发病率日益升高。中医古代文献中无此病名。本病多由胃失和降、胃气上逆，上犯咽喉所致，类似于西医学的胃食管反流性咽喉病（gastroesopha-geal reflux pharyngo-laryngeal disease）。

（一）病因病机

1. 病因 感受外邪、寒热客胃；情志不遂、思虑太过；饮食不节、烟酒无度；禀赋不足、脾胃虚弱等为主要病因。

2. 病机 禀赋不足、脾胃虚弱为咽喉反流病发病基础。胃失和降，胃气上逆，上犯咽喉为咽喉反流病基本病机，肝胆失于疏泄、脾失健运、胃失和降、肺失宣肃，胃气上逆，上犯咽喉，形成本病的一系列临床症状。本病病机特点：一为逆，二为热，三为郁。

（二）临床表现

1. 发病特点及主要症状 有食物反流病史；咽喉反流病的症状多变，多有声音嘶哑，发音疲劳，口腔异味，咽喉部疼痛，喉部分泌物增多，频繁清嗓，口干，咽喉部有异物感，吞咽不适，胃内容物反流，胸痛，胃灼热，烧心，反酸，胃胀，慢性或反复发作性咳嗽，呼吸困难等，少数患者可引起哮喘发作。

2. 专科检查及主要体征 喉镜下常可见声带后联合区域水肿、红斑，声带弥漫性水肿。严重时出现声带肉芽肿、任克氏水肿、喉室消失、接触性溃疡、声门下狭窄等。

3. 特殊检查和（或）实验室检查 可行24小时喉咽食管pH监测和咽部pH监测。

（三）诊断与鉴别

1. 诊断要点 主要依据病史、症状、体征、喉镜检查，可做出初步诊断。可参照反流症状指数评分量表和反流体征评分量表进行进一步的诊断。有条件者可行 24 小时喉咽食管 pH 监测。

2. 鉴别诊断 本病应与反胃、呃逆、干呕、嗳气相鉴别：反胃以朝食暮吐，暮食朝吐，终致完谷尽吐出而始感舒畅为主证；呃逆以呃呃作声，声短而频，不能自止为主要表现；干呕发出呕声，无物吐出，其声长短不一，呈不规则性发作；嗳气声低而缓，常伴有酸腐气味，多在饱餐后出现。反胃、呃逆、干呕、嗳气等咽部症状均不明显。

（四）辨证分析

1. 肝胃不和 脾胃虚弱，脾土虚肝木乘，或肝木郁脾土壅，致木气恣横无制，肝木乘克脾胃，导致肝胃不和而为病。

2. 气郁痰阻 肝气郁滞，气机不畅，横逆乘脾犯胃，胃失和降，脾虚生痰而为病。

3. 血瘀痰凝 气郁迁延，络脉受阻，气滞而血瘀痰凝，或气郁久而化热，气病及血，耗伤阴血，瘀血内结而为病。

4. 脾胃虚寒 脾胃虚弱，运化失常，浊气内生，寒邪凝滞，困阻脾阳，气机不利，客寒犯胃，气机失和而为病。

5. 脾虚湿热 脾虚气郁失其升降，湿浊内生，蕴而生热，湿热互结导致气机升降失调，胃气夹酸上逆咽喉而为病。

（五）治疗

1. 治疗原则 咽喉反流病的中医治疗应当辨明气血阴阳虚实，依据病情分别施治。伴重度胃酸反流者可予中西医结合治疗。

2. 一般治疗 注意休息，保持良好的生活饮食习惯，避免进食刺激性食物。

3. 辨证论治

（1）肝胃不和

主证：声音嘶哑，发音疲劳，口腔异味，咽喉部有异物感。全身可伴见烧心，反酸，胸骨后灼痛，胃脘灼痛，脘腹胀满，嗳气或反食，易怒，易饥。舌红，苔黄，脉弦。检查可见声带后联合区域水肿、红斑，声带弥漫性水肿。

证候分析：脾胃虚弱，脾土虚肝木乘或肝木郁脾土壅，气机不畅，故声音嘶哑，发音疲劳；肝木乘克脾土，胆木逆克胃土，故见嗳气或反酸、易饥；肝木气恣横无制，肝胃不和，可见胸骨后灼痛，胃脘灼痛，脘腹胀满，嗳气或反食，烧心，反酸，口腔异味；肝气郁结，则易怒；疏泄失常，气机阻滞，上结于咽喉，则咽喉部有异物感；舌红，苔黄，脉弦为肝胃不和、肝胃郁热之象。

治法：疏肝泄热，和胃降逆。

方药：左金丸合清胃散加减。方中黄连清泄肝火兼清胃火；吴茱萸辛散解郁，减弱黄连苦寒之性，引药物入肝经；升麻辛散清热解毒，与黄连成一升一降，疏通肝气；地黄、牡丹皮凉血滋阴清热，使上炎的胃火得降；当归补血活血。反酸多者，加瓦楞子（煅）、海螵蛸、浙贝母；烧心重者，加珍珠母、玉竹；痰多者，加瓜蒌、射干、枇杷叶。

（2）气郁痰阻

主证：声音嘶哑，发音疲劳，喉部分泌物增多，频繁清嗓，口干，咽喉部有异物感，吞咽不适如有痰梗。全身可伴见肢倦纳呆，脘腹胀满，胸闷不适，嗳气或反酸，吞咽困难，半夜呛咳。舌苔白腻，脉弦滑。检查可见声带后联合区域水肿、红斑，声带弥漫性水肿。

证候分析：气郁日久，肝胆邪热犯及脾胃，金实不鸣，故声音嘶哑，发音疲劳；肝郁脾虚，脾失健运，聚湿生痰，痰气互结于咽喉而致有异物感，咳痰不爽；痰湿困脾，则肢倦纳呆，脘腹胀满，喉部分泌物增多，频繁清嗓，口干，咽喉部有异物感，吞咽不适如有痰梗；肝脾不和，胃气上逆，则嗳气或反酸；舌苔白腻，脉弦滑为气郁痰阻之象。

治法：开郁化痰，降气和胃。

方药：半夏厚朴汤加减。方中半夏、生姜化痰散结，和胃降逆；厚朴降气导滞；茯苓健脾利湿；紫苏叶行气宽中。症状较重者，加紫苏子、白芥子、莱菔子；胸闷痰多者，加瓜蒌子、薤白；纳呆、苔白腻者，加砂仁、陈皮；病久乏力、面色不华、舌质淡者，可加黄芪、鸡血藤；胸胁不适者，加柴胡、紫苏梗、枳壳；咽喉不适明显者，加紫苏梗、玉蝴蝶、连翘、浙贝母；痰气互结日久，致使气滞血瘀者，可用桃红四物汤合二陈汤。

（3）血瘀痰凝

主证：声音嘶哑，发音疲劳，喉内有异物感或黏着感，常需清嗓，咽喉部、胃脘及胸骨后灼痛或刺痛。全身可伴烧心，反酸，嗳气，胸闷不舒。舌质紫暗或有瘀斑，苔腻，脉涩。检查可见声带后联合区域水肿、红斑，声带弥漫性水肿。

证候分析：迁延日久而致瘀，或日久耗伤阴血，津枯痰凝，气机不利则声音嘶哑，发音疲劳，喉内有异物感或黏着感，常需清嗓；血瘀不通则痛，咽喉部、胃脘及胸骨后灼痛或刺痛，或可见胸闷不舒；舌质紫暗或有瘀斑、脉涩为血瘀之象，苔腻为痰湿之象。

治法：活血化瘀，行气开音。

方药：会厌逐瘀汤加减。方中桃仁、红花、当归、赤芍、生地黄活血祛瘀；配合柴胡、枳壳行气理气；桔梗、甘草、玄参清利咽喉。声音嘶哑明显者，可加僵蚕、诃子、石菖蒲；痰多者，加川贝母、瓜蒌、浮海石。

（4）脾胃虚寒

主证：声音嘶哑，发音疲劳，咽喉部有异物感，吞咽不适，慢性或反复发作性咳嗽。全身伴见吐酸时作，嗳气酸腐，胸脘胀闷，喜唾涎沫，饮食喜热，四肢不温，大便溏泄。舌淡苔白，脉沉迟。检查可见声带后联合区域水肿、红斑，声带弥漫性水肿。

证候分析：脾胃虚弱，运化失常，气机不利，上犯咽喉，故见声音嘶哑，发音疲劳，咽喉部有异物感，吞咽不适；脾胃虚弱，运化失职则胸脘胀闷，喜唾涎沫，大便溏泄；浊气内生，寒邪凝滞，困阻脾阳，故饮食喜热，四肢不温；舌淡苔白，脉沉迟为脾胃虚寒之象。

治法：温中散寒，利咽开音。

方药：香砂六君子汤加减。方中党参、白术、茯苓、甘草补脾益气，陈皮、半夏以健脾胃、除痰湿。症状较明显者加干姜、吴茱萸；吐涎多者加益智仁、苍术（炒）；咳嗽明显者加紫苏子、紫菀；痰多者加厚朴、胆南星；纳呆、苔白腻者加山药、陈皮；声嘶明显者加诃子。

（5）脾虚湿热

主证：声音嘶哑，发音疲劳，口腔异味，喉部分泌物增多，频繁清嗓，口干，咽喉部有异物感，吞咽不适。全身可伴见胃内容物反流，胃脘灼痛，胸闷不舒，餐后反酸、胃胀，不欲饮食，身倦乏力，大便溏滞。舌淡或红，苔薄黄腻，脉细滑数。检查可见声带后联合区域水肿、红斑，声带弥漫性水肿，或可见声带肉芽肿。

证候分析：脾虚气郁失其升降，气机失调则声音嘶哑，发音疲劳；湿滞蕴而生热，湿热互结导致气机升降失调，胃气夹湿上逆咽喉，口腔异味，喉部分泌物增多，频繁清嗓，口干，咽喉部有异物感，吞咽不适，胃内容物反流，胃脘灼痛，胸闷不舒，餐后反酸、胃胀；脾失健运则不欲饮食，身倦乏力，大便溏滞；舌淡或红，苔薄黄腻，脉细滑数为脾虚湿热之象。

治法：清化湿热，健脾和胃。

方药：萆薢渗湿汤加减。方中以黄柏、萆薢、滑石、泽泻、通草清热祛湿解毒；茯苓、薏苡仁健脾除湿和中；牡丹皮清热凉血。若脘腹痞闷、口臭者，加黄连、苦参、车前草；痒甚者，加荆芥、蝉蜕、地肤子、白鲜皮；纳呆、神疲乏力、少气懒言、语声低微者，可加党参、山药、白术；大便溏滞严重者，可加木香、茯苓；胃脘灼痛甚者，可加吴茱萸、煅瓦楞子（煅）、海螵蛸。

4. 外治法

（1）噙化法：选用具有清利咽喉作用的中药制剂含服，有助于消肿止痛开音。

（2）手术：如果药物治疗有效，但停药后反复发作的患者，或因胃酸反流致并发症持续存在者，可考虑行增加食管下括约肌张力的外科治疗。

5. 针灸等中医特色疗法

（1）体针：实证用内关、足三里、中脘；虚证用脾俞、胃俞、肾俞、膻中、曲池、合谷、太冲、天枢、关元、三阴交等，以泻法和平补平泻法为主。

（2）耳针：取咽喉、声带、肺、大肠、神门、内分泌、皮质下、平喘等穴，脾虚者加取脾、胃穴，肾虚者加取肾穴，每次3～4穴，针刺20分钟。病初起，每日1次，久病隔日1次，也可用王不留行籽或磁珠贴压，每次选3～4穴。

第七节 肝郁失音

肝郁失音是指以精神情志因素诱发的突然失声或仅能发出耳语声，但咳嗽或哭笑时声音仍正常为主要临床特征的疾病。本病女性多见。肝郁失音病之初起轻者仍可低声讲话，重者仅能发出虚弱的耳语声，多为情志因素突然刺激或强烈情感反应所致，易反复发作。本病类似于西医学的精神性失音（psychogenic aphonia）、癔病性失音（hysterical aphonia）、功能性失音（functional aphonia）。

（一）病因病机

1. 病因 因恼怒、焦虑、忧愁、恐惧等情志因素突然刺激或强烈情感反应，气逆喉窍引起。

2. 病机 由情志不遂，气机逆乱，肝气郁结，久则心胆失养，郁闭不开引起。暴怒伤肝，或情志不舒，肝郁气滞，气滞痰凝，阻滞喉窍，声户开合不利。久病忧思、悲伤过度、突受惊吓，耗损阴血，心胆不宁，气机不利，声户开合不利则发病。

（二）临床表现

1. 发病特点及主要症状 精神因素导致突然失音，轻者仍可低声讲话，重者仅能发出虚弱的耳语声，但很少完全无音，尤其是咳嗽、哭笑时声音正常是其特点。发音能力可以突然恢复正常，也可突然复发。

2. 专科检查及主要体征 在发音时触诊甲状软骨处无声音震动感。

3. 特殊检查和（或）实验室检查 喉镜检查可见声带形态、色泽正常，吸气时声带能外展，发音时声带不能内收或稍内收，但达不到中线，导致声门不能闭合，呈长三角形裂隙，或于发声时见两侧声带刚一靠拢的瞬间又复外展。嘱患者做咳嗽动作时，可见两侧声带能向中线靠拢；脑电图检查可出现大脑皮质遭受过度刺激产生超限抑制。

(三）诊断与鉴别

1. 诊断要点 本病以精神刺激病史，突然失音，但咳嗽、哭笑声却正常，发音时声带不能内收或内收达不到中线为诊断要点。中医辨证应四诊合参，依据全身及局部症状，结合舌象与脉象以辨证候。本病多与突然的精神刺激有关，涉及脏腑主要为肝胆与心。

2. 鉴别诊断 本病宜与声带麻痹等所致喉喑相鉴别。

（四）辨证分析

1. 肝气郁结 暴怒伤肝，或情志不舒，肝气郁结，气滞痰凝，阻滞喉窍，声门开合不利，发为突然失音。

2. 心胆不宁 心胆虚怯或心气不足，突受惊吓，肝胆气机失于疏泄，则心神不能收持，胆气难以决断，以致心胆不宁，神气失守，声音无主，声门开合不利，发为突然失音。

（五）治疗

1. 治疗原则 以心理疏导或暗示治疗为主，辅之以内治以达到改善症状，恢复声音的目的。

2. 心理疗法

（1）在患者建立对医生信任的基础上，医生向患者说明所患病症完全可以治愈，使患者树立信心，然后施以暗示疗法，多可奏效。

（2）医生对患者采用解释、安慰、鼓励、疏导等方式以帮助患者消除思想顾虑，缓解紧张情绪，抚平心理创伤。加强意志锻炼，培养开朗的性格，同时对家属给予解释、指导，取得其配合，以巩固疗效，防止复发。

3. 辨证论治

（1）肝气郁结

主证：突然失音，欲语不能，耳语嘘嘘，喉间紧束，每因情绪波动而加重，甚至无声。全身可伴精神抑郁，多疑易怒，胸胁胀满，咳嗽声嘶，善叹息，月经不调。舌质淡红，苔薄白，脉弦。检查见声带形态、色泽正常，吸气时声带能外展，发音时声带不能内收，或内收但达不到中线；咳嗽时，可见声带能向中线靠拢。

证候分析：情绪不畅，肝气不舒，失于疏泄，水湿津液滞为痰饮，痰气互结，上逆喉窍则突然失音，欲语不能，耳语嘘嘘，喉间紧束；情绪波动后，伤肝动气，痰气上逆喉窍则郁闭不开，甚至无声；肝气郁结，气机不利，则精神抑郁，多疑易怒，胸胁胀满；肝气横逆，痰气互结，则咳嗽声嘶；疏泄失职，则善叹息，月经不调。舌质淡红，苔薄白，脉弦为肝气郁结之证。

治法：疏肝解郁，安神开窍。

方药：柴胡疏肝散加减。方中以柴胡疏肝解郁；香附理气疏肝止痛，川芎活血行气止痛，两药共助柴胡解肝经之郁滞，并增行气活血止痛之效；陈皮、枳壳理气行滞；白芍、甘草养血柔肝，缓急止痛；甘草调和诸药。胁肋疼痛者，酌加郁金、青皮、当归、乌药等以行气活血定痛；肝郁化火者，可酌加栀子、黄芩、川楝子。

（2）心胆不宁

主证：突然失音，声不随意，欲语不能，耳语嘘嘘，每因惊恐而加重，甚至无声。全身可伴惊悸不宁，胆怯善恐，悲伤欲哭，哭则声亮，心烦不寐，坐卧不安。舌质淡，舌苔薄腻，脉细而弱。检查见声带形态、色泽正常，吸气时声带能外展，发音时声带不能内收，或内收达不到中线；咳嗽时声带向中线靠拢。

证候分析：心胆不宁，心神不能收持，神气失守，声音无主，则突然失音，声不随意，欲语不能，耳语嘘嘘；受到惊恐后，胆气难以决断，则惊悸不宁，胆怯善恐，悲伤欲哭，哭则声亮；心气虚，渐及阴血，不能濡养心神，则心烦不寐，坐卧不安。舌质淡，舌苔薄腻，脉细而弱为心胆不宁之证。

治法：补心益胆，解郁开窍。

方药：安神定志丸加减。方中朱砂、龙齿重镇安神；远志、石菖蒲入心开窍，除痰定惊；茯神养心安神；茯苓、党参健脾益气，助朱砂、龙齿宁心除痰。常太息者加香附；失眠者加酸枣仁、柏子仁；痰多者胆南星、竹茹。

4. 针灸等中医特色疗法 耳穴：肝气郁结证取肝、脑、口、咽喉、胆；心胆不宁证取心、肝、神门。王不留行籽贴压，2天1次，5～10次为1个疗程。本法具有调理脏腑功能的辅助治疗作用。

5. 物理疗法 可采用同步电刺激或强感应电刺激等多种方法。

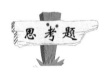

1. 简述会厌痈的治疗原则及一般处理方法。
2. 何谓"金实不鸣"？简述急喉喑的主要临床特点。
3. 何谓"金破不鸣"？简述慢喉喑的主要临床特点。
4. 简述急喉风的呼吸困难分度。
5. 简述急喉风的临床表现、诊断要点。
6. 简述喉息肉常用外治法。
7. 咽喉反流病的主要病因病机如何？
8. 简述肝郁失音如何进行辨证论治。

第十三章 耳部疾病

第一节 耳疖

耳疖是以外耳道皮肤局限性红肿、疼痛为主要表现的疾病。本病临床较为常见，多见于习惯挖耳人群，多发于夏季，青壮年多见，多为风热邪毒侵袭、肝胆湿热熏蒸所致。本病类似于西医学的外耳道疖（furunculosis of external auditory meatus）。

（一）病因病机

1. 病因 外因多为挖耳致耳部皮肤受损，或污水入耳、外邪侵袭；内因为饮食不调，湿热内蕴。
2. 病机 耳部皮肤受损，风热邪毒侵袭，或饮食不节，湿热上蒸于耳，形成耳疖。

（二）临床表现

1. 发病特点及主要症状 一般无明显诱因。以局部红肿疼痛为主要症状，起病即疼痛剧烈，张口、咀嚼时疼痛加重，严重者伴有耳闷，听力下降。
2. 专科检查及主要体征 牵拉耳郭或按压耳屏时疼痛加重，外耳道局限性皮肤红肿突起，顶部或有脓点，若疖肿过大会堵塞外耳道，疖肿溃破后有少量脓血流出，疼痛减轻。
3. 特殊检查和（或）实验室检查 血常规检查，严重者可见白细胞总数及中性粒细胞计数升高。

（三）诊断与鉴别

1. 诊断要点 耳痛明显，外耳道皮肤局限红肿，牵拉耳郭或按压耳屏时疼痛加重。
2. 鉴别诊断 本病应与急性化脓性中耳炎相鉴别：急性化脓性中耳炎全身症状严重，鼓膜破溃后脓液流出，疼痛减轻，无耳郭牵拉痛或耳屏压痛，外耳道皮肤没有局限性红肿等病变。

（四）辨证分析

1. 风热邪毒侵袭 挖耳损伤皮肤，或污水入耳，风热邪毒侵袭，留滞于耳而为病。
2. 肝胆湿热熏蒸 饮食不调，过食肥甘厚味或辛辣之品，肝胆湿热蕴结，上蒸于耳而为病。

（五）治疗

1. 治疗原则 宜采取清热、解毒的方法，局部外治与内治相结合，达到消肿止痛的目的。
2. 一般治疗 注意休息，清淡饮食，保持大便通畅。

3. 辨证论治

（1）风热邪毒侵袭

主证：耳内疼痛，伴有牵拉痛或耳屏压痛。全身可伴恶风发热，头痛，周身不适。舌红，苔薄黄，脉浮数。外耳道皮肤可见局限性红肿突起。

证候分析：风邪入络，邪毒滞留而致疼痛；头部与耳部经络相连，故有牵拉痛或耳屏压痛；风热上侵，正邪相搏，故恶风发热，头痛，周身不适；风热邪毒袭耳，留滞于皮肤，气血瘀滞，致局部皮肤突起，红肿疼痛；舌红，苔薄黄，脉浮数均为风热侵袭之象。

治法：疏风清热，消肿止痛。

方药：五味消毒饮合银翘散。五味消毒饮中金银花清热解毒，消散痈肿，紫花地丁、天葵子、野菊花、蒲公英清热解毒，排脓止痛，凉血消肿散结；银翘散中金银花、连翘辛凉轻宣，透泄散邪，清热解毒，薄荷、牛蒡子辛凉散风清热，荆芥穗、淡豆豉辛散透表，桔梗、甘草清热解毒，竹叶、芦根清热除烦。两方相合，共成疏风清热、消肿止痛之功。

（2）肝胆湿热熏蒸

主证：耳痛剧烈，可放射至同侧头部，伴有牵拉痛或耳屏压痛，溃破后外耳道可见黄稠脓液，耳周可有臖核肿痛。全身可伴发热，口苦咽干。舌红，苔黄腻，脉弦数。外耳道皮肤可见局限性红肿突起，突起顶部可见脓头，或者溃破流脓。

证候分析：肝胆火热上犯耳道，熏灼皮肤，故外耳道皮肤红肿疼痛剧烈；耳部脉络多连头部，故伴有牵拉痛或耳屏压痛；热灼血肉而化脓，甚则迫脓而出；邪毒壅滞局部脉络，故耳周臖核肿痛；肝胆郁热，故发热，口苦咽干；湿热上蒸于皮肤，气血瘀滞，致局部皮肤红肿突起，突起顶部可见脓头；舌红，苔黄腻，脉弦数为湿热熏蒸之象。

治法：清泻肝胆，消肿排脓。

方药：龙胆泻肝汤。方中龙胆草苦寒泻肝胆实火；黄芩、栀子清热解毒泻火；泽泻、木通、车前子清热利湿通窍；地黄、当归养血滋阴；柴胡引诸药入肝胆经；甘草调和诸药。

本病及时治疗，预后良好；若失治误治，则可能导致疔疮走黄，产生严重后果。

4. 外治法 可采用如意金黄膏或黄连膏涂敷局部。

5. 针灸等中医特色疗法 取手阳明经穴为主，如合谷、内关、少商、商阳、曲池等穴，针用泻法，或用三棱针点刺出血。

第二节 耳 疮

耳疮是以耳痛，外耳道皮肤弥漫红肿，渗液，或日久耳部肌肤增厚为主要表现的疾病。本病较为常见，好发于夏秋季，无明显年龄、性别、地域差异，多由风热邪毒侵袭、肝胆湿热熏蒸、血虚生风化燥所致。本病类似于西医学的外耳道炎（external otitis）。

（一）病因病机

1. 病因 外因为挖耳致耳部皮肤受损，或污水入耳，外邪侵袭；内因为饮食不调，湿热内蕴，或久病不愈，耗伤阴血，或脾胃不运，血失濡养。

2. 病机 耳部皮肤受损，风热邪毒侵袭，或饮食不节，湿热上蒸于耳，或病不愈，耗伤阴血，或脾胃不运，血失濡养，血虚生风化燥，形成耳疮。

（二）临床表现

1. 发病特点及主要症状 多有皮肤受损病史。急性期以耳痛，慢性期以耳轻微痒痛为主要特征。

2. 专科检查及主要体征 急性期有轻微耳郭牵拉痛，外耳道皮肤弥漫性红肿，可见渗液；慢性期外耳道皮肤粗糙增厚、皲裂、脱屑，甚则造成外耳道狭窄。

（三）诊断与鉴别

1. 诊断要点 急性期以耳痛为主，外耳道皮肤弥漫性红肿疼痛；慢性期耳痒，外耳道皮肤粗糙增厚。

2. 鉴别诊断 本病应与外耳道疖的外耳道红肿疼痛和外耳湿疹的渗液相鉴别：外耳道疖为外耳道局限性红肿疼痛，可见疖肿，顶部可见黄白色脓点；旋耳疮的瘙痒、潮红位于耳郭或耳周皮肤。

（四）辨证分析

1. 风热邪毒侵袭 外耳道皮肤破损，或污水入耳，风热邪毒侵袭，留滞于耳而为病。

2. 肝胆湿热熏蒸 饮食不调，过食肥甘厚味或辛辣之品，肝胆湿热蕴结，上蒸于耳而为病。

3. 血虚生风化燥 久病不愈，耗伤阴血，或脾胃虚弱，化生气血不足，血虚生风化燥而为病。

（五）治疗

1. 治疗原则 宜采取综合治疗，局部外治与全身治疗相结合，达到消肿止痛的目的。

2. 一般治疗 注意休息，清淡饮食，保持大便通畅。

3. 辨证论治

（1）风热邪毒侵袭

主证：轻微耳痛，可伴有牵拉痛或耳屏压痛。全身可伴恶风发热，头痛，周身不适。舌红，苔薄黄，脉浮数。外耳道皮肤弥漫性红肿，可见渗液。

证候分析：风邪上犯于耳，与气血相搏而疼痛；头部与耳部经络相连，故有牵拉痛或耳屏压痛；风热上侵，正邪相搏，故恶风发热，头痛，周身不适；风热邪盛，故见外耳道皮肤弥漫性红肿；舌红，苔薄黄，脉浮数均为风热侵袭之象。

治法：疏风清热，消肿止痛。

方药：银花解毒汤加减。金银花、紫花地丁、连翘清热解毒；夏枯草、黄连清泻火热，消肿散结；牡丹皮、赤芍凉血化瘀；赤茯苓清热利湿，引热下行；甘草生用，泻火解毒。肿痛较甚，加乳香、没药；高热便秘，加大黄；目赤肿痛，加菊花。

（2）肝胆湿热熏蒸

主证：耳痛，伴有牵拉痛或耳屏压痛。全身可伴发热，口苦咽干。舌红，苔黄腻，脉弦数。外耳道皮肤弥漫性红肿，渗液明显。

证候分析：肝胆湿热上犯耳道，故疼痛；耳部脉络多连头部，故伴有牵拉痛或耳屏压痛；肝胆郁热，故发热，口苦咽干；湿热上蒸于皮肤，气血瘀滞，致外耳道皮肤弥漫性红肿；热蒸肉腐，故可见较多渗液；舌红，苔黄腻，脉弦数为湿热熏蒸之象。

治法：清泻肝胆，利湿消肿。

方药：龙胆泻肝汤加减。方中龙胆草苦寒泻肝胆实火；黄芩、栀子清热解毒泻火；泽泻、木通、车前子清热利湿通窍；地黄、当归养血滋阴；柴胡引诸药入肝胆经；甘草调和诸药。若红肿痛甚者，加牡丹皮、赤芍；流脓黄黏量多者，加黄连。

（3）血虚生风化燥

主证：耳微痒，微痛。全身可伴面色无华，皮肤干涩。舌淡，苔白，脉细数。外耳道皮肤增厚粗糙、皲裂、脱屑，甚或耳道狭窄。

证候分析：血虚皮肤失于濡养，则微痒，不荣则痛，则微痛，且皮肤干燥；血虚则面部少见血色，面色无华；气血亏损，外耳道失养，则外耳道皮肤增厚粗糙、皲裂、脱屑，甚或耳道狭窄；舌淡，苔白，脉细数均为血虚之象。

治法：养血润燥，祛风止痒。

方药：归芍地黄汤。方以六味地黄丸养血凉血为主，当归养血活血柔肝，白芍补肝敛阴，平抑肝阳。

4. 外治法 可采用如意金黄膏、黄连膏、紫金锭、鱼石脂软膏涂敷。

5. 针灸等中医特色疗法 耳痛甚者，针刺合谷、内关、少商等穴，采用泻法，每日1次。

6. 物理疗法 局部超短波理疗或微波理疗。

第三节 旋 耳 疮

旋耳疮为发生于耳郭或耳周围皮肤的以皮肤潮红，灼热瘙痒，水疱渗液，或皮肤粗糙皲裂为主要临床特征的疾病。本病多见于小儿，一般分为急慢性两类，急性旋耳疮以皮肤潮红、灼热、瘙痒为主，多为风热湿邪侵袭所致；慢性旋耳疮以皮肤粗糙、皲裂、脱屑为主，多为血虚生风化燥所致。本病类似于西医学的外耳湿疹（eczema of external ear）。

（一）病因病机

1. 病因 外因多为受某些特定物质刺激；内因多为脾气虚弱，血虚津亏。

2. 病机 某些特定物质刺激，风热湿毒积聚，或病日久，脾失健运，或脾气本虚，血虚津亏，生风化燥而发病。

（二）临床表现

1. 发病特点及主要症状 急性以耳郭或耳周围皮肤瘙痒、灼热为主要症状；慢性除瘙痒外，多见皮肤粗糙、皲裂、脱屑。

2. 专科检查及主要体征 急性常见耳郭或耳周围皮肤潮红，可见红斑或粟粒样疱疹、渗液；慢性期多见皮肤粗糙、皲裂、脱屑、增厚。

3. 特殊检查和（或）实验室检查 变应原检测可确定过敏原。

（三）诊断与鉴别

1. 诊断要点 急性期耳郭或耳周围皮肤灼热、瘙痒、潮红、疱疹；慢性期瘙痒，皮肤粗糙、皲裂、脱屑。

2. 鉴别诊断 本病应与外耳道炎的潮红、灼热、瘙痒相鉴别：外耳道炎的病变部位多在外耳道，成人多见，以疼痛为主要症状。

（四）辨证分析

1. 风热湿邪侵袭 正气不足，受物质刺激，风热湿毒趁机侵袭于耳而为病。

2. 血虚生风化燥 久病不愈，耗伤津血，或脾胃虚弱，化生气血不足，血虚生风化燥而为病。

（五）治疗

1. 治疗原则 首选避免接触可能的过敏性物质及刺激物，积极治疗可能存在的中耳炎性病变，宜采取综合治疗，局部外治与内治相结合，达到清热止痒、养血润燥的目的。

2. 一般治疗 注意休息，清淡饮食，保持大便通畅。

3. 辨证论治

（1）风热湿邪侵袭

主证：耳郭或耳周皮肤灼热，瘙痒难耐。全身可伴发热，烦躁不安。舌红，苔黄腻，脉滑数。耳郭或耳周皮肤可见潮红，粟粒样疱疹，溃破后流出黄色分泌物，干后结痂。

证候分析：风热侵袭，则灼热、瘙痒；风热上侵，正邪相搏，故发热；热盛则烦躁不安；热邪致耳部或耳周皮肤潮红，湿盛则成疱疹；舌红，苔黄腻，脉滑数均为湿热之象。

治法：疏风止痒，清热除湿。

方药：消风散加减。荆芥、防风、牛蒡子、蝉蜕开泄腠理，疏风透表止痒；苍术、苦参、木通除湿止痒；石膏、知母清热泻火；当归、地黄、胡麻仁养血活血，滋阴润燥，以防风药之燥性；甘草清热解毒，调和诸药。皮肤潮红明显，烦热者，重用地黄，或加赤芍、紫草；灼热偏胜，重用石膏，加金银花、连翘；分泌物较多者，加地肤子、车前子。

（2）血虚生风化燥

主证：耳郭或耳周皮肤瘙痒反复发作。可伴面白，精神不振。舌淡，苔白，脉细。局部皮肤干燥、粗糙、皲裂、增厚、脱屑。

证候分析：血虚生风，则局部瘙痒；气血虚弱则面白，精神不振；血虚不能濡养，则皮肤干燥粗糙、增厚、脱屑；舌淡，苔白，脉细为血虚之象。

治法：养血润燥，祛风止痒。

方药：当归饮子加减。方中四物汤滋阴养血；何首乌益精血；防风、荆芥、白蒺藜疏风止痒；黄芪益气固表；甘草益气和中，调和诸药。痒甚者，加白鲜皮、徐长卿。

4. 外治法 涂敷：急性期选用含有黄柏、苦参、地肤子等清热止痒的药物洗剂，或三黄洗剂、炉甘石洗剂外搽，后涂敷药物。分泌物较多者，选用如意金黄散涂敷；瘙痒较重者，选用青黛膏、黄连膏或黄连粉涂敷；干燥者涂敷 5%硫黄软膏。

第四节 耳　癣

耳癣是以耳道瘙痒、毛霉生长、皮肤红肿为主要临床表现的疾病。本病临床上较为常见，单耳或双耳发病，四季皆可发病，以夏季多发。多由风湿热邪侵袭、脾虚湿困、肝胆湿热所致。本病类似于西医学的外耳道真菌病（otomycosis externa）。

（一）病因病机

1. 病因 外因为不洁挖耳，或风湿热邪外袭；内因多为饮食不节或情志内伤致肝、胆、脾等脏腑功能失调。

2. 病机 不洁挖耳，或卫表不固，风湿热邪乘机侵袭，结聚耳窍，或脏腑失调，湿热内生，上犯耳窍，侵蚀肌肤，则可发为耳癣。

（二）临床表现

1. 发病特点及主要症状 以单侧或双侧耳道瘙痒，甚至奇痒难忍为主要症状，可伴有听力减退、耳鸣、耳痛、耳内闷胀堵塞感等症状。

2. 专科检查及主要体征 局部检查可见外耳道黑灰色或黄褐色毛霉生长，皮肤红肿，糜烂结痂，痂下黏脓。

3. 特殊检查和（或）实验室检查 从耳道取痂皮，镜检可查到霉菌。

（三）诊断与鉴别

1. 诊断要点 不洁挖耳史；外耳道瘙痒，毛霉生长。

2. 鉴别诊断 本病应与旋耳疮、耳疖相鉴别：三者均可见外耳道皮肤红肿、渗液、听力减退、耳内闷胀堵塞等症状；耳癣者常有奇痒，可见毛霉生长；旋耳疮患者亦可有耳部瘙痒感，但无毛霉生长；耳疖患者无耳部瘙痒感或者瘙痒不明显，亦无毛霉生长。

（四）辨证分析

1. 风湿热邪侵袭 不洁挖耳，或卫表不固，风湿热邪乘虚而袭，结聚耳窍而为病。

2. 脾虚湿困 饮食不节，或思虑过度，损伤脾胃，脾失健运，湿浊不化，困结耳窍而为病。

3. 肝胆湿热 邪热外袭，内传肝胆，或七情所伤，肝气郁结，气机不调，内生湿热，上蒸耳窍而为病。

（五）治疗

1. 治疗原则 宜采取标本兼治，内治与外治相结合，以达到改善症状、恢复耳道健康的目标。

2. 一般治疗 注意保持耳道干燥清洁，注意休息，清淡饮食。

3. 辨证论治

（1）风湿热邪侵袭

主证：耳道瘙痒，可伴有耳内堵塞感，耳鸣、耳痛、听力减退。多无明显全身症状，或可见恶风发热，头痛，周身不适。舌质红，苔白或白腻，脉浮数。检查多可见外耳道黑灰色或黄褐色毛霉生长，皮肤红肿，糜烂结痂，痂下黏脓。

证候分析：风湿热邪外袭，侵犯耳窍，结聚于肌肤，毛霉滋生，阻塞耳道，故见耳道瘙痒，有耳内堵塞感；邪毒上攻耳窍，经气痞塞，故见耳鸣、耳痛、听力减退；风热邪毒外袭，客于肌表，故见恶风发热，头痛，周身不适；舌质红，苔白，脉浮数，均为风热邪毒外袭，邪尚在表之象，舌苔白腻者兼有湿邪为患。

治法：疏风清热，祛湿通窍。

方药：消风散加减。方中荆芥、防风、牛蒡子、蝉蜕祛风止痒；苍术、苦参、木通燥湿利水；石膏、知母清热泻火凉血，当归、胡麻仁养血润燥；甘草调和诸药。

（2）脾虚湿困

主证：耳道瘙痒，耳内有堵塞感，耳鸣、耳痛、听力减退。全身可伴有胸闷纳呆，腹胀便溏，肢倦乏力，面色不华。舌质淡红，或舌体胖，边有齿印，脉细滑或细缓。检查多可见外耳道皮肤红肿，毛霉生长，糜烂结痂，痂下黏脓。

证候分析：脾失运化，湿浊内生，困结耳窍，毛霉滋生，阻塞耳道，故见耳道瘙痒，耳内有堵塞感；邪毒上攻耳窍，经气痞塞，故见耳鸣、耳痛、听力减退；湿浊中阻，气机升降失常，故见胸闷纳呆、腹胀便溏、肢倦乏力、面色不华；舌质淡红或舌体胖、舌边有齿印、脉细滑或细缓均为脾虚湿困之象。

治法：健脾利湿，化浊通窍。

方药：萆薢渗湿汤加减。方中以萆薢、泽泻、茯苓、薏苡仁健脾利湿，滑石、通草清热利湿，黄柏清热燥湿，牡丹皮清热凉血。脾虚湿盛明显者亦可选用参苓白术散加减。

（3）肝胆湿热

主证：耳道瘙痒，可伴有耳内堵塞感，耳鸣、耳痛、听力减退。全身可见烦躁易怒，口苦口干，胸胁苦满。舌红苔黄腻，脉弦数或滑数。检查可见外耳道皮肤红肿，毛霉生长，糜烂结痂，痂下黏脓。

证候分析：肝胆湿热上蒸耳窍，毛霉滋生，阻塞耳道，故见耳道瘙痒，耳内有堵塞感；邪毒上攻耳窍，经气痞塞，故见耳鸣、耳痛、听力减退；肝胆湿热循经上犯，故烦躁易怒、口苦口干、胸胁苦满；舌红苔黄腻、脉弦均为肝胆湿热之象。

治法：清泻肝胆，利湿通窍。

方药：龙胆泻肝汤加减。方中龙胆草、黄芩、栀子清热解毒泻火；泽泻、木通、车前子清热利湿；地黄、当归滋阴养血；柴胡疏肝利胆，引诸药入肝胆经；甘草调和诸药。

4. 外治法 清洁法：彻底清理外耳道黑灰色或黄褐色毛霉，可用负压吸引器吸除，3%过氧化氢或三黄洗剂（大黄、黄芩、黄柏、苦参）水煎外洗。

第五节 耳膜疮

耳膜疮是以耳内突发疼痛、耳膜疱疹为主要临床表现的疾病，可伴有耳鸣、听力轻度减退，耳胀闷感，常继发于感冒，多单侧发病，好发于儿童和青少年，冬季较多见，多由风热外袭、肝火上炎所致。本病类似于西医学的大疱性鼓膜炎（bullous myringitis）。

（一）病因病机

1. 病因 外因多为风热之邪外袭，内因多为肝胆火盛。

2. 病机 风热之邪外袭，耳窍经气痞塞；或外感风热之邪，引动肝火，内外邪相搏结，循经上犯耳窍，则可发为耳膜疮。

（二）临床表现

1. 发病特点及主要症状 以单侧耳内突发疼痛为主要症状，常为持续性刺痛或胀痛，可伴有耳鸣、听力轻度减退、耳内有闷胀堵塞感、少量出血等症状。

2. 专科检查及主要体征 耳镜检查局部可见耳膜一个或多个紫红色或淡黄色疱疹，壁薄而软，容易破溃，破溃后，局部呈暗红色，可有少量渗血，鼓膜不会穿孔，1~2日后创面形成薄痂而逐渐愈合，不留瘢痕。

3. 特殊检查和（或）实验室检查 血常规检查：淋巴细胞常增高；听力学检查可呈轻度传导性聋。

（三）诊断与鉴别

1. 诊断要点 感冒病史；耳内突发疼痛，耳膜疱疹。

2. 鉴别诊断　本病应与急性中耳炎相鉴别：两者均多见于小儿，突发耳痛、耳闷胀堵塞感等症状，但急性中耳炎局部检查见鼓膜弥漫性红肿，血常规示白细胞计数升高。

（四）辨证分析

1. 风热外袭　生活起居失慎，或卫表不固，风热邪毒乘虚而袭，耳窍经气痞塞而为病。
2. 肝火上炎　风热外袭，内传肝胆，内外邪相搏结，循经上犯耳窍而为病。

（五）治疗

1. 治疗原则　宜采取标本兼治，内治与外治相结合，以达到改善症状，恢复耳膜状态的目的。
2. 一般治疗　注意保持耳道干燥清洁，注意休息，清淡饮食。
3. 辨证论治

（1）风热外袭

主证：突发耳内疼痛，或耳有堵塞感，听力减退，多无明显全身症状，或见恶风发热，头痛，周身不适。舌红苔薄白，脉浮数。检查可见耳膜一个或多个紫红色或淡黄色疱疹。

证候分析：外感风热邪毒循经上犯耳窍，而生疱疹；风热上攻耳窍，经气痞塞，故耳内疼痛，耳有堵塞感，听力减退；风热外袭，客于肌表，故见恶风发热，头痛，周身不适；舌红，苔薄白，脉浮数，均为风热邪毒外袭、邪尚在表之象。

治法：清热解毒、疏风止痛。

方药：五味消毒饮合银翘散加减。方中蒲公英、野菊花、紫花地丁、天葵子清热解毒止痛；金银花、连翘、芦根、竹叶、桔梗疏风解表，清热解毒；薄荷、牛蒡子疏散风热，清利头目；荆芥穗、淡豆豉解表散邪；甘草调和诸药。

（2）肝火上炎

主证：耳内剧痛，或耳有胀闷堵塞感，听力减退。全身可见口苦口干，烦躁易怒。舌红，苔黄，脉弦数或滑数。检查可见耳膜一个或多个紫红色疱疹。

证候分析：外感风热之邪引动肝火上炎，上犯耳窍，火毒内攻，故疱疹内生；内外邪相搏结，循经上犯，聚于耳窍，故见耳内剧痛、耳内胀闷堵塞、听力减退；肝火上炎，则见口苦口干，烦躁易怒；舌红、苔黄、脉弦数均为肝胆火盛之象。

治法：清泻肝火，解毒止痛。

方药：银花解毒汤加减。方中金银花、紫花地丁、黄连、连翘清热解毒；夏枯草、牡丹皮、犀角（水牛角代）、赤茯苓清肝泻火，解毒止痛。

若肝胆湿热较盛，亦可选用龙胆泻肝汤加减。

4. 外治法

（1）挑治：疱疹较大且疼痛明显者，可在无菌操作下挑破，放出疱液减轻疼痛。

（2）滴耳：疱疹未破，较小者，保持耳道清洁，并用消炎镇痛的滴耳剂，如2%～3%酚甘油滴耳；疱疹已破，或挑治后，则将外耳道清洗消毒干净，再选用氧氟沙星滴耳液等抗炎药物滴耳，预防感染。

5. 物理疗法　超短波理疗、激光照射等均有助于减轻耳部疼痛症状。

第六节　耳火带疮

耳火带疮是以突发耳痛、外耳及邻近皮肤带状分布的细小簇状疱疹为主要临床表现的疾病，可伴有耳鸣、听力减退、眩晕、口眼㖞斜,多单侧发病,好发于老年人和青年人。本病类似于西医学的耳带状疱疹(zoster oticus)。

(一)病因病机

1. 病因 外因多为风热时毒外袭,内因多为饮食不节或情志内伤,致肝、胆、脾等脏腑功能失调。

2. 病机 风热时毒外袭,或脏腑失调,湿热内生,上蒸耳窍,浸淫肌肤,则可发为耳火带疮。

(二)临床表现

1. 发病特点及主要症状 突发耳痛,皮肤灼热,可伴有耳鸣、听力减退、眩晕、口眼㖞斜。

2. 专科检查及主要体征 局部检查可见多外耳及邻近皮肤潮红,簇集性细小疱疹,疱液清亮,周围有红晕,多呈带状分布。

(三)诊断与鉴别

1. 诊断要点 患者有近期疲劳史;突发耳痛,外耳及邻近皮肤呈带状分布的细小簇状疱疹。

2. 鉴别诊断 本病应与旋耳疮相鉴别:两者均可见外耳及耳周疱疹、疼痛、渗液结痂;本病以耳痛为主症,不痒,疱疹是呈带状分布的细小簇状疱疹,形态一致;外耳湿疹瘙痒感明显,疱疹散在,同时呈现疱疹、糜烂、结痂等不同形态。

(四)辨证分析

1. 风热时毒外袭 风热时毒外袭,循经上犯耳窍,经气痞塞而为病。

2. 脾虚湿热内蕴 素体脾虚湿盛,郁而化热,湿热内蕴,又复感风热时毒,循经上犯耳窍,浸淫肌肤而为病。

3. 肝胆湿热上犯 风热时毒外袭,引动肝胆内蕴之湿热,内外邪搏结,上蒸耳窍而为病。

(五)治疗

1. 治疗原则 宜采取标本兼治,内治与外治相结合,以达到改善症状的目的。

2. 一般治疗 注意休息,清淡饮食,忌辛辣油腻之品。

3. 辨证论治

(1)风热时毒外袭

主证:突发耳痛,皮肤灼热,可伴有耳鸣、听力减退、眩晕、口眼㖞斜。可见低热、乏力、恶风等全身症状。舌质红,苔白或白腻,脉浮数。检查可见外耳及邻近皮肤潮红,带状分布的细小簇状疱疹。

证候分析:风热时毒外袭,循经上犯耳窍,浸淫肌肤,而生疱疹;风热时毒上攻,耳窍经气痞塞,故耳痛、皮肤潮红;邪毒入络,气血瘀阻,肌肉痿痹,故见耳鸣、听力减退、眩晕、口眼㖞斜;风热时毒外袭,客于肌表,故见低热、乏力、恶风;舌质红,苔白或白腻,脉浮数均为风热时毒外袭,邪尚在表之象,舌苔白腻者兼有湿邪之象。

治法:祛风清热解毒。

方药:升麻消毒饮加减。方中升麻轻清上浮,直达清窍,疏散风热;金银花、连翘、栀子、桔梗清热解毒,宣肺解表;牛蒡子、防风、白芷、羌活疏风散邪;当归、赤芍养血滋阴;红花通络止痛;甘草缓急止痛兼调和诸药。出现口眼㖞斜者,可加僵蚕、全蝎、蜈蚣、地龙祛风活血通络。若兼有湿邪为患，可加黄连、苍术清热燥湿。

（2）脾虚湿热内蕴

主证：突发耳痛，皮肤灼热，可伴有耳鸣、听力减退、眩晕、口眼㖞斜，可见腹胀便溏、肢倦乏力、面色不华等全身症状。舌质淡红，或舌体胖，边有齿印，脉缓。检查可见外耳及邻近皮肤潮红，带状分布的细小簇状疱疹，疹壁色淡松弛。

证候分析：脾经湿盛，郁而化热，湿热内蕴，又复感时毒，浸淫肌肤而生疱疹；邪毒上攻，耳窍经气痞塞，故见耳痛、皮肤灼热；邪毒入络，气血瘀阻，肌肉痿痹，故见耳鸣、听力减退、眩晕、口眼㖞斜；湿滞中焦则见腹胀便溏、肢倦乏力、面色不华；舌质淡红或舌体胖、舌边齿印、脉缓均为脾虚湿困之象。

治法：清热健脾利湿。

方药：除湿胃苓汤加减。方中厚朴、陈皮、苍术燥湿和中；泽泻、茯苓、猪苓、白术健脾利湿；赤茯苓、栀子、滑石清热利湿；防风、木通祛风除湿止痛；肉桂温胃健脾，佐制滑石、栀子之寒凉；甘草调和诸药；出现口眼㖞斜者，可加僵蚕、全蝎、白附子祛风活血通络。脾虚明显者亦可选用参苓白术散加减。

（3）肝胆湿热上犯

主证：突发耳剧痛，皮肤灼热。可伴有耳鸣、听力减退、眩晕、口眼㖞斜。可伴有口苦咽干、烦躁易怒、胸胁苦满等全身症状。舌红，苔黄腻，脉弦数或滑数。检查可见外耳及邻近皮肤潮红，呈带状分布的细小簇状疱疹，疹壁饱满色红紧张。

证候分析：风热时毒外袭，引动肝胆内蕴之湿热，内外邪搏结，上蒸耳窍，浸淫肌肤，而生疱疹；湿热之邪蒸灼耳窍肌肤，故耳剧痛，皮肤灼热；邪毒入络，气血瘀阻，肌肉痿痹，故见听力减退、耳鸣、口眼㖞斜；肝胆湿热循经上犯则口苦咽干、烦躁易怒、胸胁苦满；舌红，苔黄腻、脉弦数均为肝胆湿热之象。

治法：清肝泻火利湿。

方药：龙胆泻肝汤加减。方中龙胆草、黄芩、栀子清热解毒泻火；泽泻、木通、车前子清热利湿；地黄、当归滋阴养血；柴胡疏利肝胆，引诸药入肝胆经；甘草调和诸药；痛剧者，可加延胡索活血行气止痛；出现口眼㖞斜者，可加僵蚕、全蝎、蜈蚣祛风活血通络。

4. 外治法

（1）涂敷：青黛散涂敷。

（2）外洗：三黄洗剂（大黄、黄芩、黄柏、苦参）等清热解毒燥湿草药水煎外洗。

（3）挑治：疱疹较大且胀痛明显者，可在无菌操作下挑破，放出疱液减轻胀痛。

5. 物理疗法 超短波理疗、激光照射等均有助于减轻耳部疼痛症状。

第七节 急 脓 耳

急脓耳是指以急发耳痛、鼓膜穿孔、耳内流脓为主要特征的耳病。本病是耳科常见病、多发病之一，好发于婴幼儿及学龄前儿童，可发生于任何季节，而以冬春季多见，常继发于上呼吸道感染，多因风热外侵或者肝胆湿热所致。本病类似于西医学的急性化脓性中耳炎（acute suppurative otitis media）。

（一）病因病机

1. 病因 外因多为风热湿邪侵袭，内因多为肝、胆等脏腑功能失调。

2. 病机 风热外袭或风寒郁而化热循经上犯，风热邪毒结聚耳窍；风热湿邪侵袭传里，引动肝胆之火，或嗜食肥甘，内酿湿热，湿热壅滞肝胆，上蒸耳窍，蚀腐鼓膜，化腐成脓。

（二）临床表现

1. 发病特点及主要症状 初期单侧或双侧耳内有胀闷堵塞感，随即出现明显的耳内疼痛，迅速发展为严重的耳深部刺痛或跳痛，痛连及同侧头部及牙列，吞咽或咳嗽时耳痛加重。有耳鸣、听力下降，伴有不同程度的体温升高、全身不适、食欲减退。婴幼儿因耳痛而表现为抓耳、哭闹、不眠等，或伴有高热惊厥、呕吐、腹泻。一旦鼓膜穿孔流脓，耳痛立即减轻，全身症状缓解。

2. 专科检查及主要体征 早期鼓膜松弛部色红，迅速发展，鼓膜呈弥漫性红肿、膨出（图13-1，见本章彩图二维码）、标志不清；鼓膜穿孔后，若为紧张部小穿孔，穿孔处有搏动性亮点，脓性分泌物溢出，称为"灯塔征"；若鼓膜大穿孔，则脓液引流较为通畅；乳突部可有轻度压痛。

3. 特殊检查和（或）实验室检查 纯音听阈测试检查呈传导性聋，部分患者呈混合性聋；血常规检查白细胞总数增多，中性粒细胞增多；颞骨CT示中耳及乳突可能有密度影增高，无骨质破坏。

（三）诊断与鉴别

1. 诊断要点 本病在鼓膜穿孔前后的表现有所不同：早期的主要症状为耳痛，可伴有发热、听力下降，此时鼓膜红赤、完整；随后鼓膜紧张部穿孔，有脓液自穿孔处流出，耳痛可以迅速缓解，而听力下降却可加重。听力检查多为传导性聋；血常规显示白细胞升高和（或）中性粒细胞升高。中医辨证应四诊合参，依据全身及局部症状，结合舌象与脉象以辨证候。多因风热外袭或风寒郁而化热循经上犯耳窍，邪毒传里引动肝胆之火，或嗜食肥甘，内酿湿热，上蒸耳窍。

2. 鉴别诊断 本病与耳疖、耳疮均可出现耳痛及耳内溢液，应加以鉴别。耳痛的特点：耳疖、耳疮在牵拉耳郭或按压耳屏时耳痛加重，急脓耳的耳痛则无此现象；耳内溢液的特点：耳疖、耳疮的耳内分泌物较少且无黏性，急脓耳的耳内分泌物较多且有黏性；外耳道及鼓膜情况：耳疖、耳疮外耳道肿胀而鼓膜正常，急脓耳则见鼓膜色红或穿孔，而外耳道皮肤无肿胀。

（四）辨证分析

1. 风热外侵 风热外袭或风寒化热循经上犯，风热邪毒结聚耳窍而为病。

2. 肝胆湿热 风热湿邪侵袭传里，引动肝胆之火，或嗜食肥甘，内酿湿热，湿热壅滞肝胆，上蒸耳窍，蚀腐鼓膜，化腐成脓而为病。

（五）治疗

1. 治疗原则 局部外治与内治相结合，务必保证耳道引流通畅。本病为实热证，注重清热解毒排脓，消除病因，防止复发。

2. 一般治疗 适当休息，注意饮食，保持大便通畅，预防感冒，鼻腔清洁。

3. 辨证论治

（1）风热外侵

主证：病初起出现耳内胀闷感，耳痛，听力下降，随后耳内流脓，痛减。全身兼见发热，恶风寒，头痛，周身不适，鼻塞、流涕、咳嗽。舌质偏红，苔薄白或薄黄，脉浮数。检查见初期鼓膜红赤（图13-2，见本章彩图二维码），继而穿孔流脓（图13-3，见本章彩图二维码）。

证候分析：风热外侵，上犯耳窍，与气血搏结，气血壅滞化火，则耳痛、听力下降；火热壅盛，灼伤鼓膜，腐蚀血肉，故见鼓膜红赤，甚至穿孔流脓；风热外侵，正邪相争，故发热、恶风寒；风热外侵，肺失宣降，则鼻塞、流涕、咳嗽；舌红、苔薄白或薄黄、脉浮数为风热在表之象。

治法：疏风清热，解毒消肿。

方药：蔓荆子散加减。方中蔓荆子、菊花、升麻体轻气清上浮，善于疏散风热，清利头目；木通、赤茯苓、桑白皮清热利水祛湿；前胡助蔓荆子宣散，助桑白皮而化痰；生地黄、赤芍、麦冬养阴凉血。全方以疏风清热为主，兼以利水去湿而排脓，凉血清热去火邪。风热外犯初起者，可去生地黄、麦冬等滋阴之品，以免滋腻留邪；发热者，可加柴胡以助退热；高热者，可加石膏；鼻塞者，可加白芷、辛夷以通鼻窍；咳嗽者，可加桔梗以宣肺止咳；口苦咽干甚者，加黄芩、夏枯草；若鼓膜红赤肿胀、耳痛较甚者，为火热壅盛，可配合五味消毒饮，以加强清热解毒、消肿止痛之功。

（2）肝胆湿热

主证：耳痛甚剧，痛引腮脑，逐渐流脓，量多而黄稠或带红色，耳聋。全身可见发热，口苦咽干，小便黄赤，大便秘结；小儿可见高热、啼哭、拒食、烦躁不安、惊厥等症状。舌质红，苔黄腻，脉弦数有力。检查见早期鼓膜红赤，随后穿孔、有黄脓或带血。

证候分析：肝胆湿热困结耳窍，故耳痛、耳聋；邪毒炽盛，血腐肉败，化腐成脓，则脓液黄稠；热伤血分，则脓中带血而红；肝胆火热灼伤津液，则发热、口苦咽干、小便黄赤、大便秘结；小儿脏腑柔弱，形气未充，邪毒容易内犯引动肝风，故见高热、烦躁，甚至惊厥；舌质红、苔黄腻、脉弦数为肝胆湿热之象。

治法：清肝泄热，祛湿排脓。

方药：龙胆泻肝汤加减。取龙胆草、黄芩、栀子清泻肝胆三焦之火；柴胡入肝胆以解郁疏肝；当归、生地黄清热活血祛瘀；车前子、木通、泽泻渗湿泄热。耳内痛甚者，酌加赤芍、牡丹皮、乳香、没药、皂角刺等；流脓黄稠量多，加蒲公英、车前子等。若火热炽盛、流脓不畅者，重在清热解毒，消肿排脓，可选用仙方活命饮加减。小儿脓耳，热毒内陷，高热烦躁者，可在以上方剂中酌加钩藤、蝉蜕之属。若出现神昏、惊厥、呕吐，应参考"黄耳伤寒"部分处理。小儿脏腑娇嫩，用中药切忌过于苦寒以防损伤正气。

4. 外治法

（1）滴耳：可于外耳道清洁干净之后，用具有清热解毒、消肿止痛作用的药液滴耳。

鼓膜穿孔前：可用1%酚甘油滴耳液滴耳，消炎止痛，一旦穿孔，立即停用此药。

鼓膜穿孔后：先清除脓液，保持引流通畅，可用3%过氧化氢清洗耳道，也可用负压吸引器吸出脓液，再滴入抗生素滴耳液，或以黄连滴耳液、银黄注射液滴耳；脓液减少、炎症减轻后，可用3%硼酸甘油乙醇滴耳液滴耳。

（2）滴鼻：鼓膜穿孔之前及兼有鼻塞者，可用芳香通窍的滴鼻液滴鼻。滴鼻灵滴鼻，也可用0.5%～1%呋麻滴鼻液滴鼻。

（3）吹药：此法可用于鼓膜穿孔较大者，一般用可溶性药粉吹布患处。吹药前应先清除耳道积脓及前次用药后残留的药粉。吹药时用喷粉器将药粉轻轻吹入，均匀散布于患处，每日1～2次，严禁吹入过多，以免造成药粉堆积，妨碍引流。鼓膜穿孔较小或引流不畅时，禁用药粉吹耳。

(4) 手术：全身及局部症状较重，鼓膜明显膨出，经一般治疗后无明显减轻，可在无菌操作下行鼓膜切开术，以利于通畅引流。耳郭后上区红肿压痛，怀疑并发急性乳突炎者，行 CT 检查证实后应行乳突切开引流术。

感染完全控制、炎症彻底消退后，部分患者鼓膜穿孔可自行愈合。

5. 针灸等中医特色疗法

（1）体针：以局部取穴为主，配合远端取穴。常用穴位有耳门、听会、翳风、外关、曲池、合谷、足三里、阳陵泉、侠溪、丘墟等穴。

（2）耳针：选取肝、胆、肺等耳穴埋针，或用王不留行籽贴压，进行穴位按压。

第八节 慢 脓 耳

慢脓耳是以鼓膜穿孔、耳内流脓、听力下降为主要特征的耳病。本病是耳科常见病、多发病之一，可发生于任何季节，夏季发病率较高，多因湿热蕴耳、脾虚湿困、肾元亏损所致。本病类似于西医学的慢性化脓性中耳炎（chronic suppurative otitis media），中耳胆脂瘤手术前后也可参照本病辨证论治。

（一）病因病机

1. 病因 多因急脓耳失治；兼脾肾亏虚，耳窍失养，湿浊内生，与邪毒互结而发病。

2. 病机 急脓耳久病失治，湿热稽留，或脾气虚弱，湿浊内生，亦或肾精不足，邪毒滞留，蚀损耳窍肌骨，均可发为慢脓耳。

（二）临床表现

1. 发病特点及主要症状

（1）单纯型：耳内间歇性流脓，量多少不等；上呼吸道感染时发作，或流脓增多；脓液性质为黏液脓，一般不臭；静止期流脓停止（图 13-4，见本章彩图二维码）；有听力下降。

（2）骨疡型：耳内长期持续流脓，脓液黏稠，或流脓不畅，可为血性，常有臭味；听力下降显著；在鼓膜穿孔的基础上，若有新生上皮卷入，可形成继发性胆脂瘤，破坏骨质。

2. 专科检查及主要体征

（1）单纯型：一般为鼓膜紧张部中央型穿孔，大小不一（图 13-5，见本章彩图二维码）。鼓室黏膜微红或苍白，鼓室内有脓性分泌物，而静止期则鼓室内干燥。

（2）骨疡型：鼓膜紧张部大穿孔或边缘性穿孔，鼓室内可见息肉、肉芽（图 13-6，见本章彩图二维码）或豆腐渣样物（图 13-7，见本章彩图二维码），残余鼓膜可有钙化。

3. 特殊检查和（或）实验室检查 纯音听阈测听：单纯型者听力下降程度不重，呈传导性聋；骨疡型者可有较重传导性聋，部分呈混合性聋。颞骨 CT 显示轻者可无异常改变，严重者中耳内密度影增高，可有骨质破坏，提示有黏膜增厚、息肉、肉芽甚或胆脂瘤形成。

彩图二维码

（三）诊断与鉴别

1. 诊断要点 根据耳内长期持续或间歇性流脓，鼓膜穿孔，以及不同程度的听力下降，即可诊断为慢脓耳。听力检查多为传导性聋。应结合颞骨 CT 检查结果，对病变类型做出明确诊断。如果出现明显的发热、头痛、眩晕或面瘫，多提示有并发症。中医辨证应四诊合参，依据全身及局部症状，结合舌象与脉象以辨证候。病情反复发作，多因湿热稽留，失治误治，且脏腑亏虚，湿浊内生，与邪毒互结有关，涉及的脏腑为脾、肾。

2. 鉴别诊断 本病应与耳菌进行鉴别，耳菌中耳颞骨 CT 多示有骨质破坏，病理组织学检查可以确认。

（四）辨证分析

1. 湿热蕴耳 急脓耳失治误治，湿热之邪稽留中焦，上犯蕴积于耳窍，蒸腐肌膜而为病。

2. 脾虚湿困 平素脾气虚弱，健运失职，湿浊内生，与滞留之邪毒互结，蚀损耳窍肌骨，导致本病。

3. 肾元亏损 先天不足，或后天肾精亏耗，致肾元虚损，耳窍失养，邪毒乘虚侵袭或滞留，腐蚀耳窍肌骨而为病。

（五）治疗

1. 治疗原则 局部外治与内治相结合。实证者，解毒排脓；虚证者，扶正祛邪。注意保证局部引流通畅，及时彻底清除相关病灶。

2. 一般治疗 注意休息，饮食均衡，预防感冒，耳内勿进水。

3. 辨证论治

（1）湿热蕴耳

主证：耳内间歇性或持续流脓，色黄质稠，脓无臭或有臭，量多少不定，听力下降。全身见头昏头重，口黏腻。舌红，苔黄腻，脉濡数。检查见鼓膜潮红或暗红，紧张部穿孔。

证候分析：湿热之邪稽留中焦，上犯蕴积耳窍，与气血搏结，蒸腐肌膜，血腐肉败，化腐为脓，则耳流脓、色黄质稠、听力下降、鼓膜红赤；湿热之邪，上蒙清窍，故头昏头重；湿热为黏腻之邪，滞于中焦，上溢于口，则口黏腻不爽；舌红、苔黄腻、脉濡数为湿热蕴耳之象。

治法：清热利湿，解毒消肿。

方药：萆薢胜湿汤加减。方中萆薢、黄柏清热利湿，解毒化浊；泽泻、薏苡仁淡渗利湿，赤茯苓分利湿热，滑石利水通泄；牡丹皮清热凉血，通草清热通窍，共同辅助萆薢使湿热从小便排出；诸药合用，共奏导湿下行，利水清热，使耳窍湿热去、脓毒消。苔黄脓多，加蒲公英、夏枯草；口苦甚者，加黄芩、黄连等。

（2）脾虚湿困

主证：耳内流脓缠绵日久，脓液清稀，量较多，无臭味，多呈间歇性发作，耳聋或耳鸣。全身见头晕、头重，纳呆便溏，倦怠乏力，面色不华。舌质淡，苔白或白腻，脉缓弱。检查见鼓膜穿孔，穿孔周边鼓膜混浊或增厚，通过穿孔可窥及鼓室黏膜肿胀、色白，或见肉芽、息肉。

证候分析：脾运化失职，湿浊内生，困结耳窍，故耳脓清稀，量较多，缠绵日久而无臭味；湿浊蕴积日久，故滋生肉芽、息肉；湿浊蒙蔽清窍，故耳鸣、耳聋、头晕、头重；脾虚不能运化水谷，则纳呆便溏；脾虚气血化生不足，则倦怠乏力、面色不华；舌质淡、苔白腻、脉缓弱为脾虚湿困之象。

治法：健脾渗湿，补托排脓。

方药：托里消毒散加减。方中党参、黄芪、茯苓、白术、炙甘草健脾益气祛湿；川芎、当归、白芍养血活血；金银花、白芷、皂角刺、桔梗解毒排脓。诸药合用则气血足，正气盛，邪毒除，病自愈。若周身倦怠乏力，头晕而沉重，为清阳之气不能上达清窍，可选用补中益气汤加减。若脓液清稀量多、纳差、便溏，为脾虚失于健运，可选用参苓白术散加减。若脓液多可加车前子、泽泻、薏苡仁等渗利水湿之品；若脓稠或黄白相兼、鼓膜红赤，为湿郁化热，可酌加野菊花、蒲公英、鱼腥草等清热解毒排脓之药；有肉芽、息肉者，加僵蚕、浙贝母等。

（3）肾元亏损

主证：耳内流脓不畅，量不多，耳脓秽浊或呈豆腐渣样，有恶臭味，日久不愈，听力明显减退。全身兼见头晕神疲，腰膝酸软。舌质淡红，苔薄白或少苔，脉细弱。检查见鼓膜边缘或松弛部穿孔，有灰白色或豆腐渣样臭秽物。

证候分析：肾元亏损，耳窍失养，湿热邪毒滞留日久，故耳内流脓日久不愈；肾虚耳窍失养，邪毒蚀骨，化腐成脓，故耳脓秽浊或呈豆腐渣样，并有恶臭气味；肾精亏损，耳窍失荣，加之邪毒充斥中耳，耳失清灵，故听力明显减退；肾元耗损，脑髓失充，故头晕神疲，腰膝酸软；舌质淡红、苔薄白或少苔、脉细弱为肾元亏损之象。本证以肾元亏虚为本，湿浊久困为标，故病情多较为复杂，治之不当，可导致脓耳变证。

治法：补肾培元，祛腐化湿。

方药：肾阴虚者，用知柏地黄丸加减。方中熟地黄、山茱萸、山药滋阴养肝，补肾健脾；黄柏、知母、牡丹皮泻火养阴；泽泻、茯苓健脾利湿；诸药相合，共奏滋阴降火之功。常配伍祛湿化浊之药，如鱼腥草、金银花、木通、夏枯草、桔梗等。若肾阳虚者，用肾气丸加减。若湿热久困，腐蚀骨质，脓液秽浊，有臭味者，宜配合活血祛腐之法，可在前方基础上选用桃仁、红花、乳香、没药、泽兰、皂角刺、马勃、鱼腥草、板蓝根、金银花等。

4. 外治法

（1）滴耳：先清除脓液，保持引流通畅，可用3%过氧化氢清洗耳道，也可用负压吸引器吸出脓液，再滴入抗生素滴耳液，可用具有清热解毒、消肿止痛作用的药液滴耳，如黄连滴耳液、银黄注射液滴耳。

（2）滴鼻：兼有鼻塞者，可用芳香通窍的滴鼻液滴鼻；也可用0.5%～1%呋麻滴鼻液滴鼻。

（3）吹药：使用原则及方法同本章"急脓耳"。

（4）手术：脓耳并发胆脂瘤、肉芽、息肉、长期流脓不愈者，可进行手术治疗，以彻底清除病灶；鼓膜穿孔久不愈合、听骨链损坏者，可行鼓膜修补术或听力重建术。

5. 针灸等中医特色疗法

（1）体针：以局部取穴为主，配合远端取穴。常用穴位有耳门、听会、翳风、外关、曲池、合谷、足三里、阳陵泉、侠溪、丘墟等穴。实则泻之，虚则补之。

（2）耳针：选取神门、肝、胆、肺、肾、肾上腺等耳穴埋针，或用王不留行籽贴压，进行穴位按压。

第九节 脓耳变证

脓耳变证是指由脓耳变生的病证。多因脓耳邪毒炽盛，邪毒扩散走窜所致，病情较为复杂、严重，甚则危及生命。常见的脓耳变证有耳后附骨痈、脓耳面瘫、脓耳眩晕及黄耳伤寒等，相当于西医学的各种耳源性颅内、外并发症。

耳后附骨痈

耳后附骨痈是由脓耳而引发的以耳内流脓、耳后完骨部红肿疼痛或溃破流脓为主要特征的疾病,临床不常见,多由热毒壅盛、正虚毒滞所致。本病相当于西医学的化脓性中耳炎并发的耳后骨膜下脓肿(postauricular subperiosteal abscess)。

（一）病因病机

1. 病因 本病多因脓耳火毒壅盛、灼腐完骨而形成痈肿,久则因气血亏虚、无力祛除邪毒而致病情缠绵。

2. 病机 脓耳火毒炽盛,肝胆湿热火毒壅盛上攻,灼蚀耳后完骨,脓成外发,积于耳后骨膜下,则可发为耳后附骨痈,病之初起属实证,日久则为虚实夹杂,形成耳后瘘管,流脓不止。

（二）临床表现

1. 发病特点及主要症状 脓耳病程中,出现耳后区明显疼痛；可伴有发热,同侧头痛、耳痛,周身不适等；儿童患者全身症状尤为明显。

2. 专科检查及主要体征 外耳道有脓,鼓膜松弛部或紧张部后上方穿孔,残余鼓膜色红；此时,中耳引流往往不畅,可见脓液搏动征；或见鼓室有息肉、肉芽或胆脂瘤；耳后皮肤红、肿、压痛,耳郭被推向前下外方；如果脓肿穿破骨膜,则耳后局部触之有波动感,脓肿穿刺可抽出脓液；脓肿穿破骨膜和皮肤,可形成耳后瘘管。

3. 特殊检查和（或）实验室检查 血常规检查见白细胞总数增加,中性粒细胞比例升高；颞骨CT检查可显示乳突骨质破坏。

（三）诊断与鉴别

1. 诊断要点 根据急脓耳或慢脓耳急性发作病史,耳流脓,鼓膜穿孔,耳郭向前下外方移位,耳后红肿、有波动感,甚至耳后瘘管形成,颞骨CT检查显示有骨质破坏,可以确立诊断。中医辨证应四诊合参,依据全身及局部表现,结合舌象与脉象以辨证候。新病因火毒炽盛,肝胆湿热内蕴,久病因正虚邪恋,病情缠绵,涉及的脏腑为肝、胆、脾。

2. 鉴别诊断 本病主要与外耳道疖相鉴别：外耳道后壁疖肿时,局部红肿甚,耳后无红肿,按压耳屏、牵拉耳郭时痛剧；耳下淋巴结可肿大、触痛；无化脓性中耳炎体征。颞骨CT检查显示无乳突骨质破坏。

（四）辨证分析

1. 热毒壅盛 因脓耳火毒炽盛,肝胆湿热内蕴,致湿热火毒壅盛上攻,灼蚀耳后完骨,腐败气血,脓成外发积于耳后骨膜之下而为病。

2. 正虚毒滞 由于素体虚弱,邪滞耳窍,则耳后附骨痈反复发作,久病耗损,气血不足,正不御邪,至耳后痈肿穿溃,疮口不敛,脓血溃流不止,形成耳后瘘管。

（五）治疗

1. 治疗原则 宜采取综合治疗,局部外治与内治相结合,局部引流通畅、彻底清除病灶。实证者,解毒散痈；虚实夹杂证者,扶正祛邪。

2. 一般治疗 注意休息,清淡饮食,预防感冒,耳内勿进水。

3. 辨证论治

（1）**热毒壅盛**

主证：脓耳病中，耳内流脓突然减少或增多，耳痛及耳后疼痛剧烈。全身兼见发热、头痛、口苦咽干、尿黄便秘等症。舌质红，苔黄厚，脉弦数或滑数。检查可见外耳道后上壁塌陷，有污秽脓液、息肉或肉芽，鼓膜穿孔，耳后完骨部红肿、压痛，甚将耳郭推向前下方，或肿处变软而有波动感，甚或穿溃流脓。

证候分析：脓耳病程中，热毒壅盛而脓液引流不畅，故耳痛加剧，流脓减少，有污秽脓液及肉芽积聚；邪毒积聚蚀损耳后完骨，灼伤血肉，初起局限于耳及完骨内，故耳内剧痛，耳后叩痛压痛，耳道后上壁塌陷；若灼腐完骨外膜窜至皮下，则耳后红肿突起，耳郭高耸向前下外方；热毒壅盛于内，故发热、头痛、口苦咽干、尿黄便秘；舌质红、苔黄厚、脉弦数或滑数为内热或夹湿浊之象。

治法：泻火解毒，祛腐排脓。

方药：初起可用龙胆泻肝汤加减。方中龙胆草既清利肝胆实火，又清利肝经湿热；黄芩、栀子苦寒泻火，燥湿清热；泽泻、木通、车前子渗湿泄热，导热下行；当归、生地黄养血滋阴，邪去而不伤阴血；柴胡疏畅肝经之气；甘草调和诸药。体壮热者去当归，选加金银花、连翘、蒲公英、紫花地丁等以清热解毒；疼痛甚可加乳香、没药以行气活血、祛瘀止痛；肿甚未溃可加皂角刺消肿溃坚。若痛肿溃破脓出，宜仙方活命饮加减，促其排脓消肿。脓多者加桔梗、薏苡仁；便秘者加大黄、芒硝。

（2）**正虚毒滞**

主证：耳后流脓日久，反复发作，流脓清稀，缠绵难愈。全身兼见头昏，倦怠乏力，面色不华。舌淡，苔白，脉细。检查可见耳后溃口经久不愈，形成窦道，脓稀色白。

证候分析：素体虚弱或久病耗伤，气血不足，正不胜邪，以致余毒滞耳，故病程迁延、痈肿反复发作、溃口经久不愈；气血亏虚，无力祛邪，致腐物不去而新肉不生、流脓不断，而形成窦道；气血不足，头面清窍失养，则头晕乏力、面色不华；舌淡、苔白、脉细为气血不足之象。

治法：补益气血，托里排脓。

方药：托里消毒散加减。方中黄芪、党参益气养血；当归、茯苓、金银花活血解毒；川芎、皂角刺、白术、白芍、白芷等活血解毒。本方可益气养血，托毒排脓。若疮口暗淡、溢脓不断、脓液清稀，可加薏苡仁、白扁豆、车前子以健脾渗湿；若脓稠排出不畅，加蒲公英、桔梗、野菊花以解毒排脓，清解余毒；气血不足、头晕乏力者可选用补中益气汤加减。

4. 外治法

（1）滴耳：同本章第八节"慢脓耳"。

（2）滴鼻：同本章第八节"慢脓耳"。

（3）外敷：耳后红肿未溃，敷以黄连膏或如意金黄散，每日1次。

（4）排脓：肿胀处按之有波动感者，脓已成，应及时切开排脓。已自行破溃者，应扩创，并置橡皮引流条，外敷如意金黄散之类。脓已净，外敷生肌散。

（5）手术：可行中耳乳突手术清除病灶，有耳后瘘管者，一并切除。

脓 耳 面 瘫

脓耳面瘫是由脓耳而引发的以耳内流脓、口眼㖞斜为主要表现的疾病。本病临床不常见，多由肝胆火盛、气血亏虚所致。本病相当于西医学的化脓性中耳炎并发的耳源性面瘫（otogenic facial paralysis）。

（一）病因病机

1. 病因 脓耳失治，日久病深，邪毒潜伏于里，灼腐耳内脉络，致使脉络闭阻不通，则可导致面瘫。

2. 病机 肝胆热毒上攻耳内，气血搏结，以及脓耳日久，气血亏虚，脉络闭阻，面部肌肤失养而为脓耳面瘫，病之初起属实证，日久则为虚实夹杂。

（二）临床表现

1. 发病特点及主要症状 耳内流脓，同侧口角㖞斜，闭眼障碍。

2. 专科检查及主要体征 两侧面容不对称，患侧不能提额、皱眉、闭眼，患侧鼻唇沟变浅或消失，嘴角歪向健侧，患侧口角下垂，鼓腮、吹口哨漏气；鼓膜松弛部或紧张部边缘穿孔，鼓室内有污秽黏脓及豆腐渣样物或肉芽，味臭。

3. 特殊检查和（或）实验室检查 纯音听阈测试呈传导性聋或混合性聋；颞骨CT检查可见骨质破坏，提示脓耳病变未愈，或中耳息肉、肉芽、胆脂瘤破坏骨质，压迫面神经。

（三）诊断与鉴别

1. 诊断要点 依据病史及临床表现，结合影像学及听力检查即可确诊。中医辨证应四诊合参，依据全身及局部症状，结合舌象与脉象以辨证候。脓耳失治，邪毒内陷，灼腐耳内脉络，以及久病气血亏虚，无力祛邪，湿毒困结耳窍，均可使脉络闭阻而面瘫，涉及的脏腑为肝、胆、脾。

2. 鉴别诊断 本病应与中枢性面瘫及其他原因导致的周围性面瘫相鉴别：中枢性面瘫与脓耳面瘫的鉴别要点在于眼裂以上部位是否瘫痪；前者主要是眼裂以下部分瘫痪，因此闭眼、提额、皱眉等动作不受影响；后者则累及眼裂以上，因此还可以出现一侧闭眼障碍、额纹变浅等表现。耳带状疱疹等引发的面瘫与脓耳面瘫的鉴别要点在于是否同时存在脓耳的表现。

（四）辨证分析

1. 肝胆火盛 肝胆热盛，热毒上攻，与耳内气血搏结，致使脉络闭阻，气血阻滞，肌肤失养，而致筋肉弛缓不收，形成本病。

2. 气血亏虚 脓耳日久，气血亏虚，无力祛邪，湿毒困结耳窍，闭阻脉络，使筋肉失养而为病。

（五）治疗

1. 治疗原则 以积极控制毒邪，彻底清除病灶，尽快促使筋肉功能恢复为基本原则。实证者，解毒散痈；虚实夹杂证者，扶正祛邪。

2. 一般治疗 同本章本节"耳后附骨痈"。

3. 辨证论治

（1）肝胆火盛

主证：口眼㖞斜，耳内流脓稠厚味臭，耳痛。兼见发热头痛，口苦咽干，尿赤便秘。舌质红，苔黄，脉弦滑数。检查见鼓膜穿孔，完骨穴处有叩压痛。

证候分析：热毒炽盛，蒸灼耳窍，故耳流脓、耳痛；脓毒内攻，损及脉络，气血阻滞，则口眼㖞斜、完骨穴处有叩压痛；热毒壅盛，火热上攻，故流脓黄稠味臭、发热头痛；口苦咽干、尿赤便秘、舌红苔黄、脉弦滑数为肝胆火热之象。

治法：清热解毒，活血通络。

方药：龙胆泻肝汤合牵正散加减。方中龙胆草既清利肝胆实火，又清利肝经湿热；黄芩、栀子苦寒泻火，燥湿清热；泽泻、木通、车前子渗湿泄热，导热下行；当归、生地黄养血滋阴，邪去而不伤阴血；柴胡疏畅肝经之气；甘草调和诸药。白附子祛风化痰；全蝎、僵蚕祛风止痉，活血通络。可加桃仁、红花以活血通络。

（2）气血亏虚

主证：耳内流脓日久，渐发生口眼㖞斜，患侧肌肤麻木。全身兼见食少便溏，倦怠乏力，面色无华。舌淡，苔白腻，脉细涩。检查见鼓膜松弛部或边缘部穿孔，脓液污秽味臭，有肉芽或息肉。

证候分析：脓耳日久，气血亏虚，加之湿毒闭阻脉络，致使面部肌肤失养，故面部麻木，口眼㖞斜；湿毒侵蚀，故鼓膜穿孔，流脓污秽，肉芽滋生；脾失健运，故食少便溏；气血不足，故倦怠乏力，面色无华；舌淡、苔白、脉细涩为气血亏虚之象，苔腻为湿浊内困之象。

治法：托毒排脓，祛瘀通络。

方药：托里消毒散合牵正散加减。方中黄芪、党参益气养血；当归、茯苓、金银花活血解毒；川芎、皂角刺、白术、白芍、白芷等活血解毒。白附子祛风化痰；全蝎、僵蚕祛风止痉，活血通络。若脓多者，可加入薏苡仁、冬瓜仁、车前草。若面瘫日久，气血亏虚，脉络瘀阻，可用补阳还五汤。此方重用黄芪补益元气，用当归尾、川芎、赤芍、桃仁、红花、地龙等活血祛瘀通络，诸药合用，益气活血，使气血旺，脉络通。

4. 外治法

（1）滴耳：同本章第八节"慢脓耳"。

（2）滴鼻：同本章第八节"慢脓耳"。

（3）手术治疗行根治性中耳乳突手术，彻底清除脓耳病灶，同时行面神经减压术。

5. 针灸等中医特色疗法

（1）体针：以翳风、地仓、合谷为主穴，配阳白、太阳、人中、承浆、颊车、下关、四白、迎香、大椎、足三里等，针刺或用电针治疗。气血虚者，可用灸法。

（2）电磁疗法：选用上穴行电磁疗法，每日1次。

（3）梅花针：用梅花针叩击患处，每日1次。

（4）穴位注射：取颊车、地仓、下关、曲池、翳风、外关等穴，可选用丹参、当归或黄芪等注射液进行穴位注射，每次1～2穴，各穴轮流使用，每穴注入药液0.5～1ml，隔日1次。亦可用维生素B_1或维生素B_{12}注射液等行穴位注射。

脓 耳 眩 晕

脓耳眩晕是由脓耳而引发的以耳内流脓、头晕目眩、视物旋转、恶心呕吐为主要特征的疾病。本病不常见，多由肝胆热盛、脾虚湿困、肾精亏损所致。本病相当于西医学的化脓性中耳炎并发的耳源性迷路炎（otogenic labyrinthitis）。

（一）病因病机

1. 病因 脓耳失治，蔓延入里，清窍被扰；久病脾肾亏虚，邪恋内攻耳窍，平衡失司而发病。

2. 病机 肝胆热毒，入里生风，扰乱清窍，或脓耳日久，脾肾亏损，湿浊邪毒内攻耳窍，平衡失司而为脓耳眩晕，病之初起属实证，日久则为虚实夹杂。

（二）临床表现

1. 发病特点及主要症状 在脓耳病程中出现眩晕，呈阵发性发作，感觉自身及外物旋转，恶心呕吐，喜闭目静卧，稍事活动眩晕更甚；眩晕可由转身、行车、低头、压耳屏等动作激发，甚则持续眩晕，听力明显下降。

2. 专科检查及主要体征 检查可见自发性水平性眼震，早期快相向患侧，后期快相转向健侧；鼓膜松弛部或边缘性穿孔，鼓室内有污秽黏脓及豆腐渣样物或肉芽，味臭。

3. 特殊检查和（或）实验室检查 纯音听阈测听为传导性聋或混合性聋；瘘管试验阳性；颞骨CT检查显示骨质破坏及新生组织。

（三）诊断与鉴别

1. 诊断要点 依据病史、临床症状及体征，结合听力检查、瘘管试验、乳突部影像学检查即可确诊。中医辨证应四诊合参，依据全身及局部表现，结合舌象与脉象以辨证候。脓耳失治，邪毒入里，经久不愈与脏腑功能失调、湿浊内生有关，涉及的脏腑为肝、胆、脾、肾。

2. 鉴别诊断 本病应与中枢性眩晕及普通的头晕相鉴别：脓耳眩晕发作时尽管症状严重，但意识清楚，患者有流脓史，颞骨影像学检查有骨质破坏或新生组织存在；中枢性眩晕常伴有意识障碍，眩晕的程度较轻，持续时间较长（可长达数月），无耳流脓的症状，鼓膜检查及乳突影像学检查多正常；普通的头晕仅感头部昏沉不适，无明显旋转感，亦无耳流脓及鼓膜穿孔等表现。

（四）辨证分析

1. 肝胆热盛 肝胆热毒炽盛，蔓延入里，热盛生风，风火相煽，上扰清窍而为病。
2. 脾虚湿困 脓耳日久，脾虚失运，痰浊内生，蒙蔽清窍，耳窍功能失常而为病。
3. 肾精亏损 肾精亏损，骨失所养，脓耳邪毒日久蚀损骨质，内攻耳窍，致平衡功能失司，眩晕频作而为病。

（五）治疗

1. 治疗原则 以积极控制毒邪，抑制眩晕，尽早清除病灶并保证引流通畅为基本治疗原则。实证者，清热解毒息风；虚实夹杂证者，扶正祛邪止眩。

2. 一般治疗 同本章本节"耳后附骨痈"。

3. 辨证论治

（1）肝胆热盛

主证：眩晕剧烈，恶心呕吐，动则尤甚，耳痛，耳聋，耳鸣，耳内流脓黄稠。全身见口苦咽干，急躁易怒，面红目赤，便秘尿赤，或有发热头痛。舌质红，苔黄，脉弦数。检查见外耳道有脓性分泌物，鼓膜红赤、穿孔，完骨穴处有叩压痛。

证候分析：脓毒内聚，风热引动肝风，故眩晕剧烈、恶心呕吐；热毒炽盛，灼腐耳窍，故耳痛、流脓黄稠、耳聋、耳鸣；肝胆热盛，伤阴耗津，故口苦咽干、便秘尿赤；肝火上炎，则急躁易怒、面红目赤；舌质红、苔黄、脉弦数为肝胆热盛之象。

治法：清热泻火，解毒息风。

方药：龙胆泻肝汤合天麻钩藤饮。方中龙胆草既清利肝胆实火，又清利肝经湿热；黄芩、栀子苦寒泻火，燥湿清热；泽泻、木通、车前子渗湿泄热，导热下行；当归、生地黄养血滋阴，邪去而不伤阴血；柴胡疏畅肝经之气；甘草调和诸药。天麻、钩藤、生石决明平肝息风；栀子、黄芩清热；牛膝引血下行；桑寄生、杜仲补益肝肾，以潜肝阳而息风；夜交藤、朱茯神养心安神。两方合用以清热泻火，解毒息风。

（2）脾虚湿困

主证：眩晕反复发作，头额重胀，耳鸣失聪，流脓日久，脓液腐臭，缠绵不愈。全身见胸闷泛恶，痰涎多，倦怠无力，纳呆便溏，面色萎黄。舌质淡红，苔白腻，脉缓弱或濡滑。检查见鼓膜松弛部或边缘部穿孔，有肉芽或息肉。

证候分析：湿浊脓毒稽留，蒙蔽清窍，故眩晕反复发作、耳鸣失聪；脾胃虚弱，湿浊困结，故脓耳缠绵不愈，脓液腐臭；湿浊上泛，清阳不升，故头额重胀、胸闷泛恶、痰涎多；脾虚失运，则纳呆便溏；脾虚气血化生不足，则倦怠无力、面色萎黄；舌质淡红、苔白腻、脉缓弱或濡滑为脾虚湿困之象。

治法：健脾祛湿，涤痰止眩。

方药：托里消毒散合半夏白术天麻汤加减。方中黄芪、党参益气养血；当归、茯苓、金银花活血解毒；川芎、皂角刺、白术、白芍、白芷等活血解毒。半夏燥湿化痰，降逆止呕；天麻化痰息风止眩；白术健脾燥湿；茯苓健脾渗湿；生姜、大枣调和脾胃；橘红理气化痰；甘草和中而调药性。两方合用共奏健脾祛湿、涤痰止眩之功。湿浊盛者可加泽泻、薏苡仁、石菖蒲，以加强利湿化浊的作用。

（3）肾精亏损

主证：眩晕时发，或步态不稳，耳鸣耳聋，耳内流脓持续，经久不愈，脓液污秽味臭，或有豆腐渣样物。全身见精神萎靡，腰膝酸软，健忘多梦。舌质淡红或红绛，脉细弱或细数。检查见鼓膜松弛部或边缘部穿孔，有脓性分泌物，或豆腐渣样物、肉芽、息肉。

证候分析：肾精不足，清窍失养，又因邪毒流窜内耳，使耳失衡失聪，故眩晕时发、耳鸣耳聋；肾虚精亏，骨质松脆，易为邪毒滞留蚀损，邪毒侵蚀，腐败成脓，故脓液臭秽；肾精不充，髓海不足，故精神萎靡、腰膝酸软、健忘多梦；舌质淡红、脉细弱为肾阳虚弱之象；舌质红绛、脉细数为肾阴虚之象。

治法：补肾培元，祛邪排毒。

方药：偏于肾阴虚者，可用六味地黄丸加减。方中熟地黄滋阴补肾，填精益髓；山萸肉补养肝肾；山药补益脾阴；泽泻利湿泄浊；牡丹皮清泻相火；茯苓淡渗脾湿。临床应用时可酌加石决明、生牡蛎以滋阴潜阳止眩；加蒲公英、金银花、皂角刺等以祛邪排毒。偏于肾阳虚者可用肾气丸加减。

4. 外治法

（1）滴耳：同本章第八节"慢脓耳"。

（2）滴鼻：同本章第八节"慢脓耳"。

（3）手术治疗：脓耳眩晕发作症状控制后，应行中耳乳突手术清理病灶并封闭迷路瘘管。

5. 针灸等中医特色疗法

（1）体针：可选取百会、头维、风池、风府、神门、内关，肝胆热盛、肝风内动者，配行间、侠溪、肝俞；脾虚湿困者，配足三里、脾俞、气海、丰隆、中脘、解溪；肾阴虚者，配三阴交、关元、肾俞；肾阳虚者，配肾俞、命门。实证用泻法，虚证用补法，并可配合灸法。

（2）耳针：可选肾、肝、脾、内耳、神门、皮质下、交感等穴埋针，或用王不留行籽贴压，可时常进行穴位按压。

（3）头皮针：取双侧晕听区针刺，每日1次。

（4）穴位注射：可进用合谷、太冲、内关、风池、翳风、足三里、丰隆等穴，每次取2～3穴，每穴注射黄芪注射液或丹参注射液0.5～1ml。隔日1次。

黄耳伤寒

黄耳伤寒是由脓耳而引发的以耳内流脓、寒战高热、头痛神昏、项强抽搐为主要表现的病证。本病若治之不及时，可危及生命。本病不常见，多由气营两燔、热入心包、热盛动风所致，相当于西医学的乙状窦血栓性静脉炎（sigmoid sinus thrombophlebitis）、耳源性脑膜炎（otogenic meningitis）、耳源性脑脓肿（otogenic brain abscess）。

（一）病因病机

1. 病因　脓耳日久病深，蚀骨腐肉，邪毒入脑，内陷营血，闭阻心包，引动肝风而为病。

2. 病机　脓耳火热炽盛，蚀损骨质，入颅内血脉，耗血伤津，痰热闭阻心包，引动肝风，上扰神明，痰阻脉络而为黄耳伤寒，病势凶险，危及生命。

（二）临床表现

1. 发病特点及主要症状　脓耳病程中，出现剧烈耳痛及头痛，呈喷射状呕吐，寒战高热，项强，神志不清，甚至抽搐、肢体偏瘫。

2. 专科检查及主要体征　耳内流脓不畅，脓液污秽味臭，鼓膜松弛部或边缘性穿孔，穿孔处可见豆腐渣样物、息肉、肉芽。全身可见高热，颈项强直，角弓反张，可有癫痫样发作，甚至呼吸衰竭、昏迷、死亡。

3. 特殊检查和（或）实验室检查　影像学检查显示颞骨骨质破坏及颅脑占位病灶；脑脊液检查、颅内压测定、眼底检查、血培养、定位体征对分析发生变证的部位及类型有参考价值。

（三）诊断与鉴别

1. 诊断要点　依据病史、临床症状，结合影像学、脑脊液、颅内压、眼底、血培养、定位体征等检查即可确诊。中医辨证应四诊合参，依据全身及局部表现，结合舌象与脉象以辨证候。脓耳久病，邪毒入脑，与脏腑功能失调、痰阻脉络有关，本病为脓耳之危候。涉及的脏腑为心、肝。

2. 鉴别诊断　本病应与流行性脑膜炎、结核性脑膜炎、脑肿瘤相鉴别：流行性脑膜炎有流行季节性和地区性，脑脊液检查为脑膜炎双球菌，无脓耳病史；结核性脑膜炎有结核病史，脑脊液检查为结核杆菌，胸片或胸部CT可发现肺结核；脑肿瘤病程发展慢，无脓耳病史，影像学检查可以确诊。

（四）辨证分析

1. 气营两燔　脓耳日久，邪毒炽盛，病势发展，蚀损骨质，热毒深伏于里，内陷营血，心神受扰而为病。

2. 热入心包　脓耳热毒深陷，蚀骨腐肉，因郁于内，耗血伤津，痰热闭阻心包而为病。

3. 热盛动风　脓耳邪毒炽盛，蚀骨腐肉，入侵于脑，引动肝风，上扰神明，痰阻脉络而为病。

（五）治疗

1. 治疗原则　以积极控制毒邪，通畅引流，尽早清除病灶为基本治疗原则。

2. 一般治疗　同本章本节"耳后附骨痈"。

3. 辨证论治

（1）气营两燔

主证：耳内流脓臭秽，突然脓液减少，耳痛剧烈，头痛如劈，呕吐，身热夜甚，心烦躁扰，但神志尚清。舌质红绛，少苔或无苔，脉细数。检查可见外耳道有臭秽脓，鼓膜松弛部穿孔或紧张部边缘性穿孔，鼓室内有肉芽、息肉或胆脂瘤状物；耳后完骨穴处红肿、压痛，颈侧深部可触及条索状肿物，压痛明显，颈项强直。

证候分析：脓毒侵蚀骨质流窜入里，故耳痛剧烈，脓液反而减少；热毒炽盛，流窜入脑，入于营血，邪正相搏，则头痛如劈；火毒上逆，则呕吐、项强；营气通于心，热毒入营，心神被扰，故心烦躁扰；舌质红绛、少苔为热伤营阴之象。

治法：清营凉血，清热解毒。

方药：清营汤加减。方中犀角（以水牛角代）清解营分之热毒，黄连清心解毒，生地黄、玄参、麦冬清热滋阴，金银花、连翘、竹叶清热解毒，丹参凉血活血。诸药配合，泄热解毒而清营凉血。疼痛甚可加乳香、没药以行气活血、祛瘀止痛；便秘者加大黄、芒硝。

（2）热入心包

主证：耳内流脓臭秽，耳痛、头痛剧烈，高热不退，呕吐，嗜睡，神昏谵语。舌质红绛，脉细数。检查可见外耳道有臭秽脓，鼓膜松弛部穿孔或紧张部边缘性穿孔，鼓室内有肉芽、息肉或胆脂瘤状物；颈项强直。

证候分析：热毒深陷，蚀骨腐肉，故耳内流脓臭秽、耳痛；热毒炽盛，内陷心包，神明被扰，故头痛、呕吐、嗜睡、神昏谵语；邪热闭郁于内，故高热不退；热毒炽盛，筋脉失养，故颈项强直；舌质红绛、脉细数为心营热盛之象。

治法：清心泄热，化痰开窍。

方药：清营汤送服安宫牛黄丸或紫雪丹、至宝丹。清营汤专清包络邪热，犀角（以水牛角代）清心热，玄参、莲子心、麦冬清心养液，竹叶、连翘清心泄热，以便心包邪热向外透达。痰热盛可加竹沥、瓜蒌等。安宫牛黄丸、紫雪丹、至宝丹均为清心开窍之成药，具有苏醒神志之效。安宫牛黄丸重于清热解毒，紫雪丹兼能息风，至宝丹则重于芳香开窍，可酌情选其中之一。

（3）热盛动风

主证：耳内流脓臭秽，耳痛、头痛剧烈，高热，手足躁动，甚则神志昏迷。舌质红绛而干，脉弦数。检查可见外耳道有臭秽脓，鼓膜松弛部穿孔或紧张部边缘性穿孔，鼓室内有肉芽、息肉或胆脂瘤状物；四肢抽搐，颈项强直，角弓反张，或肢软偏瘫。

证候分析：邪毒内陷上逆，故耳痛、头痛剧烈；热毒炽盛，故高热；热扰心神，则神志昏迷；热极动风，则手足躁动、四肢抽搐、颈项强直、角弓反张；风痰阻络则见肢软偏瘫；舌质红绛而干、脉弦数为热盛伤阴之象。

治法：清热解毒，凉肝息风。

方药：羚角钩藤汤加减。方中羚羊角、钩藤擅长清热凉肝，息风解痉；桑叶、菊花辛凉疏散，清热平肝息风；生地黄、白芍、生甘草酸甘化阴，清热凉血，滋阴养血增液，柔肝舒筋；川贝母、竹茹清热化痰；茯神平肝宁心安神。高热者可加石膏、知母；便秘加大黄、芒硝以通腑泄热；口干、舌红绛加水牛角、牡丹皮、紫草、板蓝根凉血解毒；如有抽搐可选加全蝎、地龙、蜈蚣以息风止痉；痰涎壅盛者加竹沥、生姜汁，也可加服安宫牛黄丸。

4. 外治法

（1）滴耳：同本章第八节"慢脓耳"。

（2）滴鼻：同本章第八节"慢脓耳"。

（3）手术治疗：尽早行手术治疗，清除耳部及颅内病灶。

第十节 耳胀耳闭

耳胀耳闭是以耳内胀闷堵塞感为主要临床特征的疾病。本病临床上较为常见，可见于各种年龄段的人群，幼儿多发。耳胀为病之初起，以耳内胀闷为主，或有短期痛感，多因风邪侵袭所致；耳闭为病之久者，耳内如物阻隔，清窍闭塞，听力明显下降，多为耳胀反复发作，邪毒滞留，迁延日久所致。本病类似于西医学的分泌性中耳炎（secretory otitis media）。

（一）病因病机

1. 病因 外因多为风邪侵袭，壅滞耳窍；内因主要以七情失调，饮食不节，肝郁脾损，痰湿凝聚耳窍而发病。

2. 病机 耳为清窍，以通为利，若外邪侵袭，或脏腑失调，浊气上逆，清窍闭塞，则可发为耳胀耳闭，病之初起多属实证，日久则现虚实夹杂。

（二）临床表现

1. 发病特点及主要症状 以单侧或双侧耳内胀闷堵塞感为主要症状，幼儿受凉"感冒"后发病者可有耳痛，但程度多不剧烈，常伴有听力减退、自听增强、耳鸣等症状。

2. 专科检查及主要体征 局部检查多可见外耳道正常，主要体征显现于鼓膜。偶见鼓膜正常者。临床常见以下异常鼓膜征象：鼓膜呈微红或橘红色、内陷，光锥不连续或消失，有时透过鼓膜可见到液平面；病程久者，可见鼓膜极度内陷、粘连，或见灰白色钙化斑。

3. 特殊检查和（或）实验室检查 听力检查多呈传导性聋，但极少数患者可能听力正常；鼓室导抗图一般多为 B 型图，也可为高负压之 C 型图，极少数情况下甚至可显示为 A 型图。

（三）诊断与鉴别

1. 诊断要点 依据病史和临床表现，结合听力学检查，本病诊断不难，必要时可行诊断性鼓膜穿刺或结合中耳 CT 确诊。中医辨证应四诊合参，依据全身及局部表现，结合舌象与脉象以辨证候。新病多因风邪侵袭所致，反复发作或经久不愈者多与脏腑失调或痰湿留滞瘀阻有关，涉及脏腑主要为肝胆、脾胃。

2. 鉴别诊断 本病应与外耳道耵聍或异物堵塞及鼻咽部肿瘤、腺样体肥大等所导致的耳堵塞感相鉴别：外耳道阻塞所致耳堵塞感，检查外耳道可见到耵聍或异物；鼻咽部肿物所致耳堵塞感，检查鼻咽部可见肿物；腺样体肥大所致耳堵塞感，可根据鼻咽 CT 等检查结果加以鉴别。

（四）辨证分析

1. 风邪外袭 生活起居失慎，寒暖不调，风邪乘虚而袭，首先犯肺，耳窍经气痞塞而为病。

2. 肝胆湿热 外感邪热，内传肝胆；或七情所伤，肝气郁结，气机不调，内生湿热，上蒸耳窍而为病。

3. 脾虚湿困 饮食不节，损伤脾胃，脾失健运，湿浊不化，困结耳窍而为病。

4. 气血瘀阻 邪毒滞留，日久不去，阻于脉络，气血瘀阻，耳窍经气闭塞而为病。

（五）治疗

1. 治疗原则 宜采取综合治疗，局部外治与内治相结合，以达到改善症状，恢复中耳通气传音功能的目的。

2. 一般治疗 注意休息，清淡饮食，控制感冒，鼻腔清洁。

3. 辨证论治

（1）风邪外袭

主证：耳内堵塞感，多伴有听力轻度减退及自听增强。全身可伴有鼻塞、流涕、头痛、发热恶寒等症。舌质淡红，苔白，脉浮。检查多见鼓膜微红、内陷或有液平面，鼓膜穿刺可抽出清稀积液，鼻黏膜肿胀。

证候分析：风邪外袭，肺经受病，耳内经气痞塞不宣，故有耳内堵塞感、听力轻度减退、自听增强、耳窍出现积液；风邪循经上犯，结聚鼻窍，故鼻黏膜肿胀、鼻塞、流涕；风邪外袭，正邪相争，故发热恶寒、头痛；舌质淡红、苔白、脉浮为风邪袭表之象。

治法：疏风散邪，宣肺通窍。

方药：荆防败毒散加减。方中荆芥、防风、生姜、川芎辛温发散；前胡、柴胡宣肺解热；桔梗、枳壳、茯苓理气化痰利水；羌活、独活祛风寒，除湿邪。若风热外袭，可用银翘散加减。头痛甚者可加桑叶、菊花等；咳嗽、咽痛可加前胡、杏仁、板蓝根等；耳胀堵塞甚者，可加石菖蒲以加强散邪通窍之功；耳窍积液多者加车前子、木通以清热利湿。

（2）肝胆湿热

主证：耳内有胀闷堵塞感，耳内微痛，或有听力减退及自听增强，或耳鸣。多兼见烦躁易怒，口苦口干，胸胁苦满，舌红苔黄腻，脉浮数。检查可见鼓膜色红或橘红、内陷或见液平面，鼓膜穿刺可抽出黄色较黏稠的积液。

证候分析：肝胆湿热上逆耳窍，故耳内胀闷堵塞而微痛、听力下降、或见耳鸣；火热灼耳则鼓膜色红；肝胆火热夹湿浊上聚耳窍，故见积液黏稠色黄；烦躁易怒、口苦口干、胸闷、舌红苔黄腻、脉弦均为肝胆湿热之象。

治法：清泻肝胆，利湿通窍。

方药：龙胆泻肝汤加减。方中龙胆草苦寒泻肝胆实火；黄芩、栀子清热解毒泻火；泽泻、木通、车前子清热利湿通窍；地黄、当归养血滋阴；柴胡引诸药入肝胆经；甘草调和诸药。本方药物多具苦寒之性，多服、久服皆非所宜，药到病除即止。耳堵塞闭闷甚者可酌加苍耳子、石菖蒲化浊开闭。

（3）脾虚湿困

主证：耳内有胀闷堵塞感，日久不愈。可伴有胸闷纳呆，腹胀便溏，肢倦乏力，面色不华，舌质淡红，或舌体胖，边有齿印，脉细滑或细缓。检查可见鼓膜正常，或见内陷、混浊、液平面。

证候分析：脾气虚弱，运化失职，湿浊困结耳窍，故耳内有胀闷堵塞感；湿浊中阻，气机升降失常，则胸闷；纳呆、腹胀、便溏、肢倦乏力、面色不华、舌质淡红或舌体胖、舌边齿印、脉细滑或细缓均为脾虚之象。

治法：健脾利湿，化浊通窍。

方药：参苓白术散加减。方中以四君子汤平补脾胃；配以扁豆、山药、莲子肉、薏苡仁健脾渗湿；砂仁芳香醒脾化湿，陈皮理气；桔梗为引经药，载诸药上行。若耳窍有积液黏稠量多者，可加藿香、佩兰以芳香化浊；积液清稀而量多者，宜加泽泻、桂枝以温化水湿；肝气不舒，心烦胸闷者，选加柴胡、白芍、香附，以疏肝理气通耳窍；脾虚甚者，加黄芪以补气健脾。

（4）气血瘀阻

主证：耳内有胀闷堵塞感，日久不愈，甚则如物阻隔，听力减退较为明显。舌质淡暗，或边有瘀点，脉细涩。检查可见鼓膜内陷明显、混浊，甚则粘连，或鼓膜增厚，有灰白色钙化斑。

证候分析：由于病久入络，邪毒滞留，脉络阻滞，气血瘀阻，故耳内胀闷堵塞感明显，日久不愈，甚至如物阻隔，听力逐渐减退；气血瘀阻耳窍，故鼓膜内陷，甚或粘连，或混浊、增厚、有灰白色钙化斑；舌质淡暗或边有瘀点、脉细涩为血瘀之象。

治法：行气活血，通窍开闭。

方药：通窍活血汤加减。方中以赤芍、桃仁、红花活血化瘀；川芎行气活血；老葱、生姜温散余邪并助通窍；麝香芳香走窜以通窍开闭；红枣补益气血以扶正。合用有行气活血、通窍开闭之功效。临床应用时可加柴胡、升麻以助调理气机而散上部之邪；若瘀滞兼脾虚明显，表现为少气纳呆，舌质淡，脉细缓，可用益气聪明汤或补中益气汤配合通气散以健脾益气、活血行气开闭。

4. 外治法

（1）疏通鼻窍：本病伴有鼻塞者，可用具有疏风通窍及黏膜血管收缩作用的药液滴鼻或鼻用激素喷鼻，使鼻窍开放而促进耳窍通畅，消除耳堵塞感，促使耳窍积液排出。

（2）鼓膜按摩：见本章第十一节"暴聋"。亦可用鼓气耳镜放入耳道内，反复挤压、放松橡皮球使外耳道交替产生正、负压，引起鼓膜的大幅度运动而起到按摩鼓膜的作用，促进咽鼓管开放引流功能。

（3）咽鼓管吹张：可酌情选用捏鼻鼓气法、波氏球法或咽鼓管导管吹张法进行咽鼓管吹张（见第十五章第三节"耳部常用外治方法"），以改善耳内通气，平衡鼓室压。若鼻塞涕多者，暂时不宜进行咽鼓管吹张。

（4）鼓膜穿刺抽液：若鼓室积液初起且经保守治疗难以消除者，可在严格无菌操作下，行鼓膜穿刺抽液（见第十五章第三节"耳部常用外治方法"）。

（5）鼓膜切开及鼓膜置管：经长期保守治疗或多次鼓膜穿刺抽液治疗无效，中耳积液黏稠者，可行鼓膜切开术，清除中耳积液，并放置鼓膜通气管。胶耳状态者，可于鼓膜切开之后，以稀释之地塞米松蛋白酶溶液反复冲洗鼓室，然后再行鼓膜置管。咽鼓管阻塞严重甚至存在粘连者，可行咽鼓管球囊扩张术。

（6）注意鼻腔、鼻窦、鼻咽、口咽等邻近病灶的积极处理，以促进中耳病变愈合或防止病变复发。

5. 针灸等中医特色疗法

（1）体针：可采用局部取穴与远端取穴相结合的方法。耳周取听宫、听会、耳门、翳风；远端可取合谷、内关，用泻法。脾虚表现明显者，配足三里、脾俞等穴，用补法或加灸。

（2）耳针：取内耳、神门、肺、肝、胆、肾等穴位埋针，每次选 2～3 穴；也可用王不留行籽或磁珠贴压以上耳穴，经常用手指轻按贴压穴位，以维持刺激。

（3）穴位注射：取耳周穴耳门、听宫、听会、翳风等做穴位注射，药物可选用丹参注射液、当归注射液等，每次选用两穴，每穴注射 0.5～1ml 药液。

6. 物理疗法　超短波理疗、激光照射等均有助于消除中耳积液，改善耳部症状。

第十一节　暴　聋

暴聋是指短时间内迅速发生的原因不明的感音神经性聋，属于耳科急症。本病临床上较为常见，多发生于单耳，偶见双耳发病。可发生于任何年龄，40～60岁发病率较高。多因外感风邪或七情失调，痰热火邪上扰耳窍，或病久致气滞血瘀所致。本病相当于西医学的特发性突聋（idiopathic sudden deafness）。

（一）病因病机

1. 病因　外因多为外邪侵袭，上犯耳窍；内因多为七情失调，痰热火邪上扰耳窍，或病久致气滞血瘀。

2. 病机　外邪侵袭，或肝火上炎，痰热瘀血闭阻窍络，清窍不利，功能失司。

（二）临床表现

1. 发病特点及主要症状　突然发生的听力下降为本病的主要症状。听力可在数分钟、数小时或一天内下降到最低点，少数患者在3天内降到最低点。常伴耳鸣、耳闷胀感，也可见眩晕或头晕、听觉过敏、耳周感觉异常等伴随症状。

2. 专科检查及主要体征　外耳道、鼓膜及中耳结构多无明显异常。

3. 特殊检查和（或）实验室检查　纯音听阈测试多呈中度以上感音神经性聋，但少数患者可以表现为轻度甚或仅为轻度低频下降型耳聋；鼓室导抗图正常；眩晕发作期，可有自发性眼震；MRI或CT检查示内听道及颅脑无异常。

（三）诊断与鉴别

1. 诊断要点　依据病史和临床表现，结合听力检查及鼓室导抗图可确诊。中医辨证应四诊合参，依据全身及局部表现，结合舌象与脉象以辨证候。发病多因外邪侵袭，或七情所伤，日久不愈多与气机不利、气滞血瘀有关，涉及脏腑主要为肝、胆、脾、胃。

2. 鉴别诊断　本病应与梅尼埃病、听神经瘤及功能性聋相鉴别：梅尼埃病主要表现为旋转性眩晕反复发作，伴恶心呕吐、出冷汗等症，伴波动性听力下降；听神经瘤的听力下降起病缓慢，可通过CT或MRI检查确诊；功能性聋多表现为双侧全聋，多有其他神经精神症状，客观听力检查多无异常。

（四）辨证分析

1. 外邪侵袭　病之初期，风邪外感，肺金不利，邪闭耳窍而为病。
2. 肝火上炎　外邪传里引动肝火，或因情绪骤变而肝郁化火，上扰清窍，耳窍功能失司而为病。
3. 痰火郁结　素体脾胃虚弱，痰湿内蕴，肝火横逆犯及脾，耳窍功能失司而为病。
4. 气滞血瘀　急性期后，可遗留气机不利，气滞血瘀，痹阻窍络而为病。

（五）治疗

1. 治疗原则　部分患者有自愈倾向。用药时机与疗效呈相关性，疾病发生早期予以及时干预，挽救听力。因此，目前一般按急症处理。临床上应用中西医结合治疗方法取得较好疗效。

2. 一般治疗　卧床休息，避免噪声刺激，低钠饮食。如眩晕呕吐严重者，可予镇静止吐药物。如果患者伴有糖尿病、高血压，则应有效控制血糖和血压，注意调节生活方式。

3. 辨证论治

（1）外邪侵袭

主证：病初起，有外感病史，突然听力下降。全身伴有头痛、鼻塞、恶寒发热、周身不适等症。

苔薄白，脉浮。检查多见鼓膜正常，纯音听阈测定呈感音神经性聋，中度下降，鼓室导抗图正常。

证候分析：外感风邪，肺经受病，邪遏脉络，耳中经气不得宣，故听力骤然下降；风邪循经犯于鼻窍，故鼻塞；正邪交争，故恶寒发热、头痛、周身不适。苔薄白，脉浮均为外邪侵袭之象。

治法：疏风宣肺，祛邪通窍。

方药：三拗汤加减。方中麻黄发汗散寒，宣肺平喘；杏仁宣降肺气，止咳化痰；甘草清热解毒，协同麻黄、杏仁利气祛痰。可酌加防风、僵蚕、葛根、石菖蒲之类以助祛风散邪，或用蔓荆子散加减。

（2）肝火上炎

主证：突然听力下降，多伴耳鸣，多因郁怒而发，自感耳鸣声洪大而粗，耳内闭塞感，伴有烦躁易怒，口苦咽干，眩晕。舌红，苔黄，脉弦数有力。检查多见鼓膜正常，纯音听阈测定呈感音神经性聋，中度或者重度下降，鼓室导抗图正常。

证候分析：外邪传里，引动肝火，或七情失节，肝郁化火，肝火循经上扰清窍，阻遏耳经气机，故耳鸣、耳聋突发，伴有耳内闭塞感；肝火燔灼，循经上犯故眩晕。烦躁易怒，口苦咽干，舌红，苔黄，脉弦数有力均为肝火上炎之象。

治法：清肝泻火，开郁通窍。

方药：龙胆泻肝汤加减。方中龙胆草苦寒，清利肝胆实火；黄芩、栀子苦寒泻火，燥湿清热；泽泻、木通、车前子渗湿泻热，导热下行；当归、生地黄养血滋阴，邪去而不伤阴血；柴胡疏畅肝经之气，引诸药归肝经；甘草调和诸药。一般可加郁金、石菖蒲；行气疏肝加香附、川芎之类；便结者，加大黄（酒制）、芒硝；头痛头晕者，可加龙骨、牡蛎、白芍。

（3）痰火郁结

主证：耳鸣、耳聋暴发，甚则闭塞无闻，自感耳鸣声洪大而粗，持续不已。平素喜食炙煿厚味，并多因饮酒等因素而诱发。全身伴有头昏头重或眩晕，胸腹痞满，或有恶心，大便不爽，小便黄。舌质红胖，苔黄腻，脉滑数或弦滑。检查多见鼓膜正常，纯音听阈测定呈感音神经性聋，中度或者重度下降，鼓室导抗图正常。

证候分析：患者素体饮食不节，脾胃蕴有湿热，痰火内积，痰火互结循经上犯耳窍，故耳鸣、耳聋、头昏头重；肝火横逆，木盛乘土，脾失健运，故胸腹痞满，大便不爽，小便黄。舌质红胖，苔黄腻，脉滑数或弦滑均为痰火郁结之象。

治法：清热化痰，开郁通窍。

方药：加味二陈汤加减。方中半夏健脾燥湿，降逆化痰；橘红理气燥湿，使气顺而痰消；茯苓健脾渗湿，湿去脾旺则痰无由生；生姜降逆化痰，兼解半夏之毒；乌梅与半夏相伍，使祛痰而不伤正。口干口苦者可加黄芩；胸胁胀满者加枳壳、郁金；耳内堵塞胀闷者加石菖蒲、路路通。

（4）气滞血瘀

主证：病之后期，听力恢复欠佳，耳鸣声持续不已。全身兼证不定，舌质暗或有瘀点。检查多见鼓膜正常，纯音听阈测定呈感音神经性聋，中度或者重度下降，鼓室导抗图正常。

证候分析：气机不利，瘀血阻于脉络，故听力恢复欠佳；脉络不通，经气不能上荣于耳，故耳鸣声持续不已。舌质暗有瘀点亦为气滞血瘀之象。

治法：活血化瘀，通窍聪耳。

方药：桃红四物汤加减。方中桃仁、当归、熟地黄补血活血；川芎宣畅肝经气机；白芍养血调肝。胸胁胀者加柴胡；听力下降明显者加石菖蒲；或以通窍活血汤加减。

4. 西医治疗 内耳缺血、缺氧是导致本病的中心病理环节，故应予改善内耳微循环、促进供氧为基础治疗方案。常用糖皮质激素、血管扩张剂、溶栓剂、维生素、高压氧等治疗。

5. 针灸等中医特色疗法

（1）体针：主穴取听会、听宫、耳门、翳风。外邪侵袭证，配合谷、列缺、太渊、迎香；肝火上炎证，配行间、太冲、阳陵泉、中渚；痰火郁结证，配百会、丰隆、三阴交、内关；气滞血瘀证，配足三里、血海、腕骨。每次取3~5穴，每日1次，采用平补平泻法。

（2）耳针：取肺、鼻、下屏尖、肝、肾穴埋针，或用王不留行籽贴压，进行穴位按压。

（3）头皮针刺：选取头部晕听区或颞后线头针治疗。

（4）穴位注射：可选耳门、听宫、听会、翳风、完骨、肾俞、风池等穴，注射丹参注射液、当归注射液或维生素B_1、维生素B_{12}注射液，每次0.5~1ml。

6. 导引法

（1）"营治城郭"法：双手按摩耳郭，一上一下，一次15分钟。可防治耳聋、耳鸣。

（2）鼓膜按摩法：将食指或中指插入外耳道口，使其塞紧外耳道，轻轻按压1~2秒，再放开，一按一放，如此重复多次。也可用食指或中指按压耳屏，使其掩盖住外耳道口，持续1~2秒钟后再放开，一按一放，有节奏地重复多次。在耳鸣伴有耳胀闷堵塞时，行鼓膜按摩常可获得暂时缓解。

（3）鸣天鼓：调整好呼吸，先用两手掌按摩耳郭，再用两手掌心紧贴两外耳道，两手食指、中指、无名指、小指对称地横按在枕部，两中指相接触，再将两食指翘起放在中指上，然后把食指从中指上用力滑下，重重地叩击脑后枕部，此时可闻洪亮清晰之声，响如击鼓。先左手24次，再右手24次，最后双手同时叩击48次。

7. 物理疗法 超短波理疗有助于改善耳部循环，缓解耳部症状。

第十二节 久 聋

久聋是以听力逐渐减退为主要特征的疾病。本病临床上较为常见，发生于各年龄。久聋者，长时间听力下降，多由脏腑亏损，气血阴阳失调，耳窍失养，或经脉气滞血瘀所致。本病类似于西医学的药物中毒性聋（ototoxic deafness）、老年性聋（presbycusis）、先天性聋（congenital deafness）等。

（一）病因病机

1. 病因 外因多为感染各种邪气，导致脏腑失调，气血不和，经脉运行不畅，耳窍脉络痹阻；内因多为禀赋不足，或病久不愈，导致脉络失于濡养，耳窍失聪。

2. 病机 耳为清窍，得气血津液濡养发挥正常功能，若气血虚弱，肝肾阴虚，肾阳亏虚，或气血不和，耳窍瘀阻，则发为久聋。

（二）临床表现

1. 发病特点及主要症状 患者自觉一侧或双侧听力下降，重者听力完全丧失。久聋者发病过程听力多逐渐减退。

2. 专科检查及主要体征 局部检查可见外耳道正常，鼓膜可见浑浊、轻度内陷，也可见鼓膜正常。

3. 特殊检查和（或）实验室检查 纯音听阈测定呈感音神经性聋，鼓室导抗图正常。MRI或CT检查示内听道及颅脑无异常。

(三) 诊断与鉴别

1. 诊断要点 依据病史和临床表现，结合听力学检查，本病诊断不难。中医辨证应四诊合参，依据全身及局部表现，结合舌象与脉象以辨证候。本病多因脏腑亏损，气血阴阳失调，耳窍失养，或经脉气滞血瘀所致，涉及脏腑主要为肝、脾、肾。

2. 鉴别诊断 本病应与听神经瘤、分泌性中耳炎、耵聍栓塞相鉴别：听神经瘤表现为听力逐渐缓慢下降，MRI 或者 CT 检查可显示肿瘤或者内听道扩大；分泌性中耳炎的听力下降多为传导性聋，且病史较短，可见鼓膜内陷或者鼓室积液；耵聍栓塞可见外耳道有耵聍堵塞，取出耵聍后听力恢复。

(四) 辨证分析

1. 气血虚弱，耳窍失养 脾胃虚弱，致气血不足，清阳不升，上气不足，耳窍失养，听力障碍。

2. 肝肾阴虚，耳窍失濡 耳为肾窍，肝肾同源，素体肝肾阴虚，或病久，累及肝肾，导致精血亏损，肝肾阴虚，髓海不足，耳窍失濡，听力失聪。

3. 肾阳亏虚，耳窍失煦 病久不愈，阴损及阳，肾阳亏虚，命门火衰，耳失温煦，功能失司，听力障碍。

4. 气血不和，耳窍瘀阻 久病脏腑失调，气血不和，经脉运行不畅，耳窍脉络瘀阻；阴血不足，脉络失充，日久耳窍脉络枯萎，痹塞不通；阳衰气弱，血滞不行，日久耳窍脉络瘀阻。本病机亦可发生或兼见于前述几个病理阶段之中。

(五) 治疗

1. 治疗原则 由于目前尚无药物或疗法能使久聋患者恢复听力，故应预防重于治疗，尽量避免致聋因素的影响。一旦疑为本病，应早期发现、早期诊断、早期治疗，争取恢复听力。不能恢复听力者，尤其是儿童患者，应选配助听器，或进行人工耳蜗植入，并进行言语康复训练，使其融入社会。由于引起久聋的原因不一，具体治疗方案亦有所差异。

2. 一般治疗 注意休息，清淡饮食，进行言语康复训练。

3. 辨证论治

(1) 气血虚弱，耳窍失养

主证：耳鸣耳聋，每于蹲位起立时突然加重，头部或耳内有空虚发凉感，劳累后加重。全身可伴有面色萎黄不华，倦怠少力，失眠多梦，心悸不宁。舌淡，脉细或弦细。检查多见鼓膜正常或者轻度内陷，标志清，纯音听阈测定呈感音神经性聋，鼓室导抗图正常。

证候分析：脾失健运，气血生化之源不足，耳窍失养，则耳聋耳鸣；气虚则倦怠乏力；血虚则面色萎黄不华；血虚，心神失养则失眠多梦，心悸不宁；舌淡，脉细亦为气血虚弱之象。

治法：补益心脾，养血聪耳。

方药：归脾汤加减。方中以人参、白术、黄芪、甘草甘温之品补脾益气以生血，使气旺血生；当归、龙眼肉甘温补血养心；茯苓、酸枣仁、远志宁心安神；木香辛香而散；姜、枣调和脾胃，以滋化源。临床应用中若血虚证突出者，加黄精、何首乌以益血聪耳；兼有气滞之证者，加丹参、石菖蒲、磁石之类以开窍聪耳。

(2) 肝肾阴虚，耳窍失濡

主证：耳鸣耳聋，鸣声尖细，入夜尤甚，听力渐减，房劳则重。全身可伴有头晕脑鸣，眼花，腰膝酸软。舌红，少苔，脉弦细或细数无力。检查多见鼓膜正常或者轻度内陷，标志清，纯音听阈测定呈感音神经性聋，鼓室导抗图正常。

证候分析：久病失调，阴液亏虚，或因房事不节，耗伤肾阴，累及肝肾，导致精血亏损，肝肾阴虚，髓海不足，耳窍失濡，而致听力失聪；头晕脑鸣，眼花，腰膝酸软，舌红，少苔，脉弦细或细数无力亦为肝肾阴虚之象。

治法：滋补肝肾，养精聪耳。

方药：耳聋左慈丸加减。方中熟地黄质润甘补微温，煅磁石补肾益精，聪耳明目；山茱萸善补肝肾之精血，山药甘平补涩；牡丹皮清热凉血；泽泻善泄热利湿；竹叶、柴胡芳香清散疏升；诸药合用，滋补兼镇潜，共奏滋阴平肝之功；临床应用中可加白芍、女贞子、旱莲草养血益阴。若有手足心热，宜降火坚阴，加知母、黄柏；若兼耳鸣如潮、心烦失眠、夜寐多梦等症者，可用黄连阿胶鸡子黄汤合交泰丸加减。

（3）肾阳亏虚，耳窍失煦

主证：久病耳鸣耳聋，鸣声细弱，入夜明显，或有头晕脑鸣。全身可伴有腰痛或腰膝酸软，面色淡白，畏冷肢凉，小便清长或有余沥，夜尿频数。舌淡胖，脉沉迟弱。检查多见鼓膜正常或者轻度内陷，标志清，纯音听阈测定呈感音神经性聋，鼓室导抗图正常。

证候分析：病久不愈，阴损及阳，肾阳亏虚，命门火衰，耳失温煦，功能失司，致听力障碍；肾为腰府，肾精不足，腰府失养，则腰痛或腰膝酸软；肾阳亏虚，命门火衰，不得温煦，则面色淡白，畏冷肢凉；肾气亏损，不足以固摄水液，则小便清长或有余沥，夜尿频数。舌淡胖，脉沉迟弱亦为肾阳亏虚之象。

治法：温阳补肾，通窍聪耳。

方药：补骨脂丸加减。方中补骨脂入脾、肾经，温肾助阳，化生肾气，为君药；菟丝子、胡桃肉补益肝肾之品为臣药；配沉香纳气温中，乳香、没药活血止痛。全方共奏温肾助阳之功。纳差，大便溏者，加黄芪、白术、山药、茯苓。

（4）气血不和，瘀阻耳窍

主证：久病耳鸣耳聋，聋鸣程度无变化或缓慢加重。全身兼症不定，舌质暗有瘀点，脉弦细或涩。检查多见鼓膜正常或者轻度内陷，标志清，纯音听阈测定呈感音神经性聋，鼓室导抗图正常。

证候分析：由于病久入络，邪毒滞留，脉络阻滞，气血瘀阻，故耳聋日久不愈；舌质淡暗或边有瘀点、脉细涩为血瘀之象。

治法：活血化瘀，通窍复聪。

方药：通窍活血汤加减。方中以赤芍、桃仁、红花活血化瘀；川芎行气活血；老葱、生姜温散余邪并助通窍；麝香芳香走窜以通窍开闭；红枣补益气血以扶正。合用有行气活血、通窍开闭之功效。酌加丹参、当归、柴胡之类，以增强活血化瘀通窍之功。根据所兼气虚、血虚、阳虚、阴虚等证之偏颇，分别酌加益气、养血、温阳、滋阴之品。

4. 针灸等中医特色疗法

（1）体针：取听宫、听会、耳门、翳风等为主穴。气血虚弱证，配足三里、三阴交、公孙；肝肾阴虚证，配太冲、太溪、肾俞、曲泉、后溪；肾阳亏虚证，配太溪、照海、肾俞、命门；血瘀证，配翳明、足三里、血海、腕骨。实证用泻法，虚证用补法，或不论虚实，一律用平补平泻法，每日针刺1次。

（2）耳针：取内耳、肾、肝、内分泌等穴位埋针，或用王不留行籽贴压，进行穴位按压。

（3）穴位注射：取听宫、翳风、完骨等穴，注入药液。药物有丹参注射液、当归注射液等，每天或隔天1次。针刺得气后注入药液，每次每穴注入0.5～1ml。

5. 听力辅助技术

（1）助听器：是一种通过放大声音以改善听障患者声音感知能力的装置，助听器并不能使听障患者恢复已经受损的听力，是目前提高听障人士声音感知能力使用最广泛的手段。

（2）人工耳蜗植入：人工耳蜗是为重度、极重度或全聋的成人或小儿重建或获得听力的一种电子装置，可把声音信号转变为电信号刺激蜗神经，从而产生听觉。

> **知识拓展**
>
> （1）助听器设备：对于永久性耳聋者，可通过助听设备来改善听力，提高生活质量，助听设备包括助听器和人工耳蜗。一般来说，若听力损失在 90dB 以内，可佩戴助听器，若听力损失超过 90dB，可进行人工耳蜗植入。
>
> （2）听力残疾的分级标准：中国国家标准管理委员会于 2011 年发布的《残疾人残疾分类和分级》（GB/T 26341—2010）中，根据较好耳 500Hz、1000Hz、2000Hz、4000Hz 的听阈均值将听力残疾分为四级。一级：平均听阈≥91dBHL，在无助听设备帮助下，不能依靠听觉进行言语交流，在理解和交流等活动上极度受限，在参与社会生活方面存在极严重障碍。二级：平均听力 81～90dBHL，在无助听设备帮助下，在理解和交流等活动上重度受限，在参与社会生活方面存在严重障碍。三级：平均听阈 61～80dBHL，在无助听设备帮助下，在理解和交流等活动上中度受限，在参与社会生活方面存在中度障碍。四级：平均听阈 41～60dBHL，在无助听设备帮助下，在理解和交流等活动上轻度受限，在参与社会生活方面存在轻度障碍。

第十三节　耳　　鸣

耳鸣是无外界声源或电刺激存在的情况下，患者感知到声音的一种主观感觉。耳鸣在人群中的发病率为 10%～15%，并呈现逐年上升趋势。耳鸣虽好发于中老年人，但随着社会压力增大，近年来亦呈年轻化趋势。耳鸣发病前无明显诱因，或者发病前有压力、焦虑、抑郁等不良情绪。耳鸣又可引起患者的担心、焦虑等不良心理反应。耳鸣多为外邪侵袭，或脏腑失调，致痰湿内生、肝郁化火，蒙蔽扰乱清窍，或虚损久耗，清窍失养所致。本病类似于西医学的主观特发性耳鸣（subjective idiopathic tinnitus，SIT），即通常所说的耳鸣（tinnitus）。客观性耳鸣和由其他疾病引起的耳鸣症状不属本节讨论范畴。

（一）病因病机

1. 病因　无明显诱因，或者发病前有压力、焦虑、抑郁等不良情绪。患者因虚实不同，病因有所差别：实者多因外邪或脏腑实火上扰耳窍，或瘀血、痰饮蒙蔽清窍；虚者多为脏腑虚损、清窍失养。

2. 病机　耳为清窍，以通为利。若外邪侵袭，或脏腑失调，致痰湿内生、肝郁化火，蒙蔽扰乱清窍；或虚损久耗，清窍失养，发为耳鸣。病之初起多属实证，日久则现虚实夹杂。

（二）临床表现

1. 发病特点及主要症状　患者觉一侧或两侧耳内或颅内有鸣响声，较常见的如蝉鸣声、吹风声、电流声、嗡嗡声等，可一种或数种，亦可描述不清。耳鸣可为持续性或间歇性，常夜间安静时明显。可引起患者烦恼、焦虑、抑郁、失眠、注意力不集中等症状，从而对患者生活造成影响。

2. 专科检查及主要体征　一般无明显异常。

3. 特殊检查和（或）实验室检查

（1）听力学检查：纯音听阈测试、声导抗检测是耳鸣患者初期必要的听力学检查；必要时还可做耳声发射、听性脑干反应等,对耳鸣的性质和病变部位做出初步的判断。

(2) 耳鸣心理声学测试:耳鸣音调和响度匹配,用于判断耳鸣音调的频率和响度的大小;最小掩蔽级测试,用于测试耳鸣被外界声掩蔽的特性,以及耳鸣掩蔽曲线的类别;残余抑制试验,当耳鸣掩蔽声停止后,如耳鸣消失或减轻,则为残余抑制阳性,否则为阴性,残余抑制阳性的患者,掩蔽治疗多有益。

(三) 诊断与鉴别

1. 诊断要点　临床上根据患者耳鸣的主诉即可诊断,但病因诊断较为困难,需结合病史,依据耳科、听力学检查及全身体格检查综合分析。还需要排除因其他疾病引起的耳鸣,了解血压、血糖、血脂、血常规、肝肾功能、甲状腺功能、电解质等,以排除全身系统疾病所引起的耳鸣,通过系统的外耳、中耳、内耳检查以排除耳部疾病引起的耳鸣。中医诊断应依据全身及局部表现,结合舌象及脉象进行辨证治疗。

2. 鉴别诊断　应与客观性耳鸣及其他疾病引起的耳鸣、幻听相鉴别:客观性耳鸣存在客观声源,如耳周血管搏动、肌肉颤动及呼吸气流声等;其他耳部疾病引起的耳鸣有相应的体征,外耳、中耳疾病所致的耳鸣,耳镜检查观察外耳道及鼓膜形态,可以发现外耳道耵聍或炎症、鼓膜穿孔或钙化增厚等,内耳或听神经病变所致的耳鸣,可通过影像学和相应检查进行鉴别。幻听者,多有精神病史,耳鸣声多为音乐声或说话声等有特殊意义的声音。

(四) 辨证分析

1. 外邪侵袭　冷暖失调,风邪乘虚而入,侵袭肌表,使肺失宣降,风邪循经上犯清窍,与气相击,导致耳鸣。

2. 痰火郁结　素食肥甘厚腻,痰湿内生,困结中焦久郁而化火,致枢纽升降失调,湿浊之气上蒙清窍,引起耳鸣。

3. 气滞血瘀　肝郁气滞或脾失运化,气机运化不畅,痰浊内生阻滞气机,气滞则血运不行,久则气滞血瘀,耳窍不通,发为耳鸣。

4. 肝火上扰　肝喜条达而恶抑郁,情志不遂,易致肝气郁结,气机阻滞,升降失调,肝郁日久可化火,肝火循经上扰清窍,亦可导致耳鸣。

5. 脾胃虚弱　饮食不节,损伤脾胃,或劳倦过度,或思虑伤脾,致脾胃虚弱,清阳不升,浊阴不降,宗脉空虚,引起耳鸣。

6. 肾精亏损　恣情纵欲,损伤肾中所藏元气,或年老肾亏,精气不足,精不化气,致肾气不足,无力鼓动阳气上腾温煦清窍,导致耳鸣。

7. 气血亏虚　劳伤过度,思虑伤心,或大病、久病之后,气血耗伤,或气虚血化源不足,皆可导致气血不足,不能濡养清窍,引起耳鸣。

(五) 治疗

1. 治疗原则　根据耳鸣发病原因,采用内治法配合针灸、导引等局部治疗。治疗目标上,病史较短的耳鸣经积极治疗多可减轻甚至消失,如耳鸣日久则难以完全消失,治疗目标应以适应为主。

2. 一般治疗　怡情养性,避免环境过于安静,注意休息,调节睡眠,饮食有节,配合声音、放松治疗等,为耳鸣恢复创造良好条件。

3. 辨证论治

（1）外邪侵袭

主证：耳鸣骤起，病程较短，可伴耳内堵塞感或听力下降。或伴有鼻塞、流涕、头痛、咳嗽等。舌质淡红，苔薄白，脉浮。局部检查无明显异常。

证候分析：风邪侵袭，肺失宣降，风邪循经上犯清窍，与气相击，故骤起耳鸣；风邪阻络，经气痞塞，则耳内堵塞感，甚至听力下降；风邪导致肺的宣降功能失调，故鼻塞、流涕、头痛、咳嗽；舌质淡红、苔薄白、脉浮均为风邪袭表之象。

治法：疏风散邪，宣肺通窍。

方药：芎芷散加减。方中川芎、白芷、细辛善散头面之风邪；肉桂、生姜、葱白、紫苏叶诸辛温之药疏散风寒；陈皮、制半夏、苍术、厚朴、木通化痰祛湿；石菖蒲芳香通窍；炙甘草调和诸药。本方适用于风邪夹寒湿侵袭所致的耳鸣。若湿邪不明显，可去制半夏、苍术、厚朴、木通；若偏于风热，可选用桑菊饮加减。

（2）痰火郁结

主证：耳鸣如蝉，中耳胀闷。头重如裹，胸脘满闷，咳嗽痰多，口苦或淡而无味，大便秘结，小便黄。舌质红，苔黄腻，脉弦数。局部检查无明显异常。

证候分析：痰湿困结中焦，升降失调，湿浊之气上蒙清窍，故耳鸣、耳中胀闷、头重如裹；痰湿中阻，气机不利，则胸脘满闷；痰湿阻肺，宣降失职，则咳嗽痰多；痰湿困脾，运化失司，则口淡无味、大便秘结；痰湿郁久化火，苔黄腻、脉弦滑为内有痰火之象。

治法：祛湿化痰，清热宣通。

方药：涤痰汤加减。方中半夏、胆南星、竹茹化痰降浊；人参、茯苓、甘草健脾祛湿；橘红、枳实化痰理气；石菖蒲芳香化湿通窍，黄芩清热宣通。诸药合用，共奏祛湿化痰、理气健脾、升清降浊、清热宣通之功。若口淡、纳呆明显，可加砂仁以醒脾开胃，兼芳香化湿；若失眠，可加远志、合欢皮以安神。

（3）气滞血瘀

主证：病程可长可短，耳鸣或耳聋如塞。或有爆震史，面色黧黑。舌质紫暗或有瘀斑、瘀点，苔薄，脉涩。局部检查无明显异常。

证候分析：肝郁气滞或脾失运化，气机运化不畅，痰浊内生阻滞气机，可见耳鸣或耳聋如塞；气滞则血运不行，久则气滞血瘀，耳窍不通，面色黧黑；瘀血阻滞，可见舌质紫暗或有瘀斑、瘀点，苔薄，脉涩。

治法：疏肝理气，通窍活血。

方药：通窍活血汤加减。方中麝香为君，芳香走窜，通行十二经，开通诸窍，和血通络；桃仁、红花、赤芍、川芎为臣，活血消瘀，推陈致新，疏通耳窍；姜、枣为佐，调和营卫，通利血脉；老葱为使，通阳入络。诸药合用，共奏活血通窍之功。若耳痛，可酌加延胡索行气止痛。

（4）肝火上扰

主证：耳鸣的起病或加重与情志抑郁或恼怒有关。胸胁胀痛，夜寐不宁，头痛或眩晕，咽干口苦。舌红，苔黄，脉弦。局部检查无明显异常。

证候分析：情志抑郁或恼怒则肝气郁结，气机阻滞，升降失调，浊气上干清窍，故耳鸣、头痛或眩晕；肝郁气滞，气机不利，则胸胁胀痛；肝郁化火，内扰心神，则夜寐不宁、咽干口苦；脉弦主肝病。

治法：疏肝解郁，清热泻火。

方药：丹栀逍遥散加减。方中柴胡疏肝解郁；白芍、当归养血柔肝；茯苓、白术、甘草健脾；生姜、薄荷助柴胡疏肝；牡丹皮、栀子清肝降火。失眠严重者，可加酸枣仁、远志以安神；大便秘结者，可加大黄以泄热。

（5）脾胃虚弱

主证：耳鸣的起病或加重与劳累或思虑过度有关，或在下蹲站起时加重。倦怠乏力，少气懒言，面色无华，纳呆，腹胀，便溏。舌质淡红，苔薄白，脉弱。局部检查无明显异常。

证候分析：劳倦、思虑伤脾，脾胃虚弱，清阳不升，浊阴不降，宗脉空虚，故耳鸣；脾虚则气血生化不足，故倦怠乏力、少气懒言、面色无华；脾胃虚弱，运化失职，则纳呆、腹胀、便溏；舌质淡红、苔薄白、脉弱为气虚之象。

治法：健脾益气，升阳通窍。

方药：益气聪明汤加减。方中人参、黄芪、甘草健脾益气；升麻、葛根、蔓荆子升阳通窍；白芍敛肝以防升散太过；黄柏反佐以防参、芪之温燥。若兼湿浊而苔腻者，可加茯苓、白术、砂仁以健脾祛湿；若手足不温者，可加干姜、桂枝以温中通阳；若夜不能寐者，可加酸枣仁以安神。

（6）肾精亏虚

主证：耳鸣日久，耳鸣如蝉，昼夜不息，安静时尤甚，听力逐渐下降。或见腰膝酸软，虚烦失眠，头晕眼花，发脱或齿摇，夜尿频多，性功能减退，畏寒肢冷。舌质淡胖，舌红少苔，脉细弱或细数。局部检查无明显异常。

证候分析：肾精亏虚，精不化气，肾气不足，无力鼓动阳气上腾温煦清窍，故耳鸣、头晕眼花；腰为肾之府，肾精不足，府失所养，则腰膝酸软；肾主骨，发为肾之余，肾虚则发脱或齿摇；肾主水及生殖，肾气不足，则夜尿频多、性功能减退；元阳不足，不能温煦肌肤，则畏寒肢冷；舌质淡胖、舌红少苔、脉细弱或细数为肾精不足之象。

治法：补肾填精，滋阴补肾。

方药：六味地黄丸加减。方中熟地黄补肾填精；因肝肾同源，故用山萸肉、牡丹皮补肝清肝；山药、茯苓健脾，补后天以滋先天；泽泻引药入肾经。肢冷体寒可加附子、桂枝温阳化气；夜尿频多者，可加益智仁、桑螵蛸以固肾气；虚阳上浮而致口苦、咽干者，可加磁石、五味子以潜阳、纳气归肾。

（7）气血亏虚

主证：耳鸣的起病或加重与精神紧张或压力过大有关，或见倦怠乏力，声低气怯，心烦失眠，惊悸不安，注意力不能集中，面色无华。舌质淡，苔薄白，脉细弱。局部检查无明显异常。

证候分析：长期精神紧张或压力过大，则气血暗耗，不能濡养清窍，故易产生耳鸣；气血亏虚，运化无力，则倦怠乏力，声低气怯；阴血不足，虚阳独亢，阳不入阴，则心烦失眠；心神有赖心血的滋养，气血不足，神不守舍，则惊悸不安、注意力不能集中；气血不荣，则面色无华；舌质淡、苔薄白、脉细弱为血虚之象。

治法：益气养血，宁心通窍。

方药：归脾汤加减。方中黄芪、党参、白术、炙甘草健脾益气；当归、龙眼肉养血和营；茯神、远志、酸枣仁养心安神；木香理气，使补而不滞；生姜、大枣调和脾胃，以资生化。诸药合用，能益气养血，宁心通窍。若心烦失眠、惊悸不安较重者，可加龙齿以镇静安神；若阴血不足，虚阳上扰，心肾不交者，可配合交泰丸（由黄连、肉桂组成）。

4. 针灸等中医特色疗法

（1）体针：局部取穴与远端辨证取穴相结合，局部可取耳门、听宫、听会、翳风为主，每次选取两穴。风邪侵袭者，可加外关、合谷、风池、大椎；痰火郁结者，可加丰隆、足三里；肝火上扰者，可加太冲、丘墟、中渚；脾胃虚弱者，可加足三里、气海、脾俞；肾精亏虚者，可加肾俞、关元。实证用泻法，虚证用补法，或不论虚实，一律用平补平泻法，每日针刺1次。

（2）耳针：取内耳、脾、肾、肝、神门、皮质下、肾上腺、内分泌等耳穴埋针，或用王不留行籽贴压，进行穴位按压。

（3）穴位注射：病史较短者，可选用曲安奈德注射液等，病史较长者可选用丹参注射液、天麻注射液等，进行耳迷根穴（耳轮脚后沟的耳根处）注射。具体使用可参照如下方式：丹参注射液0.8ml+利多卡因注射液0.2ml，或曲安奈德注射液0.2ml+利多卡因注射液0.3ml。

（4）穴位敷贴：取吴茱萸末，加食醋适量，调成较湿丸状用防水胶布贴敷于涌泉或三阴交，双耳同患敷双侧，单耳则敷对侧，然后穿上较紧袜子，次晨取下。

（5）鸣天鼓法：见本章第十一节"暴聋"。

（6）"营治城郭"法：见本章第十一节"暴聋"。

（7）鼓膜按摩法：见本章第十一节"暴聋"。

（8）五音疗法：根据中医传统的五音入五脏的理论，依中医辨证，在宫、商、角、徵、羽不同音调的音乐中选择合适的传统音乐或歌曲，使音乐在声治疗的基础上，还能发挥调理脏腑的作用。五音治疗是一种优于常规声治疗的音乐疗法。

知识拓展

耳鸣程度评估根据耳鸣出现的环境，耳鸣的持续时间，耳鸣对睡眠、情绪及工作/学习的影响，患者对耳鸣严重性的总体感受等分别评分，具体评分方法如下（表13-1）：

表13-1 耳鸣程度评估指标及评分标准

评估指标	0分	1分	2分	3分
耳鸣出现的环境	无耳鸣	安静环境	一般环境	任何环境
耳鸣持续时间	无耳鸣	间歇时间大于持续时间	持续时间大于间歇时间	持续性耳鸣
耳鸣对睡眠的影响	无影响	有时影响	经常影响	总是影响
耳鸣对日常生活/工作的影响	无影响	有时影响	经常影响	总是影响
耳鸣对情绪的影响	无影响	有时影响	经常影响	总是影响
患者对耳鸣的总体感受	由患者自己根据对耳鸣程度的实际感受进行评分（0~6分）			

注：根据以上各项指标的总评分将耳鸣的严重程度分为五级：Ⅰ级：1~6分；Ⅱ级：7~10分；Ⅲ级：11~14分；Ⅳ级：15~18分；Ⅴ级：19~21分。

第十四节 耳 眩 晕

耳眩晕是以头晕目眩、如坐舟楫、天旋地转，甚或恶心呕吐为主要特征的疾病。眩晕不同于头晕，前者是以静止时感觉自身或周围环境发生旋转为特点，后者则以漂浮感、摇晃或不稳感为特点。前者多起源于前庭周围器官的病变，故称耳眩晕。耳眩晕各种年龄阶段均可发生，以成年人为多见，男女性别之间发病率无明显差异。本病类似于西医学中以眩晕为主要临床特征的内耳疾病，如梅尼埃病（Meniere's disease，MD）、良性阵发性位置性眩晕（benign positional vertigo）、前庭神经元炎（vestibular neuronitis，VN）等。耳眩晕的发作有自愈倾向。

（一）病因病机

1. 病因 耳眩晕外因为风热侵袭，上扰清窍；内因为禀赋不足、久病体虚、七情内伤、饮食不节，致耳窍失养。

2. 病机 与肝、脾、肾关系最为密切，其病根属虚，病象如实，因此，大多属本虚标实之证。虚者多责之于脾、肾，实者多责之于肝。临床上各型之间多有兼杂，肾阴虚者可致髓海空虚，且每兼肝阳上亢，肾阳虚则寒水上泛，脾虚者，气血不足，又多兼痰浊之邪，肝火上扰又多伤阴。

（二）临床表现

1. 发病特点及主要症状　耳眩晕起病多突然，无明显诱因，或因外感后，或疲劳紧张后诱发，表现为突然发作的旋转性眩晕，时间可持续数分钟、数小时甚至数天，睁眼或体位变化时眩晕常加重，静止或闭目时多可缓解，可伴耳鸣、耳聋或有耳内胀满感。眩晕发作时常常伴有恶心呕吐、心悸不安、面色苍白、汗出肢冷等自主神经症状；耳眩晕症状多可自行缓解，但常反复发作，间歇期长短不一。多数耳眩晕患者有眩晕反复发作史。

2. 专科检查及主要体征　外耳道及鼓膜检查多无异常。眩晕发作时局部检查可见自发性眼球震颤（表 13-2），典型病例可见自发性水平型或水平旋转型眼震，亦可见上跳性、下跳性或不规则眼震。开始时快相多指向患侧，后可逐渐转向健侧，发作间歇期眼震消失；必要情况下可行体位诱发试验，可观察到诱发性眼震。

表 13-2　自发性眼震鉴别表

	周围性	中枢性	眼性
眼震性质	水平性，略旋转性	垂直性、旋转性或对角线性	钟摆性或张力性
方向	不变	可变	无快慢相
强度	随病程进展而变化	多变	不稳定
眩晕、恶心、呕吐等自主神经症状	严重程度与眼震程度一致	可有可无，其严重程度与眼震程度不一致	无

3. 特殊检查和（或）实验室检查

（1）听力检查：多数患者显示出不同程度的感音神经性听力下降，听力也可正常。

（2）前庭功能检查：起病早期的眼震电图或温度试验提示患侧前庭功能亢进，或有向患侧的优势偏向。多次发作者患侧前庭功能减退或消失，或有向健侧的优势偏向。体位试验可诱发出相应的特征性眼震。有些患者即使多次发作，前庭功能也可正常。

（3）甘油试验：服用甘油后听力改善，甘油试验呈阳性。

（三）诊断与鉴别

1. 诊断要点　依据病史及典型临床表现，结合听力学和前庭功能检查，本病可诊断。中医辨证四诊合参，依据全身及局部表现，结合舌象与脉象以辨证候。新病多因风邪侵袭所致，反复发作或经久不愈者多与脏腑失调或痰湿留滞瘀阻有关，涉及脏腑主要为肝、脾、肾。

2. 鉴别诊断　本病应与中枢性眩晕相鉴别：中枢性眩晕不是旋转性眩晕，一般程度不重，持续时间较长，数日至数月，眩晕程度与体位变动无关，多伴有中枢症状及体征，无耳部症状。

（四）辨证分析

1. 风热外袭　风性主动，善行而数变，若因气候突变，或起居失常，遭受风热外袭，上扰清窍，则可致耳平衡失司，发为眩晕。

2. 痰浊中阻　饮食不节，或劳倦、思虑过度，伤于脾胃，致脾失健运，不能运化水湿，聚湿生痰。痰浊阻遏中焦，清阳不升，浊阴不降，清窍为之蒙蔽，发为眩晕。

3. 肝阳上扰　肝为风木之脏，内寄相火，体阴而用阳，喜条达而主升发，主疏泄，赖肾精以充养，若情志不遂，易致肝气郁结，气郁化火，肝阴暗耗，阴不制阳，风阳上扰清窍，则眩晕；若素体阴虚，水不涵木，则肝阳上亢，扰乱清窍，亦可致眩晕。

4. 髓海不足 肾主藏精而生髓，脑为髓之海。若先天禀赋不足，后天失养，或房劳过度，耗伤肾精，则肾精亏损，髓海空虚，不能濡养清窍，而发为眩晕。

5. 寒水上泛 久病体虚，肾阳不足，温煦失职，不能温化水液，寒水上泛清窍，发为眩晕。

6. 气血亏虚 若久病不愈，耗伤气血，或失血之后，虚而不复，或脾气虚弱，运化失常，气血生化之源不足，且升降失常，清阳不升，而致上部气血不足，清窍失养，而发为眩晕。

7. 气滞血瘀 跌仆坠落，头颅外伤，血溢脉外，气滞血瘀，或病久气虚血瘀，或痰瘀交阻，致脑络痹阻，耳窍闭塞，气血不能荣养清窍，发为眩晕。

（五）治疗

1. 治疗原则 根据耳眩晕发病原因，多从风、火、痰、虚进行辨证。以"急则治其标，缓则治其本"为治疗原则，急性耳眩晕以快速缓解症状为主，慢性耳眩晕则积极寻找病因，对症治疗。

2. 一般治疗 宜清淡低盐饮食，减少噪声影响，空气流通，情志开朗，劳逸结合。发作期卧床休息，缓解后尽早下床活动，加强锻炼，以利于康复。

3. 辨证论治

（1）风热外袭

主证：突发眩晕，如坐舟楫，恶心呕吐。伴鼻塞流涕，咳嗽，咽痛，发热恶风。舌质红，苔薄黄，脉浮数。局部检查，急性期可见自发性眼震，多次发作者，纯音听阈测试可见不同程度的感音神经性聋。

证候分析：风性主动，风邪外袭，引动内风，上扰清窍，故眩晕突发，如坐舟楫，恶心呕吐；风邪袭表，正邪相争，则发热恶风；风邪犯肺，肺气不宣，故鼻塞流涕；风邪袭肺，肺气上逆，故咳嗽；舌质红、苔薄黄、脉浮数为风热之象。

治法：疏风散热，清利头目。

方药：桑菊饮加减。方用桑叶、菊花、薄荷、连翘疏风散邪；桔梗、杏仁宣降肺气；可加入蔓荆子、蝉衣清利头目；眩晕较甚者，可加入天麻、钩藤、白蒺藜以息风；呕恶较甚者，可加半夏、竹茹以降逆止呕。咽痛较甚，可加射干、玄参、牛蒡子、蒲公英以清利咽喉。

（2）痰浊中阻

主证：眩晕而见头重如蒙，胸闷不舒，呕恶较甚，痰涎较多。或见耳鸣耳聋，心悸，纳呆倦怠。舌苔白腻，脉濡滑。局部检查，急性期可见自发性眼震，多次发作者，纯音听阈测试可见不同程度的感音神经性聋。

证候分析：痰浊中阻，清阳不升，浊阴不降，蒙蔽清窍，故眩晕、头重、耳鸣耳聋；痰阻中焦，气机升降不利，故胸闷、心悸；痰湿困脾，脾胃升降失常，故呕恶痰涎、纳呆倦怠；舌苔白腻、脉濡滑均为痰湿之征象。

治法：燥湿健脾，涤痰息风。

方药：半夏白术天麻汤加减。方中用二陈汤燥湿化痰，加白术健脾燥湿，入天麻以息风。湿重者，倍用半夏，加泽泻；痰火互结者，加黄芩、黄连、胆南星；呕恶较甚者，加竹茹。因痰致眩，当责之于脾，故眩晕缓解后，应注意健脾益气、调理脾胃以杜绝生痰之源，防止复发，可用六君子汤加减以善后。

（3）肝阳上扰

主证：眩晕每因情绪波动、心烦恼怒时发作或加重，可伴头痛，耳鸣耳聋，口苦咽干，面红目赤，急躁易怒，胸胁苦满，少寐多梦。舌质红，苔黄，脉弦细数。局部检查，急性期可见自发性眼震，多次发作者，纯音听阈测试可见不同程度的感音神经性聋。

证候分析：肝气郁结，化火生风，风火上扰清窍，或水不涵木，肝阳偏亢，风阳升动，故眩晕、耳鸣耳聋、面红目赤；肝喜条达而恶抑郁，肝气郁结则急躁易怒；气机郁滞则胸胁苦满；肝火灼伤津液则口苦咽干；肝藏魂，魂不守舍，则少寐多梦；舌质红、苔黄、脉弦细数均为阴虚阳亢之征象。

治法：滋阴潜阳，平肝息风。

方药：天麻钩藤饮加减。方中用天麻、钩藤、石决明平肝潜阳息风；黄芩、栀子清肝火；牛膝、杜仲、桑寄生、益母草滋养肝肾；茯神、夜交藤安神定志。若眩晕较甚，偏于风盛者，可加龙骨、牡蛎以镇肝息风；少寐多梦较甚者，可重用茯神、夜交藤，加远志、炒枣仁以清心安神；阴虚较甚者，可加生地黄、麦冬、玄参、何首乌、白芍；偏于火盛者，可加龙胆草、牡丹皮以清肝泄热，或用龙胆泻肝汤以清泻肝胆之火。因阳亢火盛，每致伤阴，故眩晕缓解后，应注意滋阴养液，以潜降肝阳，可用杞菊地黄丸调理善后，并应注意调节情志，防止复发。

（4）髓海不足

主证：眩晕发作较频繁，发作时耳鸣较甚，听力减退明显。全身伴精神萎靡，腰膝酸软，心烦失眠，多梦遗精，记忆力差，手足心热。舌质红，少苔，脉细数。局部检查，急性期可见自发性眼震，多次发作者，纯音听阈测试可见不同程度的感音神经性聋。

证候分析：肾精亏损，髓海不足，清窍失养，故眩晕经常发作、耳鸣耳聋、记忆力差、精神萎靡；阴虚则阳亢，相火妄动，扰乱心神，故失眠、多梦遗精；腰为肾之府，肾虚则腰膝酸软；阴虚生内热，故手足心热；舌质红、少苔、脉细数均为阴虚之征象。

治法：滋阴补肾，填精益髓。

方药：杞菊地黄丸加味。方中用六味地黄丸滋肾填精；枸杞子、菊花养肝血、潜肝阳；临床上还可加入白芍、何首乌以柔肝养肝；眩晕发作时可加入石决明、牡蛎以镇肝潜阳；精髓空虚较甚者，可加入鹿角胶、龟甲胶以增强填补精髓之力。心肾不交，心烦失眠，多梦者，加夜交藤、阿胶、酸枣仁、柏子仁等交通心肾；亦可用左归丸加减。

（5）寒水上泛

主证：眩晕时心下悸动，咳嗽咯痰稀白，恶心欲呕，或频频呕吐清涎，耳内胀满、耳鸣耳聋。全身伴腰痛背冷，四肢不温，精神萎靡，夜尿频而清长。舌质淡胖，苔白润，脉沉细弱。局部检查，急性期可见自发性眼震，多次发作者，纯音听阈测试可见不同程度的感音神经性聋。

证候分析：肾阳不足，温煦失职，不能温化水液，寒水上泛清窍，故眩晕发作、耳内胀满、耳鸣耳聋；寒水凌心则心下悸动，咳嗽咯痰稀白；寒水上犯中焦，脾胃升降失常，则恶心欲呕或频频呕吐清涎；肾阳虚衰，精气不足则腰痛背冷，四肢不温，精神萎靡，夜尿频而清长；舌质淡胖、苔白润、脉沉细弱均为阳虚之征。

治法：温肾壮阳，散寒利水。

方药：真武汤加减。方中附子大辛大热，温肾壮阳，化气行水；生姜散寒利水；茯苓、白术健脾利水；配以白芍养阴以缓和附子之辛燥。寒甚者，可加川椒、细辛、桂枝、巴戟天等，以加强温阳散寒的作用。

（6）气血亏虚

主证：眩晕时发，每遇劳累时发作或加重，发作时面色苍白，耳鸣耳聋。全身兼神疲思睡，唇甲不华，食少便溏，少气懒言，动则喘促，心悸，倦怠乏力。舌质淡，脉细弱。局部检查，急性期可见自发性眼震，多次发作者，纯音听阈测试可见不同程度的感音神经性聋。

证候分析：脾气虚弱，气血生化不足，清阳不升，清窍失养，故眩晕时发、耳鸣耳聋；劳则耗气,故每遇劳累时发作或加重;气少则神疲思睡,血虚不能上荣头面,则面色苍白、唇甲不华;血虚不能养心,则心悸,气虚则少气懒言、倦怠乏力;脾虚不运,故食少便溏;舌质淡、脉细弱为气血不足之象。

治法:补益气血,健脾安神。

方药:归脾汤。方中党参、黄芪、炙甘草健脾益气;茯苓、白术健脾祛湿;当归、龙眼肉、酸枣仁养血安神;配少量木香理气醒脾,使补而不滞;生姜、大枣调和营卫。

(7)气滞血瘀

主证:眩晕时作,耳鸣耳聋。全身伴有头痛,心悸健忘,失眠多梦。或见面色晦暗,口唇发紫,肌肤甲错。舌质紫暗,或有瘀点、瘀斑,脉细涩或弦涩。局部检查,急性期可见自发性眼震,多次发作者,纯音听阈测试可见不同程度的感音神经性聋。

证候分析:瘀血阻窍,脑络不通,清窍失养,故眩晕、耳鸣耳聋;心血瘀阻,心神失养,故心悸健忘,失眠多梦;瘀血内阻,气血不畅,肌肤失养,故面色晦暗,口唇发紫,肌肤甲错;舌质紫暗,或有瘀点、瘀斑,脉细涩或弦涩,为瘀血之征。

治法:行气活血,祛瘀通窍。

方药:通窍活血汤加减。方中麝香辛香走窜,活血通络,开通诸窍;老葱辛温通窍,鲜姜辛温发散,助麝香通窍活血;佐以赤芍、川芎、桃仁、红花活血化瘀;大枣之甘,配合鲜姜之辛,辛甘发散,调和营卫;使以黄酒活血通窍,以助药势。若见神疲乏力、自汗等气虚证者,加黄芪以益气固表止汗;畏寒肢冷,感寒加重者,加桂枝、附子温经通脉;遇风加重者,可重用川芎,加荆芥、防风、白芷、天麻祛风止眩。

4. 针灸等中医特色治疗

(1)体针:主穴取百会、头维、风池、风府、神门、内关。配穴:风热外袭者,配合谷、外关;痰浊中阻者,配丰隆、中脘、解溪;肝阳上扰者,配行间、侠溪、肝俞;寒水上泛者,配肾俞、命门;髓海不足者,配三阴交、关元、肾俞;气血亏虚者,配足三里、脾俞、气海。实证用泻法,虚证用补法,如属虚寒,可配合灸法。每日1次。

(2)耳针:可选肾、肝、脾、内耳、神门、额、心、胃、枕、皮质下、交感等穴埋针,或用王不留行籽贴压,进行穴位按压。

(3)头皮针:取双侧晕听区针刺,每日1次,5~10次为1个疗程。

(4)穴位注射:可选用合谷、太冲、内关、风池、翳风、四渎等穴,每次取2~3穴,维生素B_{12}注射液0.5ml,隔日1次。

第十五节 耳面瘫

耳面瘫是指因耳部脉络痹阻引起的以口眼㖞斜为主要特征的疾病。因支配面部表情肌的神经功能障碍,导致以面部不对称、面肌运动障碍为主要特征的疾病,同时可伴有溢泪、味觉减退、面部抽动等表现。耳面瘫常单侧发病,以成年人多见,有自愈倾向。本病类似于西医学中的特发性面神经麻痹(idiopathic facial palsy)。

(一)病因病机

1. 病因 风邪夹寒或夹热、夹痰,上犯头面,侵及耳窍;情志失调,脾失运化,痰湿内蕴,气滞痰凝,痹阻面部经脉气血;正气不足,或病程日久,气血不足,气虚无力鼓动血行而发病。

2. 病机 正气不足，卫外不固，外邪乘虚而入，痹阻面部经脉气血，经筋失于荣养，发为面瘫。

（二）临床表现

1. 发病特点、主要症状及体征 原因不明的突发一侧面瘫，部分患者起病前可有上呼吸道感染或其他病毒感染史。检查见嘴角歪向健侧，患侧不能抬眉、皱眉、闭眼，额纹变浅或消失，鼻唇沟变浅或消失。患侧口角下垂，鼓腮、吹口哨漏气，口涎外流，不能自收，可有患侧溢泪或泪液减少、味觉减退或消失、听觉过敏。部分恢复不良的患者可遗留面肌联动或面肌痉挛。

2. 专科检查及主要体征 外耳道及鼓膜均正常。面神经电图（ENoG）是用于评估面神经损害程度的定量检查方法，通过不同强度的电刺激面神经主干，判断面神经各周围分支损害的程度，从而评估面神经主干神经发生变性的程度，有助于对预后的分析。

3. 特殊检查和（或）实验室检查 由于面神经是复合神经，除了支配表情肌外，其周围不同节段发出的分支分别支配泪腺、舌前 2/3 味觉及唾液腺的分泌，可通过流泪试验、味觉试验、镫骨肌反射、颌下腺流量试验等检查，帮助定位诊断。但上述检查均有不同程度的假阳性率和假阴性率，只能供临床参考。当考虑耳面瘫的发生可能与中耳或内耳病变如面神经瘤、中耳炎并发症等有关时，应行中耳乳突 CT 或 MRI 等影像学检查。

（三）诊断与鉴别

1. 诊断要点 结合病史及典型临床表现，即可做出诊断。同时要做全面脑神经及全身体格检查，以排除其他疾病导致的面瘫。

2. 鉴别诊断 耳面瘫应与中枢性面瘫相鉴别。由于额肌受双侧神经支配，中枢性面瘫只会导致对侧下面部表情肌瘫痪，不影响皱眉蹙额和闭眼功能，常见于脑中风、脑膜炎、颅内肿瘤、脊髓灰质炎等。如耳面瘫同时伴有眩晕和听力下降症状，应注意与耳眩晕及暴聋相鉴别，避免误诊。常规时间未能恢复的耳面瘫，应注意排除脓耳病、中耳胆脂瘤或面神经瘤等继发的面瘫。

（四）辨证分析

1. 风邪阻络 风邪夹寒或夹热、夹痰，上犯头面，侵及耳窍，痹阻耳部三阳脉络而为病。
2. 气滞痰凝 情志失调，脾失运化，痰湿内蕴，气滞痰凝，痹阻面部经脉气血而为病。
3. 气虚血瘀 过劳伤正，正气不足；或病程日久，气血亏耗，气虚无力鼓动血行，经脉失于濡养而为病。

（五）治疗

1. 治疗原则 耳面瘫应及时治疗。对急性期耳面瘫，正确辨证基础上积极施治，有较好的促进恢复作用，必要时可联合激素、抗病毒药物及神经营养药物治疗。对面瘫慢性期，针灸和功能锻炼有助于康复。

2. 一般治疗 避免风寒，锻炼身体，增强体质，防止风邪侵袭。保护角膜，防止角膜干燥受损或继发感染，可用滴眼液或眼膏，或戴眼罩保护。按摩患侧面部及穴位，防止肌肉萎缩。饭后漱口，保持口腔卫生。

3. 辨证论治

（1）风邪阻络

主证：常有面部遭受风吹病史，突发口眼㖞斜，或伴有耳后乳突部疼痛。患侧面部麻木，口眼㖞斜，歪向健侧。伴有恶风发热、头身痛，或鼻塞流涕，咳嗽咽痛。舌淡红或舌尖红，脉浮紧或浮数。局部检查外耳道及鼓膜均正常。

证候分析：风邪夹寒或夹热，上犯头面，侵及耳窍，痹阻耳部脉络，耳面部筋脉失于濡润，筋脉弛缓，故患侧面部麻木，口眼㖞斜，歪向健侧；邪气痹阻，脉络不通，不通则痛，故耳后乳突部疼痛；恶风发热、头身痛，或鼻塞流涕，咳嗽咽痛，舌淡红或舌尖红，脉浮紧或浮数为风邪阻络之象。

治法：疏风散邪，通络止痉。

方药：牵正散加减。方中白附子、僵蚕、全蝎均归肝经，为祛风化痰止痉之要药，主治风中经络，口眼㖞斜。若偏风热者加金银花、葛根、桑叶、菊花；若偏风寒者加用麻黄、桂枝、防风；若偏风痰者加白芥子、胆南星、天麻、羌活。

（2）气滞痰凝

主证：突发口眼㖞斜，患侧面部麻木，口眼㖞斜，歪向健侧。伴郁闷不乐，急躁易怒，口苦咽干。舌暗或红，脉弦或兼数。局部检查外耳道及鼓膜均正常。

证候分析：情志失调，脾失运化，气郁日久引起痰凝，故见急躁易怒，口苦咽干；痹阻面部经脉气血，经筋失于荣养而致面部筋脉痹阻，发为口眼㖞斜；舌暗或舌红，脉弦或兼数为气滞痰凝之象。

治法：行气祛痰，通络止痉。

方药：柴胡疏肝散合牵正散加减。方中柴胡入肝胆经升发阳气，疏肝解郁，透邪外出，辅以陈皮、枳壳、川芎、香附增强疏肝行气之效，肝气条达，血脉通畅，祛痰行气，再合以止痉之要药白附子、僵蚕、全蝎奏以通络止痉之效。若肝火旺者，亦可选用龙胆泻肝汤。

（3）气虚血瘀

主证：素体正气不足，病程日久，一侧口眼㖞斜，表情呆滞，闭目不合，下睑外翻流泪，患目干涩，甚则出现面部抽搐、挛缩。舌暗淡，脉细涩。局部检查外耳道及鼓膜均正常。

证候分析：过劳伤正，正气不足；或病程日久，气血亏耗，气虚无力鼓动血行，故见口眼㖞斜，表情呆滞，闭目不合，下睑外翻流泪，患目干涩；病久血虚，不能濡养筋脉肌肉，故出现面部抽搐、挛缩；舌暗淡，脉细涩为气虚血瘀之象。

治法：补气活血，疏经通络。

方药：补阳还五汤合牵正散加减。方中黄芪大补脾胃中气，使气旺血行，当归尾长于活血，兼于养血，化瘀而不伤血，川芎、赤芍、桃仁、红花疏通筋络，增强补气通络之力，瘀消脉通，筋肉得以濡养。可选加丝瓜络、丹参、石菖蒲。气血虚明显者，亦可用十全大补汤合牵正散。

4. 针灸等中医特色疗法

（1）体针：选合谷、太冲、风池、翳风、颊车、太阳、人中等穴位，循经远近取穴相结合，初期用泻法，后期用补法。

（2）灸法：选四白、地仓、颊车、迎香等穴，采取悬灸、温针灸或隔姜灸。

（3）耳针：选神门、面颊、口、目、肝、脾、皮质下等穴埋针，或用王不留行籽贴压，进行穴位按压。

（4）穴位敷贴：马钱子粉贴敷于印堂、太阳、迎香、地仓、下关、颊车等穴。

（5）按摩：通过面部及耳后部按摩，以疏通经脉，使气血流畅，达到康复的目的。

5. 物理治疗 红外线理疗可促进局部血运。

6. 手术治疗 保守治疗效果不佳时，可及时行面神经松解减压术。

第十六节 肝郁耳聋

肝郁耳聋是由精神因素而致的突然发生的常以双耳全聋为主要特征的疾病。女性多发，多由情志不遂，气机不利，痰气郁结，窒塞耳窍，或心脾两虚，耳失濡养所致。本病类似于西医学的精神性聋或癔症性聋（hysterical deafness，HD）。

（一）病因病机

1. 病因 外因为突发的精神刺激或强烈的情感反应，导致气机逆乱，窒塞耳窍；内因为情志不畅，脏腑失调，气郁痰结，心脾两虚。

2. 病机 暴怒伤肝，或情志抑郁，肝气郁结，肝失疏泄则气机逆乱，阻塞耳窍。气郁生痰，痰随气逆或痰气郁结，气血不能上荣耳窍。思虑过度，耗伤心脾，心血不足，神失守舍而发为肝郁耳聋。病之初起多属实证，日久则多属虚实夹杂证。

（二）临床表现

1. 发病特点及主要症状 患者有癔症病史；常为双耳全聋，起病突然又突然恢复，不伴有耳鸣、眩晕等症状；可有缄默不言、四肢震颤麻木、过度凝视、手足及外耳道麻木等癔症症状；睡眠时不能叫醒；学习唇语较快，发声音调如常人。

2. 专科检查及主要体征 局部检查外耳道及鼓膜正常。耳蜗瞳孔反射和耳蜗眼睑反射丧失。

3. 特殊检查和（或）实验室检查 纯音听阈测试多为全聋；镫骨肌反射、耳声发射、听性脑干诱发电位正常。

（三）诊断与鉴别

1. 诊断要点 以有癔症病史，或由精神因素而致的突然发生的常为双耳全聋，伴有癔症症状，客观听力检查无异常为诊断要点。中医辨证应四诊合参，依据局部及全身表现，结合舌象与脉象以辨证候。新病多与突然的精神刺激有关，经久不愈多与反复精神刺激及脏腑失调有关，涉及脏腑主要为肝、脾、心。

2. 鉴别诊断 本病应与伪聋、突发性聋相鉴别：伪聋患者有经济、诉讼等目的，客观听力检查结果正常，多次主观听力测试结果可出现不一致的情况；突发性聋患者听觉脑干诱发电位、耳声发射可有异常改变。

（四）辨证分析

1. 肝气郁滞 情志抑郁，或突然的精神刺激致经气不利，肝气郁结，或气机逆乱，升降乖戾而为病。

2. 气郁痰结 气郁生痰，痰随气逆，上扰清窍，则情志抑郁不舒，气机不畅，运血无力，痰气郁结气血不能上荣清窍，耳窍失养而为病。

3. 心脾两虚 思虑过度而伤脾，且耗伤心血，心血不足，神失守舍而为病。

（五）治疗

1. 治疗原则 以心理疏导或暗示治疗为主，辅之内治以达到改善症状，恢复听力的目的。

2. 心理暗示疗法

（1）在患者建立对医生信任的基础上，医生向患者及家属说明所患病症完全可以治愈，使患者树立信心，事先向患者家属说明暗示治疗的作用，要求与医护配合，起到协助暗示的作用，然后假借操作、针刺、药物、物理等施以暗示疗法，多可奏效。

（2）医生采用解释、安慰、鼓励等方式以帮助患者和家属消除思想顾虑，缓解紧张情绪，抚平心理创伤，并使患者与家属之间建立一种有利于康复的环境，以巩固疗效，防止复发。

3. 辨证论治

（1）肝气郁滞

主证：情志抑郁或突然受到精神刺激，两耳听力突然下降。急躁易怒，情绪不宁，善太息，胸部满闷，胁肋胀痛，痛无定处，或突然昏倒，不省人事，醒后如常。舌质淡红，苔薄白，脉弦。检查双侧外耳道通畅，鼓膜完整，纯音听阈测试多为全聋，镫骨肌反射、耳声发射、听性脑干诱发电位正常。

证候分析：情志抑郁，或突然的精神刺激致经气不利，气机逆乱，耳窍闭塞不通，故两耳听力突然下降。肝主疏泄，具有调节情志的功能，气机郁结，不得条达疏泄，则急躁易怒，情绪不宁；肝气郁结，经气不利，故胸部满闷，胁肋胀痛，痛无定处，太息则胸闷得舒；气机逆乱，升降乖戾，则突然昏倒，不省人事，醒后如常；舌质淡红，苔薄白，脉弦为肝气郁结之证。

治法：疏肝理气，解郁通窍。

方药：越鞠丸加减。方中香附行气解郁，川芎活血行气，苍术燥湿健脾，栀子清热除烦，神曲消食和中。若胸脘不畅，则加旋覆花、陈皮以平肝降逆；月经不调者加益母草以理气开郁调经；兼有郁热加蒲公英、黄连清解郁热。

（2）气郁痰结

主证：有癔症病史，两耳听力突然下降。精神抑郁，闷闷不乐，胸部闷塞，胁肋不舒，咽中有异物感，咯之不出，咽之不下，或见咳嗽有痰或痰多胸闷。舌质淡红，苔白腻，脉弦滑。检查可见外耳道及鼓膜正常，纯音听阈测试多为全聋，镫骨肌反射、耳声发射、听性脑干诱发电位正常。

证候分析：情志抑郁不舒，气机不畅，运血无力，不能上荣清窍，则两耳听力突然下降。情志不遂则肝气郁滞，疏泄失职，故情绪抑郁，闷闷不乐，胸部闷塞，胁肋不舒；气郁生痰，痰随气逆，循经上行，搏结于咽则见咽中有异物感，咯之不出，咽之不下，壅塞于肺则见咳嗽有痰或痰多胸闷；舌质淡红，苔白腻，脉弦滑为气郁痰结之证。

治法：行气解郁，化痰散结。

方药：半夏厚朴汤加减。方中半夏化痰散结，降逆和胃；厚朴下气除满，助半夏散结降逆；茯苓渗湿健脾，以助半夏化痰；生姜散结，和胃止呕；紫苏叶芳香行气，理肺疏肝。无故悲伤者，可与甘麦大枣汤合用；痰湿郁结化热出现口干口苦，咽喉疼痛者，加薄荷、桔梗清热利咽。

（3）心脾两虚

主证：有癔症病史，两耳听力突然下降。可伴见心悸胆怯，多思善疑，失眠健忘，面色无华，头晕神疲，食欲不振，舌质淡，苔薄白，脉细弱。检查可见鼓膜正常，纯音听阈测试多为全聋，镫骨肌反射、耳声发射、听性脑干诱发电位正常。

证候分析：有癔症病史，长期思虑过度，耗伤心脾，导致心血不足，神失守舍，则两耳听力突然下降；心脾两伤，心失所养，故见心悸胆怯，多思善疑，失眠健忘；思虑伤脾，脾失健运，则食欲不振；气血化源不足，故面色无华，头晕神疲；舌质淡，苔薄白，脉细弱均为气血虚弱之候。

治法：健脾养心，补益气血。

方药：归脾汤加减。方中以人参、黄芪、白术、甘草温补中气健脾；当归、龙眼肉补血养心，酸枣仁、茯苓、远志宁心安神；更以木香理气醒脾，以防补益气血药腻滞碍胃。若心胸郁闷，情志不舒，加香附、郁金、佛手理气解郁；头晕头痛者，加天麻、川芎、白芷活血祛风止痛。

4. 针灸等中医特色疗法

（1）体针：局部取穴与辨证取穴相结合，局部可取耳门、听宫、听会、翳风为主，每次选取2穴。肝气郁滞可加太冲、丘墟、中渚；气郁痰结可加丰隆、大椎；心脾两虚可加神门、内关、公孙。用平补平泻法，每日针刺1次。

（2）耳针：取内耳、脾、肾、肝、神门、皮质下、内分泌等穴埋针，或用王不留行籽贴压，进行穴位按压。

（3）穴位注射：选用听宫、翳风、完骨、耳门等穴，药物可选用当归注射液、丹参注射液、维生素 B_{12} 注射液等，针刺得气后注入药液，每次每穴注入0.5～1ml药液，每日1次。

（4）穴位敷贴：用吴茱萸、大黄为末，温水调和，敷贴于涌泉穴，或单用吴茱萸末，用醋调和，敷贴足底涌泉，每日1次。

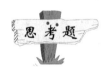

1. 简述耳疖的病因。
2. 耳疮的主要临床表现是什么？
3. 简述急脓耳如何辨证论治。
4. 请列举常见的脓耳变证。
5. 简述耳胀耳闭的临床表现、诊断要点及鉴别诊断。
6. 简述暴聋的主要临床特点。
7. 简述久聋的主要病因病机？
8. 简述耳眩晕的临床表现、诊断要点及鉴别诊断。
9. 简述耳面瘫如何辨证论治。
10. 简述肝郁耳聋的主要临床特点。

第十四章　耳鼻咽喉的疫毒性疾病

第一节　白　喉

白喉是由白喉疫毒侵袭咽喉、鼻腔甚至气管、支气管引起的急性呼吸道传染病。以咽喉起白腐假膜及全身中毒症状等为主要临床表现，严重者可因气道阻塞或邪毒内陷心包危及生命。该病传染力强，主要通过空气飞沫直接传播，多发于学龄前儿童，1～7岁最多，高发季节为秋末至冬春，别名时疫白喉、蛾风白喉等，西医也称白喉（diphtheria）。

（一）病因病机

1. 病因　外感时行之白喉疫毒。

2. 病机　如寒暑不时，燥气盛行，外感疫病之毒，邪热客于心肺，伏而化火，或肺脾蕴毒，气血不调，或平素肺肾阴虚，肺胃积热，邪热上冲咽喉，逆挟少阴君火，循经络而上，与所伏之燥火，互相冲击，猝乘咽喉清窍而发病。病性以实证为主，后期可见虚证。

（二）临床表现

1. 发病特点及主要症状　主要表现为咽喉疼痛，吞咽困难，声音嘶哑，犬吠样咳嗽，甚则出现呼吸困难、喘咳、心悸、怔忡；全身可伴发热头痛、恶心、呕吐、乏力、胃纳差等全身中毒症状。

2. 专科检查及主要体征　可见咽、喉等处黏膜充血、扁桃体红肿，黏膜溃疡，其上可见乳白色或灰白色大片假膜，假膜开始较薄，边缘较整齐，不易剥去，若用力拭去，可引起出血，并形成新的假膜。

3. 特殊检查和（或）实验室检查　血常规示白细胞计数升高，中性粒细胞百分比增高；细菌涂片或者细菌培养可检出白喉杆菌。

（三）诊断与鉴别

1. 诊断要点　低热，乏力，咽或鼻、喉部发生灰白色假膜；当地有白喉流行，一周内曾去过流行区，有与白喉患者接触史。

2. 鉴别诊断　本病需要与乳蛾、鹅口疮相鉴别，乳蛾之喉核红肿，表面可有黄白色脓液，查无白喉杆菌；鹅口疮热度不高，有白色片状块物附着于口腔黏膜，可蔓延至咽部。白膜松散，易剥离，膜下肌膜无溃烂，病变范围虽广，但中毒症状不显著。

（四）辨证分析

1. 风热犯表　风热邪毒侵犯肺卫，卫气奋起抵抗，正邪搏击，上犯咽喉而发病。

2. 火毒炽盛　火热之毒炽盛，蕴结肺经，火毒循经上冲，熏灼咽喉而发病。

3. 肺肾阴虚　多由前两证型转化而来，热毒经久不去，持续灼烧阴液，阴液亏虚，虚火挟燥热循经上犯咽喉而致。

4. 疫毒凌心　疫毒内盛，侵凌于心，心阳虚脱，阴阳不相维系发于本病。

（五）治疗

1. 治疗原则　本病为急性传染病，宜采取中西医结合治疗，注意适当隔离，临床以清热、养阴、化痰为主。

2. 一般治疗　加强营养，注意休息，适当隔离。

3. 辨证论治

（1）风热犯表证

主证：恶寒发热，热势逐渐上升，咳嗽，声音嘶哑，头痛。舌苔白腻或淡黄，脉浮数。咽喉微红肿，喉核出现少数点状或片状白色假膜。

证候分析：风热外袭犯表，正气奋起抵抗，正邪交争，故出现恶寒发热、头痛；肺气不宣，热邪蕴结咽喉，故咳嗽、咽痛、声音嘶哑；舌苔白腻或淡黄，脉浮数为风热表象。

治法：疏风清热，解毒利咽。

方药：除瘟化毒汤加减。方中金银花、薄荷疏风清热，解毒利咽；桑叶、枇杷叶、贝母润肺止咳平喘；葛根、生地黄养阴润燥，生津止渴；竹叶、木通清心火，养阴利尿；生甘草解毒并调和诸药；全方共奏清热解毒利咽之功。

（2）火毒炽盛证

主证：高热，烦躁，口渴，大便秘结，小溲红赤而少。舌苔黄腻，甚至可以出现焦黑而干，脉洪数。局部假膜呈片状分布并可超出喉核范围，基底及周围红赤充血溃烂，易出血，有臭气，疼痛较严重。

证候分析：热毒炽盛，蕴结肺胃，故出现高热、口渴、大便秘结；热邪最易扰乱心神，故烦躁；心火下犯小肠，泌别失司，故小溲红赤而少；舌苔黄腻，甚至焦黑而干，脉洪数为热毒炽盛的表现。

治法：清热解毒，凉血泻火。

方药：龙虎二仙汤加减。方中生地黄、石膏、知母、犀角凉血泻火消肿，养阴生津润燥，黄连、黄芩、栀子清热解毒，大青叶、板蓝根、僵蚕、马勃、玄参止咳化痰，利咽散结，木通引火下行利小便，甘草调和诸药，全方共奏清热解毒、凉血泻火之效。

（3）肺肾阴虚证

主证：本证多由前期转化而来，初起咽喉微痛，吞咽时加重，咽干舌燥而不欲饮，干咳无痰，咽喉有异物感。伴有低热、头昏、神疲、倦怠乏力，舌质红，苔薄白或薄黄少津，脉细数无力。咽喉微红肿，见喉核有白点或白膜融合成片状，色灰白污秽并超出喉核范围。

证候分析：热邪久羁不散，烧灼阴液，耗伤阴津，邪客于肺，逆夹少阴虚火，循喉咙而上，故咽干舌燥、干咳无痰；阴液蒸腾而上，故不欲饮水；虚火耗气伤津，故可出现低热、头昏、神疲、倦怠乏力；舌质红，苔薄白或薄黄少津，脉细数无力，均为阴虚内热之象。

治法：养阴清肺，解毒利咽。

方药：养阴清肺饮加减。生地黄、玄参滋肾水，养肾阴，并能清热凉血，利咽消肿，麦冬养阴润肺，益胃生津，牡丹皮、芍药清热养血活血，贝母、薄荷润肺止咳，利咽散结，生甘草解毒利咽，并调和诸药，全方配伍，共奏养阴清肺、解毒利咽之功。

（4）疫毒凌心证

主证：咽喉疼痛，声嘶或失音，烦躁不安，心悸怔忡，神疲乏力，面色苍白，口唇发绀，四肢厥冷，汗出如珠，脉细欲绝或结代。咽喉间白腐物满布，延及喉部及气道，阻碍呼吸。

证候分析：疫毒直侵心脏，心阳受损，心神受扰，故心悸怔忡，神疲乏力，面色苍白，口唇发绀；阳气虚衰，不能固摄津液，故四肢厥冷，汗出如珠；疫毒凌心易致脉细欲绝或结代，也是心阳衰微之象。

治法：滋阴养血，通阳复脉。

方药：三甲复脉汤加减。方中生牡蛎、生鳖甲、生龟甲三甲滋阴潜阳息风，生地黄滋阴补血，充养心脉，麦冬、麻仁滋阴养血润燥，炙甘草、白芍配伍补气健脾，滋养阴血，全方共奏滋阴养血、通阳复脉之功。

4. 外治法

（1）发疱疗法：采用巴豆朱砂膏贴敷发疱，取巴豆1~2粒，剥去外壳，研烂，加入少量朱砂，再研匀。用橡皮膏，剪成1.5cm×1.5cm大小，中央剪出一个小孔，贴在印堂上。然后把研匀的巴豆朱砂膏，置于小孔上，使它直接接触小孔中的皮肤。上面再覆盖一张橡皮膏。2~3小时后，揭去，即有一个小水疱，内含黄色黏液性分泌物。严格消毒后刺破水疱，用消毒棉吸尽分泌物。最后用消毒纱布盖上，以防感染。

（2）吹药疗法：白喉前期用张氏通关散或玉钥匙散；假膜过多者，用吹喉去腐散；后期及假膜尽后，用月白珍珠散或珠黄散；如要清洁口腔者，取用张氏洗喉方漱口。若咽喉肿痛，白膜遍布，口臭，用锡类散吹布患处，频用。或用回生丹吹咽喉处，可清热解毒、祛腐止痛。若咽喉肿痛，咽喉间白腐物满布，用开关立效散少许吹鼻孔，以防阻碍呼吸。

5. 针灸等中医特色疗法

（1）针刺疗法：取少商、合谷、鱼际、曲池、尺泽，采用泻法，足三里、三阴交、太溪、复溜，采用补法。

（2）放血疗法：取少商、商阳用三棱针点刺放血，或令患者舌伸出口外点刺舌下青筋处，用三棱针刺之，流血少许以泻热止痛。

6. 预防措施

（1）六个月以上小儿，应进行预防接种。

（2）多吃大蒜、蒜苗、葱、姜等食物，保持大便通畅。

（3）房间通风，流行季节注意防护。

第二节 耳鼻咽喉颈部痨瘵

痨瘵一般指痨虫侵袭人体而致的一类慢性虚损性疾病，以肺痨多见，但近年来累及耳鼻咽喉颈部的痨瘵亦不少见，类似于耳鼻咽喉颈部结核。耳鼻咽喉颈部痨瘵可单独出现，也可与肺部或其他部位的痨瘵合并出现。其中颈部淋巴结痨瘵常见于儿童及青少年。

（一）病因病机

1. 病因　外因为痨虫传染侵袭，内因主要与禀赋不足、情志抑郁、酒色劳倦、病后失调、饮食偏嗜所致的正气虚弱有关。

2. 病机

（1）阴虚火旺：先天不足，外感痨虫自口鼻而入，日久肺肾两阴皆受损，阴虚内热，导致虚火上扰清窍。

（2）气滞痰凝：情志不遂，气机不畅，肝气郁结，乘犯脾土，致脾失健运，气血不足，正气虚弱，痨虫趁机而入，日久气机郁滞进一步加重致痰湿内阻。

（3）气阴亏虚：痨瘵久病使阴津耗伤愈重，正气进一步损伤，正气亏虚，肺脾肾三脏同病，导致气阴亏损。

（4）阴阳两虚：痨瘵迁延不愈，人体气阴耗伤，难以濡养机体，甚则阴损及阳，致阴阳两虚。

（二）临床表现

1. 发病特点及主要症状 除耳鼻咽喉颈部相关不适症状外，可同时伴有咳嗽、咯血、潮热盗汗、消瘦等全身症状，病程长，迁延难愈。

2. 专科检查及主要体征

（1）耳部：外耳道及鼓室内可见污秽分泌物或肉芽组织，累及内耳或面神经可见口眼㖞斜、鼻唇沟变浅、额纹消失等面瘫表现，听力损失早期为传导性聋，后期可发展为混合性聋。

（2）鼻部：鼻黏膜充血肿胀，病变部位可见边缘呈鼠蚀状之溃疡或苍白色淡之肉芽肿，上有痂皮覆盖，初期病变部位较为表浅，严重者可见骨质破坏，导致鼻中隔穿孔、鼻翼塌陷等。

（3）咽喉部：咽喉部黏膜充血肿胀，病变部位可见边缘呈鼠蚀状之溃疡或色淡之不规则新生物，表面粗糙，结核累及声带可有声带麻痹或声带活动受限。

（4）颈部：初期，颈部一侧或两侧出现成串坚硬的淋巴结，约黄豆大小，推之可移，压之无明显疼痛；中期，结核逐渐增大，并与皮肤粘连，红肿热痛，可扪及波动感；溃后，可见稀薄性分泌物，夹有败絮样坏死物质，易形成潜行性空腔，此愈彼溃，反复发作，疮口久不愈合易形成窦道。

3. 特殊检查和（或）实验室检查 如病理活检、分泌物培养、结核抗体、结核菌素试验等。

（三）诊断与鉴别

1. 诊断要点 依据病史、临床表现及辅助检查可明确诊断；需要注意的是，当今临床所见之耳鼻咽喉颈部结核多为非典型性表现，须仔细诊查。中医辨证应四诊合参，结合病史及舌象、脉象，综合辨证论治。

2. 鉴别诊断 本病需与耳鼻咽喉颈部相关肿瘤、溃疡、息肉及颈淋巴结炎等相鉴别。

（四）治疗

1. 治疗原则 补虚培元，抗痨杀虫。

2. 一般治疗 注意休息，清淡饮食，适当运动。

3. 辨证论治

（1）阴虚火旺

主证：耳堵，耳鸣，耳有闷胀感，或听力减退，耳内流脓，其味恶臭；或鼻塞，流少量脓涕，鼻部疼痛，鼻出血，鼻干；或见咽干燥如有芒刺，咽痛，吞咽时加重，咳嗽，咳痰，痰中带血，声嘶，饮水呛咳；颈部肿块迅速增大，与皮肤相连，皮色暗红；头晕，手足心热，潮热盗汗，消瘦；舌红薄黄而干，脉细数。

证候分析：阴虚火旺，津不上承，耳鼻咽喉诸窍失养，功能失司，则耳鸣鼻塞，咽干不适；虚火循经上灼肌膜，则疼痛出血；手足心热，潮热盗汗，舌红苔薄黄而干，脉细数均为阴虚火旺之象。

治法：滋阴降火，补肾润肺。

方药：知柏地黄丸合生脉散加减。

本方由知母、黄柏、熟地黄、山茱萸、山药、牡丹皮、茯苓、泽泻、人参、麦冬、五味子组成。方中熟地黄、山茱萸、山药滋补肾阴；知母、黄柏、牡丹皮、茯苓、泽泻泻肾降浊；人参、麦冬、五味子益气生津；全方共奏滋阴降火、补肾润肺之功。若咳嗽较重痰少质黏者，可加杏仁、贝母、竹茹等；痰中带血者，可加白及、白茅根、仙鹤草等；声嘶者，可加木蝴蝶、诃子皮、蝉蜕等。

（2）气滞痰凝

主证：耳部有胀闷感，耳鸣，耳内流脓，量较多；鼻塞，流脓涕，鼻部疼痛；咽干，咽痛，咽部有异物感，咳嗽，咳黄痰，痰中带血；颈部肿块肿大如豆粒，质地坚实，一个或数个不等，皮色不变，推之可移，无明显灼热疼痛；胸闷，性格急躁易怒，胸胁苦满、口苦；舌红，苔黄，脉弦滑。

证候分析：气滞不行，不通则痛，故有鼻、咽疼痛；痰浊结聚颈项，故有包块突起；胸闷易怒，口苦，苔黄，脉弦滑为气滞痰凝之象。

治法：疏肝理气，化痰散结。

方药：逍遥散合二陈汤加减。

本方由柴胡、白芍、当归、茯苓、白术、薄荷、生姜、甘草、半夏、陈皮组成。柴胡于方中疏肝理气、透邪解郁；白芍柔肝，可助柴胡条达肝气；茯苓、白术、甘草益气健脾，半夏、陈皮祛湿化痰，当归养血活血，生姜辛散解郁，诸药相合，旨在疏肝理气，化痰散结。脾气暴躁、性格焦虑者，加香附、川楝子、青皮等。湿盛者，加泽泻、车前子、猪苓等。

（3）气阴亏虚

主证：耳鸣、听力下降，耳流稀薄脓液；鼻塞，鼻痒，流清涕；咳嗽无力，气短声低，咳痰清稀色白；颈部疮口可见少量清稀脓液，夹有败絮样分泌物；伴畏风怕冷，自汗与盗汗并见，面色苍白；舌淡苔薄白，脉细弱而数。

证候分析：气阴亏虚，耳鼻咽喉诸窍失养，则功能失司，颈部疮口难愈，面色苍白，舌淡苔薄白，脉细弱而数均为气阴两虚之象。

治法：益气养阴。

方药：保真汤加减。

本方由当归、白术、黄芪、人参、赤茯苓、白茯苓、陈皮、厚朴、天冬、麦冬、白芍、赤芍、五味子、柴胡、黄柏、知母、地骨皮、熟地黄、生地黄、莲须、大枣、生姜、炙甘草组成。方中人参、黄芪、白术、赤茯苓、白茯苓、炙甘草、厚朴、陈皮益气健脾，行气燥湿助运化；天冬、麦冬、熟地黄滋阴补肾；柴胡、白芍、赤芍、当归疏肝养肝；地骨皮、知母清虚热，诸药合用，共奏益气养阴，兼清虚热之功效。如纳差腹胀，大便溏薄者，加薏苡仁、扁豆、山药等；若咳嗽气喘者，加杏仁、厚朴、款冬花等。

（4）阴阳两虚

主证：听力下降、耳鸣、耳内流清稀脓液；鼻塞，流少量脓涕，鼻出血，嗅觉减退；咳逆喘息少气，咳痰色白，或夹血丝，声嘶或失音；颈部疮口可见清稀脓液，夹有败絮样分泌物；心悸，潮热，自汗，盗汗，面浮肢冷，或五更泄泻，大肉尽脱，男子遗精、阳痿，女子经少、经闭等；舌淡胖，苔薄白少津，脉虚缓。

证候分析：阴阳俱亏，耳鼻咽喉诸窍既失濡养，又失温煦，诸症俱现，自汗，盗汗，面浮肢冷，舌淡胖，苔薄白少津，脉虚缓为阴阳两虚之象。

治法：滋阴补阳。

方药：补天大造丸加减。

本方由人参、黄芪、白术、茯苓、山药、枸杞子、熟地黄、白芍、龟甲胶、鹿角胶、紫河车、当归、酸枣仁、远志、甘草组成。另可加百合、麦冬、山茱萸、阿胶。方中人参、黄芪、白术、茯苓、山药补脾肺之气；熟地黄、白芍、当归、枸杞子、龟甲胶培补阴精，以滋养阴血；鹿角胶、紫河车助真阳而填精髓；酸枣仁、远志敛阴止汗，宁心止悸。诸药共奏滋阴补阳之功。若肾虚气逆喘甚者，加蛤蚧、诃子、冬虫夏草等；心悸者，加柏子仁、丹参、桂枝等。血虚甚者，可酌加阿胶、紫河车等。

4. 中医外治法

（1）针灸：根据辨证取穴与局部取穴相结合的方法，根据不同证型选取不同穴位。如肺肾阴虚证选取肺俞、肾俞、太渊、解溪等；局部取穴可选耳门、听宫、听会、迎香、天突等。艾灸多用于虚证，采取补益法，根据脏腑虚损情况辨证取穴。

（2）穴位贴敷：予穴位贴贴敷于肺俞、肾俞、足三里等处，以获补益之功。

（3）特色疗法：对于颈部结核患者，可采用冲和膏、白玉膏等外用敷涂，针对结核破溃后不宜缝合或缝合失败者，以及不能耐受手术者，可采取丹剂换药法以消肿散结，托毒排脓。

（4）排脓法：对于颈部结核脓已熟者可穿刺抽脓或切开引流。

第三节 艾毒在耳鼻咽喉头颈部的表现与诊治

艾毒是以发热、盗汗、泄泻、进行性消瘦、全身无力、持续性全身性瘰疬等为主要临床特征的疾病。具有发病广、病情重、病症相似、传染性强、易于流行的特点，属于中医学"疫病"、"伏气温病"、"虚劳"等范畴。艾毒即西医学的艾滋病（acquired immunodeficiency syndrome，AIDS）。全过程可分为急性期、无症状期和艾滋病期，艾滋病患者发病早期常有耳鼻咽喉的症状与体征。

（一）病因病机

1. 病因 多为邪毒血络侵入，而后深伏体内，伏邪自内外发。

2. 病机 艾毒侵袭机体，直中五脏，稽留三焦，伏于血络，长期影响五脏藏精气之功能，导致五脏气血阴阳虚损，机体外不能抵御六淫之邪，内不能生气血、行气血、通水道、化痰浊，在体内形成痰血、血瘀、积聚等，进而出现"虚"、"郁"、"痰"、"瘀"等症状，日久耗伤正气，正气虚衰。

（二）临床表现

1. 发病特点及主要症状 全身症状可出现长期不规则发热、持续性咳嗽、进行性消瘦、泄泻、持续性全身性瘰疬或蛇串疮等。

（1）波及耳部：波及外耳可出现外耳呈突起的硬性或软性红蓝色结节，或外耳道皮肤红肿、破溃、有黏性分泌物，或外耳道皮肤见多核性囊肿。波及中耳可出现耳痛流脓、听力减退、耳鸣等化脓性中耳炎的表现。有的患者还可出现面神经麻痹、感音神经性聋等症状。

（2）波及鼻和鼻窦：可出现鼻出血、鼻塞，鼻腔分泌物量多，常呈脓性，黏稠，病程迁延，且进行性加重。鼻部常有疱疹病毒感染，巨大疱疹溃疡可从鼻前庭向外扩展至鼻翼与面部。鼻腔、鼻窦、鼻后部与鼻咽部均可发生卡波西肉瘤，表现为蓝紫色结节，大小不等。鼻咽部也可出现淋巴瘤。

（3）波及口腔和咽喉：急性扁桃体炎患者可出现急性咽痛、发热、吞咽疼痛明显，咽部黏膜及扁桃体急性充血，扁桃体表面可见脓苔。咽部白斑患者表现为口腔、扁桃体及咽喉部黏膜假膜形成，吞咽疼痛，去假膜可见粗糙红斑样创面。咽喉部溃疡患者表现为咽部巨大溃疡。卡波西肉瘤表现为腭部、颊黏膜、牙龈黏膜和咽后壁出现红色肿块或紫蓝色结节，牙龈黏膜可溃烂而暴露齿槽骨。可导致声嘶、喘鸣及喉阻塞。

2. 相关检查

（1）体格检查：或见全身性淋巴结肿大；或见带状排列，簇状绿豆大小的带状疱疹；或见部位不定，大小不一，呈红蓝色结节的卡波西肉瘤等。

（2）专科检查：艾滋病病毒（HIV）感染后出现的耳鼻咽喉症状多种多样，常见的耳鼻喉检查或见外耳道充血红肿，疼痛；或见鼓膜呈微红或橘红色、内陷，光锥不连续或消失，有时可见积液征，耳道流脓；或见一侧或双侧扁桃体充血肿大，咽后壁充血红肿，咽部淋巴滤泡增生，甚则扁桃体表面黄白脓点；或见咽部白斑，去假膜可见粗糙红斑样创面等。

（3）实验室检查：HIV 抗体筛查试验阳性和 HIV 补充试验阳性（包括 HIV 抗体确证试验和核酸定性与定量检测，HIV-1/HIV-2 抗体是诊断 HIV 感染的金标准），$CD4^+$ T 淋巴细胞进行性减少，$CD4^+/CD8^+$ T 淋巴细胞比值倒置小于 1.0，HIV 核酸检测阳性，HIV 分离实验阳性。

（三）诊断与鉴别

1. 流行病学史　曾有过不安全性生活史、静脉注射毒品史、输入未经抗 HIV 检测的血液或血液制品史、抗 HIV 阳性者所生子女或职业暴露史等。

2. 临床症状

（1）急性期：症见发热神疲，咽喉肿痛，或乳蛾肿大，多发瘰疬，自汗盗汗，恶心呕吐，腹痛泄泻，头身疼痛，出现斑疹，鹅口疮或口糜，舌红、苔白而燥或呈黑褐垢苔，脉细滑数。大多数症状轻微，持续 1～3 周后缓解。

（2）无症状期：常无明显临床症状，但疾病呈缓慢持续进展，随着邪盛正虚，表现为易于感冒、发热、倦怠等非特征性症状且迁延难愈，舌象、脉象多有变化，如舌红苔薄腻，或舌淡暗，苔白厚，脉细滑弱。时间较长，多持续 6～15 年。

（3）艾滋病期：常症见头晕目眩，头痛隐隐，心悸失眠，遇劳加重，自汗，虚羸少气，咳喘咯痰胸闷，纳呆恶心，呕吐痰涎，肢体麻木肿硬，痰核乳癖，精神恍惚，口唇干焦，四肢不温，淡漠呆滞，不思饮食，便秘或溏泻。舌质红或暗淡，常见瘀斑，舌体瘦无神，苔焦黄或腐腻或少苔或剥落，多有裂纹舌，脉细弱或滑或弦涩或脉微欲绝。

3. 实验室检查　HIV 抗体筛查试验阳性和 HIV 补充试验阳性、$CD4^+$ T 淋巴细胞进行性减少，$CD4^+/CD8^+$ T 淋巴细胞比值倒置小于 1.0、HIV 核酸检测阳性、HIV 分离实验阳性。由于艾滋病常伴有耳鼻咽喉的病变，但其临床症状和体征与普通耳鼻咽喉疾病难以鉴别，故诊断时需结合艾滋病的全身特征性症状体征，如长期不规则发热、持续性咳嗽、细菌反复感染、体重明显下降、反复腹泻、带状疱疹或全身淋巴结病变及肝脾大等，对可疑病例应仔细问有无艾滋病可疑接触史，及早进行免疫功能及血清 HIV 等相关检测以明确诊断。

（四）治疗

1. 治疗原则　中医治则以早发现、早治疗为主。急性期透邪外出，无症状期扶正祛邪，艾滋病期以补益脾肾为主，三者均不离解毒通络。

2. 辨证论治

（1）急性期：疫毒（侵袭）证，发热微恶风寒，或有畏寒，咽红肿痛，口微渴，头痛身痛，乏力，或见皮疹，瘰疬结节。舌质红，苔白或薄黄，脉浮数。

证候分析：艾毒外袭，卫外不固，正邪相搏，故有发热微恶风寒,一身疼痛,舌质红,苔薄白或薄黄,脉浮数为疫毒侵袭，其邪在表之象。

治法：清热解毒，凉血泻火。

方药：清瘟败毒散加减。方中重用石膏配知母、甘草，意在清气分之热而保津。黄连、黄芩、栀子共用，以通泻三焦火热；犀角（现用水牛角代）、生地黄、赤芍、牡丹皮相配，以清热解毒、凉血散瘀。再配连翘、竹叶以助清气分之热；玄参以助清热凉血；火性炎上，桔梗则可"载药上行"。诸药合用，共奏气血两清、清瘟败毒之功。

（2）无症状期：气虚证，症见倦怠乏力、神疲懒言、头晕目眩、面色无华、心悸、自汗，舌质稍淡或正常，脉或虚或正常。

证候分析：艾毒潜伏，耗气伤津，故见倦怠乏力、神疲懒言、头晕目眩、面色无华；舌质稍淡或正常,脉象或虚或正常为气虚之象。

治法：益气健脾。

方药：四君子汤加减。方中人参为君，甘温益气，健脾养胃。臣以苦温之白术，健脾燥湿，加强益气助运之功；佐以甘淡之茯苓，健脾渗湿，苓、术相配，则健脾祛湿之功益著。使以炙甘草，益气和中，调和诸药。四药相配伍，共奏益气健脾之功。

（3）艾滋病期

1）气血两虚证

主证：头晕目眩，头痛隐隐，心悸失眠，遇劳加重，自汗，少气懒言，面色淡白或萎黄，唇甲色淡，心悸失眠，神疲乏力。舌质淡，苔薄白，脉沉细而弱。

证候分析：艾毒久留，耗伤气血，气血亏虚，形神失养，故见头晕目眩,头痛隐隐,少气懒言,面色淡白或萎黄,唇甲色淡；舌质淡,苔薄白,脉沉细而弱为气血两虚之象。

治法：气血双补。

方药：八珍汤加减。人参与熟地黄为君药，人参甘温，大补元气，补气生血，熟地黄补血滋阴。臣以白术补气健脾，当归补血和血。佐以茯苓健脾养心，芍药养血敛阴；川芎活血行气，以使补而不滞。炙甘草益气和中，煎加姜枣，调和脾胃，以助气血生化，共为佐使。诸药相合，共成益气补血之效。

2）痰湿瘀滞证

主证：咳喘咯痰胸闷，脘痞不舒，纳呆恶心，呕吐痰涎，头晕目眩；神昏癫狂，喉中痰鸣；肢体麻木肿硬，半身不遂，痰核乳癖，喉中有异物感。舌质淡紫或有斑点，苔白腻或黄腻，脉滑或弦涩等。

证候分析：艾毒久留，脏腑虚损日甚，痰浊瘀血内生，故有咳喘咯痰，呕吐痰涎,头晕目眩；神昏癫狂；甚或肢体麻木肿硬，半身不遂诸症；舌质淡紫或有斑点,苔白腻或黄腻,脉滑或弦涩等均为痰湿瘀滞之象。

治法：燥湿化痰，调畅气血。

方药：二陈平胃散合血府逐瘀汤加减。半夏辛温而燥，燥湿化痰，降逆和胃，散结消痞。陈皮理气行滞，燥湿化痰，"乃治痰先治气，气顺则痰消"之意。茯苓渗湿健脾；苍术燥湿健脾，厚朴行气除满化湿。苍术、厚朴相伍，行气以除湿，燥湿以运脾。使以甘草，调和诸药，益气健脾和中。诸药合用，共奏消积宽中、化痰止咳之功。益以赤芍、桃仁、红花活血化瘀；川芎行气活血，调畅气机。综合全方，燥湿与化痰并用，气血调畅，则血瘀自消。

3）阴竭阳脱证

主证：发热或高热持续不退，精神恍惚，无汗或有汗热不解，口唇干焦，虚羸少气，四肢不温，淡漠呆滞，不思饮食，便秘或溏泻。舌质红或暗淡，常见瘀斑，舌体瘦无神，苔焦黄或腐腻或少苔或剥落，多有裂纹舌，脉细弱或脉微欲绝。

证候分析：邪胜正衰，阴阳俱虚，乃至阴竭阳脱，不相维系，故见发热或高热,神志恍惚,口唇干焦,虚羸少气,四肢不温,淡漠呆滞；舌质红或暗淡,常见瘀斑,舌体瘦无神,苔焦黄或腐腻或少苔或剥落,多有裂纹舌,脉细弱或脉微欲绝均为阴竭阳脱之象。

治法：益气固脱，温阳救逆，清热生津。

方药：独参汤合竹叶石膏汤合附子汤加减。人参补益元气，复脉固脱；附子回阳救逆，补火助阳，散寒止痛；茯苓、白术健脾化湿，白芍敛阴止痛，以监附子之悍。竹叶配石膏清透气分余热，除烦止渴，麦冬养阴生津，半夏降逆和胃以止呕逆。甘草调和诸药。以上诸药，独参汤合附子汤益气固脱，回阳救逆，取竹叶石膏汤之清热与益气养阴并用，清而不寒，补而不滞，功以清热生津。

3. 针灸疗法

（1）体针：取足三里、肾俞、关元、大椎、肺俞、膏肓、三阴交、脾俞、天枢等，实证用泻法，虚证用补法或平补平泻法。

（2）灸法：取关元、气海、足三里、丰隆、大椎、肺俞、脾俞、肾俞等，每穴 15~20 分钟，每天 1~2 次。

（3）耳穴压豆：取交感、神门、肺、肝、肾、内分泌等耳穴，用王不留行籽贴压。

1. 简述白喉的临床特点。
2. 简述痄腮在耳鼻咽喉颈部的发病特点。
3. 简述艾毒在耳鼻咽喉头颈部的主要临床特点。

第十五章 耳鼻咽喉头颈部瘤与菌

第一节 耳鼻咽喉头颈部的痰包

耳鼻咽喉头颈部的痰包是以耳鼻咽喉头颈部的局限性肿胀，不痛或微痛，表面肤色不变，穿刺可见淡黄色液体为主要临床特征的疾病。本病类似于西医学的耳郭假性囊肿（pseudocyst of auricle）、鼻前庭囊肿（nasal vestibular cyst）、鼻窦囊肿（cyst of nasal sinus）、会厌囊肿（epiglottic cyst）、舌下腺囊肿（sublingual gland cyst）、甲状舌管囊肿（thyroglossal cyst）、鳃裂囊肿（branchial cyst）等。

（一）病因病机

1. 病因 本病多因饮食劳倦伤脾，脾虚无力运化水湿，以致津液停聚，痰浊内生，结聚而成包块。

2. 病机 脾虚失健，水湿运化失常，聚湿成痰，痰浊循经流注于耳鼻咽喉头颈等部位而成包块，复遇邪热外犯，痰热互结，而致包块肿痛。

（二）临床表现

Ⅰ **耳郭痰包**

1. 发病特点及主要症状 耳郭局部肿起，逐渐增大。小者可无症状，大者可有胀感、灼热感或痒感，常无痛感。

2. 专科检查及主要体征 多见于耳郭凹面局部肿起，肿起部位皮色不变，按之有肿胀感，无压痛，透光度好。伴有感染表现可出现红肿热痛。

3. 特殊检查和（或）实验室检查 穿刺可抽出淡黄色液体，抽出后肿胀消退，不久又出现。

Ⅱ **鼻前庭痰包**

1. 发病特点及主要症状 早期无自觉症状。痰包长大后，逐渐导致患侧鼻塞，微有胀痛。若感染，则出现局部红肿热痛等。

2. 专科检查及主要体征 常位于一侧鼻前庭外下部皮下，呈丘状或半球形隆起，鼻唇沟饱满变浅，触之不痛，有张力感如按皮球。

3. 特殊检查和（或）实验室检查 经鼻前庭或唇龈沟穿刺可抽出半透明淡黄色液体，抽后肿消，不久又出现，若感染，则抽出液呈浆液脓性。CT检查可显示囊肿影。

Ⅲ **鼻窦痰包**

1. 发病特点及主要症状 早期无自觉症状，或间歇从鼻腔中流出黄色液体，或一侧鼻塞明显，同侧面颊部隆起，严重者同侧眼球突出、移位、复视、溢泪、视力障碍。

2. 专科检查及主要体征 囊肿大者可致颜面局部变形，局部隆起部皮肤色泽正常，触之较硬，如按乒乓球感。

3. 特殊检查和（或）实验室检查 鼻窦穿刺可抽出淡黄色液体。鼻窦 CT 检查可显示窦内囊肿影。

Ⅳ会厌痰包

1. 发病特点及主要症状 小者多无症状，大者可有咽部异物感或吞咽梗阻感。

2. 专科检查及主要体征 肿物多位于会厌舌面，广基，色淡红或灰白或微黄，呈半球形，壁薄，表面光滑。

3. 特殊检查和（或）实验室检查 电子鼻咽喉镜及喉动态镜下可见囊肿样新生物；CT 检查可显示囊肿影。

Ⅴ舌下痰包

1. 发病特点及主要症状 舌腹部有肿胀感，或轻微疼痛，语言不清，一般无全身症状，若出现感染，可出现疼痛。

2. 专科检查及主要体征 舌一侧口底黏膜与口底肌肉之间有囊状突起，触之柔软有波动感，囊肿较大时，表面黏膜变薄，表现为浅紫蓝色。

3. 特殊检查和（或）实验室检查 穿刺可抽吸出蛋清样液体；CT 检查可显示囊肿影。

Ⅵ颈部痰包

1. 发病特点及主要症状 颈部缓慢生长包块，不痛或有轻微肿胀感，一般无全身症状，若出现感染，可出现局部疼痛或红肿、破溃、结痂、瘢痕等。

2. 专科检查及主要体征 颈部见局限性包块，触之囊性而有弹性或柔软有波动感，表面肤色不变，感染时皮肤红肿或破溃。

3. 特殊检查和（或）实验室检查 穿刺可抽吸出淡黄色半透明或浑浊液体；B 超检查显示囊性肿块，CT 检查可显示囊肿影。

（三）诊断与鉴别

1. 诊断要点 依据病史和临床表现，结合穿刺、内镜、B 超、CT、MRI、病理检查明确诊断。中医辨证应四诊合参，依据全身及局部表现，结合舌象与脉象以辨证候。本病多系饮食劳倦伤脾，脾虚无力运化水湿，致使津液停聚，痰浊内生，阻滞脉络，循经流注，结聚而成包块。涉及脏腑主要为脾胃。

2. 鉴别诊断 耳郭痰包应与断耳疮相鉴别，两者早期均有耳郭肿胀，但断耳疮多有耳部外伤史，局部红肿显著，疼痛剧烈。其他部位痰包当与良恶性肿瘤相鉴别，可结合穿刺、内镜、CT、MRI 或病理检查进行鉴别诊断。

（四）辨证分析

常因脾胃虚弱，运化失职，痰湿内生，痰浊循经流注于耳鼻咽喉头颈等部位而成包块，复遇邪热外犯，痰热互结，而致包块肿痛。

（五）治疗

1. 治疗原则 根据病因病机，采用外治法是治疗本病的主要手段，同时可配合内治，以达到祛除病变，防止感染的目的。

2. 一般治疗 本病一般为先天性异常（畸形）或是由于某些结构（如鼻窦黏膜腺体）引流管道阻塞所致的潴留性病变，发病后应尽量减少局部的刺激，待病变较大时可选择手术治疗。

3. 辨证论治

痰浊结聚

主证：多表现为耳郭凹面、鼻前庭、面颊部、会厌舌面、舌底或颈部的隆起，肤色不变，按之不痛，穿刺有淡黄色液体，舌淡胖、苔腻，脉缓有力或滑。发于耳郭可有局部的肿胀灼热感；发于鼻前庭可有鼻塞及鼻部肿胀感；发于鼻窦可有鼻塞及鼻内间歇性流出淡黄色黏液；发于会厌可有咽部异物感；发于舌下可有语言不清；发于颈部可有局部肿胀不适。检查多见局部半球形肿物隆起，表面光滑，质地柔软或有弹性。

证候分析：痰浊流注于耳鼻咽喉头颈各部，逐渐积聚而成痰包，故有局部隆起；痰包留于面颈，可有面颊部或颈部隆起或言语不清；痰包堵塞鼻道，则有鼻塞、鼻部胀满感；若痰包破裂可有淡黄色液体流出，舌淡胖，苔腻，脉缓有力或滑为痰湿困结之象。

治法：除湿化痰，散结消肿。

方药：二陈汤加减。方中半夏化痰燥湿，陈皮理气燥湿，茯苓健脾利湿，甘草调和诸药。可加浙贝母、枳实、瓜蒌加强祛痰之力，化痰散结；局部热而肿痛者，可加连翘、射干、夏枯草清热化痰。

4. 外治法

（1）局部穿刺：对于耳郭痰包、鼻前庭痰包，可用注射器在消毒的条件下局部穿刺抽出液体并进行局部加压固定。

（2）手术切除：对鼻前庭痰包、鼻窦痰包、会厌痰包、舌下痰包、颈部痰包等较大者，尽早行手术切除。对耳郭痰包经穿刺后反复发作者，亦可行手术切除。

5. 针灸等中医特色疗法　　耳郭痰包可艾条悬灸。

6. 物理疗法　　异极磁铁于耳郭前后相对贴敷，芒硝溶液湿敷或超短波/微波等治疗。

第二节　耳鼻咽喉头颈部的瘤病

一般指耳鼻咽喉头颈部的良性肿瘤，以耳鼻咽喉头颈部见有赘生物为主要表现的瘤病类疾病。其分化程度较高，肿瘤局限，膨胀性生长，包膜完整，边界清楚，发展缓慢，多不危及生命，可发生于各种年龄。本病类似于西医学的听神经瘤（acoustic neuroma）、鼻部血管瘤（nose hemangioma）、鼻咽血管纤维瘤（nasopharyngeal angiofibroma）、耳鼻咽喉乳头状瘤（papilloma）、颈部神经鞘瘤（neuroma of the neck）、颈部脂肪瘤（lipoma of the neck）、涎腺混合瘤（mixed tumor of salivary gland）等。

（一）病因病机

1. 病因　　发病与体内外的多种致病因素有关，其中与肝、肺功能失常关系较大，乃因肝郁不舒，气滞血瘀或肺经郁热，痰浊凝滞所致。

2. 病机　　肝郁血瘀病机为情志不舒，精神抑郁，肝气郁结，肝失疏泄，气机阻滞不畅，久则气滞血瘀，阻塞脉络，日积月累，渐成肿块；肺热痰凝病机为肺经受热，肺阴耗伤，肺之气机不利，肺气肃降和通调水道功能障碍，以致水液内停，痰浊内生，营卫气血运行受阻，痰浊与热邪相结，久滞经络，逐渐积结成瘤。

（二）临床表现

1. 耳神经瘤

（1）发病特点及主要症状：患侧耳鸣、耳聋、眩晕、头昏，有走路不稳感；肿瘤较大时可引起患侧面部感觉麻木、迟钝，角膜反射迟钝或消失，或有 V、Ⅶ、Ⅷ、Ⅸ、X、Ⅺ、Ⅻ等脑神经受压症状及颅内高压症。

（2）专科检查及主要体征：局部检查患耳外耳道及鼓膜一般正常。

（3）特殊检查和（或）实验室检查：患耳听功能检查为感音神经性聋，重振试验阴性，声音衰减试验阳性，耳听性脑干反应（ABR）检查异常。内听道 CT 检查可见内听道口扩大，MRI 检查桥小脑角区可见软组织影。

2. 鼻血瘤

（1）发病特点及主要症状：主要症状为鼻出血或反复发作的涕中带血。当肿瘤长大后，可有鼻阻塞及眼眶等处的压迫症状，甚或出现眼球移位、复视、头痛等症。

（2）专科检查及主要体征：可发现鼻中隔、下鼻甲等处带蒂或广基新生物，色暗红，表面光滑或呈桑椹状，触之易出血。若肿瘤位于鼻窦内，可见鼻道内有血性分泌物，或见中鼻道饱满，有息肉样变肿物。

（3）特殊检查和（或）实验室检查：内镜检查见鼻腔肿物；CT 检查可见鼻腔、鼻窦软组织影，并能清晰显示肿物累及范围，而且增强明显。增强 MRI 可清晰显示瘤组织增强影像。

3. 鼻咽血瘤

（1）发病特点及主要症状：多见于青少年男性，主要症状为反复发作的鼻出血。当肿瘤长大后，可有鼻塞及咽鼓管、眼眶、颅底等处的压迫症状，出现耳闷塞感、耳鸣、听力下降、眼球移位、复视、头痛及脑神经受损等症状。

（2）专科检查及主要体征：鼻咽部新生物，色淡红，表面光滑，血管纹明显，触之质韧，易出血，肿瘤大时可凸向鼻腔或口腔。

（3）特殊检查和（或）实验室检查：内镜检查见鼻咽部肿物；CT 或 MRI 检查可见鼻咽部软组织影，增强明显。

4. 耳蕈

（1）发病特点及主要症状：瘤体较小者可无明显自觉症状。若肿瘤长大堵塞外耳道，则可出现耳内胀满感及听力下降，可有局部痒感。如继发细菌感染则出现耳痛。

（2）专科检查及主要体征：可见外耳道内有新生物，色灰褐或暗红，表面粗糙不平，质较坚实。

（3）特殊检查和（或）实验室检查：病理活检有助于明确诊断。

5. 鼻瘤

（1）发病特点及主要症状：多为单侧性，双侧同时患病者罕见。肿瘤较小时，可无明显症状，或仅表现为鼻分泌物增多，时有涕中带血。随肿瘤体积增大，可渐次出现不同程度鼻塞、嗅觉障碍等症，甚或出现眼球移位、复视、头痛等症。

（2）专科检查及主要体征：瘤体大小不一，呈灰白色或灰红色，表面颗粒状、乳头状、桑椹状或分叶状，较息肉硬，易出血。当肿瘤充盈鼻腔，可致外鼻变形；充盈鼻窦腔，可致内眦、面颊部隆起或硬腭下塌。肿瘤向窦外扩展，累及眼眶，可见突眼、眼球运动障碍。

（3）特殊检查和（或）实验室检查：内镜检查见鼻腔肿物；鼻窦CT可定位病变，了解累及区域和骨质破坏情况，有利于术式选择和确定手术范围。病理活检有助于明确诊断。

6. 咽瘤

（1）发病特点及主要症状：可无任何自觉症状，或仅觉咽部异物感，常为咽部检查时意外发现。

（2）专科检查及主要体征：多发生于悬雍垂、软腭、腭弓、扁桃体表面及舌根两侧，瘤体表面呈乳头状或分叶状，为灰白色或淡红色，呈带蒂状或为广基性。

（3）特殊检查和（或）实验室检查：病理活检有助于明确诊断。

7. 喉瘤

（1）发病特点及主要症状：主要表现为缓慢发展的声嘶，甚至失音，严重者可伴有咳嗽、喘鸣、呼吸困难等症。

（2）专科检查及主要体征：喉部检查可见喉腔肿瘤为灰白色或淡红色，亦有呈暗红色者，表面粗糙不平，或如乳头状，可随呼吸气流上下活动。

（3）特殊检查和（或）实验室检查：电子鼻咽喉镜检查可见喉腔肿物，病理活检有助于诊断。

8. 颈瘤

（1）发病特点及主要症状：颈部、涎腺或咽旁间隙均可发生。肿瘤较小时，可无明显症状，随肿瘤体积增大，可出现局部肿胀不适，甚或出现咽部异物感、吞咽不适、打鼾、呼吸不畅等症。

（2）专科检查及主要体征：颈部见局限性肿物，活动好，表面光滑，边界清楚，触之质实或柔软，表面肤色不变，一般不痛。

（3）特殊检查和（或）实验室检查：B超检查显示良性肿块，CT或MRI检查可显示良性软组织影。

（三）诊断与鉴别

1. 诊断要点　结合临床表现、年龄、性别可做出临床诊断，最终确诊依据病理结果，但血瘤术后病理活检方可确诊，不宜术前取活检。

2. 鉴别诊断　与腺样体肥大、鼻息肉、耳鼻咽喉等部位的恶性肿瘤相鉴别。从肿物表面性状、质地、与周围组织的关系、发病年龄及性别等方面的差异，以及借助影像学表现进行鉴别诊断，最终依据病理确诊。

（四）辨证分析

1. 肝郁血瘀　情志不舒，精神抑郁，肝气郁结，肝失疏泄，气机阻滞不畅，久则气滞血瘀，阻塞脉络，日积月累，渐成肿块。

2. 肺热痰凝　肺经受热，肺阴耗伤，肺之气机不利，肺气肃降和通调水道功能障碍，以致水液内停，痰浊内生，营卫气血运行受阻，痰浊与热邪相结，久滞经络，逐渐积结成瘤。

（五）治疗

1. 治疗原则　以手术治疗为主要措施。中医药在术中及术后，在如何防止病变复发、扩展与恶变中发挥重要作用。围手术期尤其是手术后的辨证论治，对于预防或治疗病变复发有好处。

2. 一般治疗 避免精神刺激，注意饮食调节，勿过食辛辣炙煿之品，节制烟酒，忌食发霉变质食物。

3. 辨证论治

（1）肝郁血瘀

主证：初起瘤体小，可无明显症状，瘤体大后，可见鼻塞、涕血或大出血，或有耳鸣、耳聋、耳痛或咽痒、咳嗽，或声音嘶哑，讲话费力，甚至吞咽不利、呼吸困难。可兼有头晕头痛，胸闷不舒，嗳气，脘腹胀满。舌质红或暗红，舌尖边或有瘀点，苔黄，脉弦或弦细略数。

证候分析：肝气郁结，疏泄失常，久则气滞血瘀，阻塞脉络，结聚成块。堵塞耳道、鼻腔，故耳鸣、耳聋、耳痛、鼻塞；哽于咽喉，则咳嗽，声音嘶哑，讲话费力，呼吸困难；血脉瘀阻，血不循经，溢于脉外，则涕血或大出血；肝郁血瘀，脉络不通，则见头晕头痛，胸闷不舒，脘腹胀满。舌暗红，有瘀点，脉弦为血瘀之象。

治法：疏肝解郁，活血散结。

方药：丹栀逍遥散加减。方中以柴胡行气疏肝；当归、白芍养血柔肝；白术、茯苓健脾渗湿；薄荷、生姜疏散条达；牡丹皮、栀子清热凉血，祛瘀消肿；甘草调和诸药。若血瘀甚者，酌加桃仁、泽兰、水蛭、郁金以增强活血祛瘀之效；若气血痰浊互结者，酌加法半夏、胆南星、瓜蒌、浙贝母等行气散结，祛痰化浊。

（2）肺热痰凝

主证：鼻塞，涕血，咽喉有异物感，咽痒咳嗽，或吞咽不利，或声嘶、失音，甚则呼吸不利。可兼有头痛，咽干舌燥，气短乏力，甚则气喘痰鸣，胸满。舌红、苔白或黄而腻，脉滑或滑数。

证候分析：肺经受热，清肃失常，痰浊内生，阻塞脉络，则鼻塞，咽喉有异物感，咽痒咳嗽，声嘶、失音，气喘痰鸣；痰湿结聚，则胸满；痰湿夹热，故舌红、苔白或黄而腻，脉滑或滑数。

治法：清热宣肺，化痰散结。

方药：清气化痰丸加减。方中半夏、陈皮、杏仁、瓜蒌、胆南星化痰散结；茯苓健脾渗湿；黄芩清热宣肺，枳实行气散结，以增强化痰祛湿之力。若痰涎较多，宜加法半夏、葶苈子、昆布、海藻以祛痰散结；若肺阴不足者，加玉竹、玄参、麦冬以养阴润肺。

4. 外治法

（1）烙治法：适于较小咽瘤，烙治后可用鸦胆子油抹擦，以防复发。

（2）手术：根据瘤体的不同部位及大小采用不同手术方法切除。

（3）外涂：鼻或咽瘤可用碧云散外涂或吹于瘤体表面以散结消瘤。乳头状瘤可取鸦胆子油涂瘤体或患处，每日1~2次，可使肿瘤消退或预防术后复发。

第三节　耳鼻咽喉头颈部菌与岩

鼻　菌

鼻菌是指发生在鼻腔及鼻窦的恶性肿瘤，以鼻内肿块、涕中带血、鼻塞、头痛、颈部恶核为主要特征。本病以40岁以上成年人为多见，男性多于女性。本病类似于西医学的鼻腔癌（nasal carcinoma）或鼻窦癌（carcinoma of paranasal sinus）。

（一）病因病机

1. 病因 痰浊结聚，凝聚鼻窍而为鼻菌；气滞血瘀，结而成块，鼻菌由生；火毒困结，循经上犯，结聚鼻窍，而为鼻菌。

2. 病机 鼻为肺窍，肺气亏虚，邪毒内伏，积久不散，演变为脾经蕴热，循经上传，累及鼻窍，成为鼻窍岩变基础。又因肿瘤始生与禀赋因素（尤其是气虚型病理体质）、真气充沛与否、七情内伤等因素有关，又肝郁气结，气血凝滞，合伏邪为患，诱生鼻菌，渐至胆腑热盛，病变发展。鼻菌病机涉及肺、肝、脾、胆等脏腑功能失衡。

（二）临床表现

1. 发病特点及主要症状 因发病部位隐蔽，早期症状少且缺乏特异性，常难以早期诊断。根据发病部位及病程的不同，可有不同的临床表现，比如涕中带血，面部肿胀麻木与疼痛，鼻塞、流泪、复视、上睑下垂、视力下降、张口困难、听力下降、耳鸣等症。

2. 专科检查及主要体征 鼻腔内肿物，表面粗糙，边界不清，质脆易出血，或有溃烂、坏死，伴有恶臭味，甚至鼻面部畸形。

3. 特殊检查和（或）实验室检查 鼻内镜检查，可发现肿物。CT 检查对病变部位、浸润范围的清晰显示，有利于明确病变与邻近结构的关系，窦内的良性肿瘤甚至炎性病变有误诊为恶性肿瘤的可能，可常规行 MRI 检查。B 超检查则主要用于了解颈部转移性肿块的检查。

（三）诊断与鉴别

1. 诊断要点 依据病史和临床表现，诊断金标准仍然是病理组织学检查。除鼻腔病变和已经累及鼻腔的鼻窦肿瘤，窦内病变常难以取得病变组织标本。应根据临床检查和 CT 检查所示，仔细确定病变部位和取活检途径，包括穿刺后鼻内镜直视下活检。中医辨证，四诊合参应依据病因病机可分为痰浊、血瘀及火毒。

2. 鉴别诊断 本病应与鼻腔鼻窦的良性病变相鉴别，如乳头状瘤、鼻息肉等，可依据病理及影像学检查进行鉴别诊断。

（四）辨证分析

1. 痰浊结聚 长期不洁空气刺激，热毒蕴肺，炼液成痰；或饮食不节，脾失健运，痰浊内生，凝聚鼻窍而为鼻菌。

2. 气滞血瘀 情志不遂，肝气郁结，疏泄失常，气滞血凝，结而成块，鼻菌由生。

3. 火毒困结 长期过食辛辣炙煿、霉腐毒物，脾胃积热；或情志不畅，郁而化火，循经上犯，结聚鼻窍，而为鼻菌。

（五）治疗

1. 治疗原则 强调综合治疗的重要性，合理安排手术、放疗和化疗。在此，中医药治疗于围手术期的应用，对增敏减毒及提高机体免疫力，预防甚至控制远处转移与复发，改善全身状况与生存质量，促进康复等，都具有重要作用，有利于综合治疗计划的完成，提高远期疗效。

2. 一般治疗 综合治疗本病的重要临床特点是局部恶性，只要能完全控制原发灶，其治愈机会较大。但是单纯手术很难保证彻底切除，同时手术后遗的面部畸形也令许多患者难以接受。因此，多宜采用包括手术、放疗、化疗在内的综合治疗方案。

3. 辨证论治

（1）痰浊结聚

主证：一侧鼻塞，流脓血涕，伴恶臭气味，进行性加重，嗅觉减退，头重或面颊麻木，鼻腔见肿物，表面粗糙，颈部恶核，或有咳嗽痰多，胸闷不舒，体倦身重，食少便溏。舌淡红，舌体胖大，或边有齿痕，苔白或黄腻，脉弦滑。

证候分析：脾失健运，痰浊内生，停聚鼻窍，凝聚而为鼻菌，故见鼻腔肿物；表面粗糙，阻塞鼻道故见鼻塞；血肉腐败，故流脓血涕，伴恶臭气味；蒙蔽清窍，故嗅觉减退，头重或面颊麻木；痰浊内结，故咳嗽痰多，胸闷不舒，体倦身重，食少便溏；舌淡红，舌体胖大，或边有齿痕，苔白或黄腻，脉弦滑。

治法：化痰散结，健脾和胃。

方药：清气化痰丸加减。方中以半夏、胆南星、瓜蒌、杏仁以化痰散结；茯苓健脾化痰；枳实、姜汁行气醒脾。可合苍耳子散加减。

（2）气滞血瘀

主证：一侧鼻塞，涕中带血，耳鸣耳聋，耳有堵塞感，头痛。鼻腔见肿物，表面粗糙，色暗红，伴胸闷胁痛。舌红或有瘀点，苔白或微黄，脉弦细涩或缓。

证候分析：气滞血瘀，清窍闭塞，则鼻塞、耳鸣耳聋、耳有堵塞感；气滞血瘀，脉络不通则头痛；血不循经，溢于脉外，则涕中带血；肝郁气滞，则胸闷胁痛；气滞血瘀，故舌红或有瘀点，苔白或微黄，脉弦细涩。

治法：活血化瘀，行气散结。

方药：丹栀逍遥散加减。方中柴胡、薄荷行气疏肝，当归养血柔肝；白术、茯苓健脾行气；牡丹皮、栀子清肝凉血，解毒消肿；甘草调和诸药；可加三棱、莪术等破血逐瘀；若肿瘤表面有溃烂，覆有污物，加马勃、鱼腥草、冬瓜仁、紫花地丁、土茯苓等。

（3）火毒困结

主证：鼻塞，流污浊脓血涕，味臭，头面剧痛，面颊肿甚，麻木疼痛，突眼或视力减退，张口困难，耳鸣耳聋。鼻内肿物暗红溃烂，易出血，颈部恶核。伴口苦咽干，渴而喜饮，心烦失眠，便秘尿赤。舌质红或红绛，少苔或黄燥，脉弦滑或弦数。

证候分析：情志不舒，郁而化火，火毒亢盛，困结鼻窍，灼伤血络，热盛肉腐，故鼻塞，流污浊脓血涕，味臭；火毒上犯清窍，故头面剧痛，面颊肿甚，麻木疼痛，耳鸣耳聋；火毒内扰心神，则心烦失眠；火毒壅盛，故口苦咽干，渴而喜饮，便秘尿赤，舌质红或红绛，少苔或黄燥，脉弦滑或弦数。

治法：泻火解毒，疏肝散结。

方药：柴胡清肝汤加减。方中柴胡、当归、川芎、地黄、白芍疏肝养血；防风、牛蒡子清散邪热；黄芩、栀子、连翘清热泻火；天花粉清热养阴；甘草调和诸药；若热盛，加山豆根、黄连、青黛清热解毒；便秘者，加大黄、玄明粉泻热通便；颈有恶核者，加半夏、天南星散结等。

4. 外治法　手术治疗：根据肿物情况选用不同的手术方式。

5. 针灸等中医特色疗法　参考本章本节"颃颡岩"。

颃颡岩

颃颡岩是指发生于颃颡（鼻咽部）的恶性肿瘤。好发于广东、广西、福建、湖南等地，该病在我国发病率居世界首位，是我国高发肿瘤之一，占头颈部肿瘤首位。男性发病率为女性的2～3倍，40～50岁为高发年龄。临床以涕中带血，耳有堵塞感，耳鸣耳聋，鼻塞，头痛，颈部恶核等为主要表现。本病类似于西医学的鼻咽癌（nasopharyngeal carcinoma，NPC）。

（一）病因病机

1. 病因 颃颡岩多因正气虚弱，脏腑功能失调，邪毒乘虚而入，逐渐结聚而成。

2. 病机 以禀赋易感性为基础，易受邪毒侵袭，加上气候、环境、不良嗜好、不良刺激等致病因素的作用，导致体内肺、脾、肝、肾等脏腑发生了病机变化，出现了气血凝滞、痰浊结聚、火毒困结，以致经络受阻，积聚而成肿块。

（二）临床表现

1. 发病特点及主要症状 以涕中带血，耳有堵塞感，耳鸣耳聋，鼻塞，头痛，颈部恶核及脑神经受损如面部麻木、复视、视物模糊，甚至失明、眼睑下垂、吞咽困难、食入反呛等为主要症状。

2. 专科检查及主要体征 可见鼻咽顶壁或咽隐窝等处有结节状或菜花样肿物，颈部触诊可触及质硬、活动度差或不活动、无痛性肿大淋巴结。

3. 特殊检查和（或）实验室检查 鼻内镜检查取病理可明确诊断。鼻咽及颈部 CT 或 MRI 可显示肿瘤大小及浸润范围和颈部淋巴结转移情况。EB 病毒检查可作为鼻咽癌诊断的辅助指标。B 超检查则主要用于了解颈部转移性肿块的情况。

（三）诊断与鉴别

1. 诊断要点 依据病史和临床表现，结合影像学检查及内镜下鼻咽活检病理确诊。中医辨证应四诊合参。

2. 鉴别诊断 与鼻咽炎、颈部良性肿块或其他转移性恶性肿瘤相鉴别。鼻咽炎具有淋巴组织外观特征，多位于鼻咽顶壁中央，黏膜反应轻，镜下见淋巴组织；颈部良性肿块内镜检查鼻咽部可无增生，颈部肿块表面光滑，边界清，活动度可；其他转移性恶性肿瘤一般可见到原发灶的肿块，各疾病均可通过病理明确诊断。

（四）辨证分析

1. 痰浊结聚 素有痰热，或长期受化学气体、粉尘、不洁空气刺激，热毒蕴肺，肺阴耗伤，煎熬津液为痰，痰浊困结，阻塞颃颡而为癌肿；或情志不遂，肝气横逆，肝脾不和，升降失常，运化失健，水湿内停，痰浊内生，痰气互结，导致癌肿的发生。

2. 气血凝结 肝主疏泄，性喜条达，若情志不遂，七情所伤，以致肝气郁结，疏泄失常，气机不宣。肝藏血，肝气郁结，则气血滞留，瘀阻脉络，而成癌肿。

3. 火毒困结 由于长期过食辛辣等刺激性食物，或常食发霉腐败有毒食物，以致脾胃受伤，热毒蕴积，上升颃颡，结聚而为癌肿，或由于肝气郁结，日久化火，郁火相凝，痰火互结，阻塞脉络导致癌肿的发生。

（五）治疗

1. 治疗原则 本病治疗上多采用中西医结合治疗，早期以放疗为首选治疗方法，中晚期患者以放疗配合化疗为主要治疗方法，对于放化疗后复发者可根据情况选用手术治疗，结合中医辨证可以调整机体阴阳气血、经络和脏腑生理功能，增强体质，减轻各种不良反应，巩固疗效，更好地预防鼻咽癌复发和转移。

2. 一般治疗 开展肿瘤普查，争取早期诊断，早期治疗；注意饮食卫生，避免过食辛辣炙煿之品，节制烟酒，忌食发霉食物。

3. 辨证论治 临床上按未放疗患者和放疗后患者两类进行辨证论治。

（1）未放疗患者的辨证论治

1）痰浊结聚

主证：头重头痛，鼻塞涕中带血，耳内胀闷；鼻咽肿块色较淡或有分泌物附着，颈部多有较大恶核；痰多胸闷，体倦嗜睡，或见心悸，恶心，纳差便溏，舌淡红，舌体胖或有齿印，舌苔白或厚腻，脉弦滑或细滑。

证候分析：痰浊结聚，脉络阻滞，凝结成块，故鼻咽及颈部见肿块；痰浊蒙蔽清窍，故头重头痛，鼻塞，耳内胀闷；痰瘀化火，损伤脉络，故涕中带血；痰湿阻遏阳气，气机不利，故痰多胸闷，恶心纳差；痰湿困脾，故体倦嗜睡；舌淡红，舌体胖或有齿印，舌苔白或厚腻，脉弦滑或细滑，为痰浊结聚之象。

治法：清化痰浊，行气散结。

方药：清气化痰丸加减。方中以半夏、胆南星、瓜蒌、杏仁以化痰散结；茯苓健脾化痰；枳实、姜汁行气醒脾。可加山慈菇、猫爪草、浙贝母等加强化痰软坚逐瘀之效；加党参、山药、鸡内金等健脾和胃。

2）气血凝结

主证：头痛较甚，涕中带血，鼻塞，耳鸣耳聋或耳有堵塞感；鼻咽肿块暗红，触之易出血，颈部或有恶核；胸胁胀痛，口苦咽干，舌暗红，或瘀暗紫斑，舌苔白或黄，脉弦细或涩缓。

证候分析：气血凝结，脉络瘀阻，日久结聚为癌肿，故鼻咽见肿块暗红；气滞血瘀，血不循经，溢于脉外，故涕中带血；气血瘀滞，清窍闭塞，故鼻塞、耳鸣耳聋或耳有堵塞感；血脉瘀阻，不通则痛，故头痛；肝郁化火，故口苦咽干；肝郁气滞，故胸胁胀痛；舌暗红，或瘀暗紫斑，舌苔白或黄，脉弦细或涩缓，为气血凝结之象。

治法：行气活血，软坚散结。

方药：丹栀逍遥散加减。方中柴胡、薄荷行气疏肝；当归养血柔肝；白术、茯苓健脾行气；牡丹皮、栀子清肝凉血，解毒消肿；甘草调和诸药。可加三棱、莪术、昆布、牡蛎活血散结，加三七、菊花、川芎止头痛等；加石菖蒲、蔓荆子等通窍；加龙胆、地黄、葛根清泻肝火。

3）火毒困结

主证：痰涕带血较多，污秽腥臭，耳鸣耳聋，头痛剧烈，或复视；癌肿溃烂，或呈菜花状，或颈部肿块坚硬；全身可见咳嗽痰稠，心烦失眠，口干口苦，小便短赤，大便秘结，舌红，脉弦滑数。

证候分析：火毒上攻，结于鼻咽而为癌肿，故鼻咽肿块溃烂，易出血；火性上炎，上扰清窍，故耳鸣耳聋、复视、头痛剧烈；火毒内困，炼津为痰，故咳嗽痰稠；火毒内扰心神，故心烦失眠；火毒壅盛，故口干口苦，小便短赤，大便秘结，舌红，脉弦滑数。

治法：泻火解毒，疏肝散结。

方药：柴胡清肝汤合黄连解毒汤加减。方中重用柴胡疏肝，以四物养血柔肝，其中熟地黄易用生地黄，取其清热之力，另用黄连解毒汤、连翘、牛蒡子、栀子清热解毒，治一切火热之征；瓜蒌清热生津，防风祛风止痛，甘草调和诸药。可加夏枯草、山豆根、半枝莲加强清热解毒之力；若涕血多者，加白茅根、白及、蒲黄凉血止血；若火毒伤阴，口干甚者，加北沙参、玄参、白茅根、葛根养阴生津。

（2）放化疗期间及疗后患者的辨证论治

1）肺胃阴虚

主证：口干咽燥，口渴喜饮，或口烂疼痛；咽部、鼻腔及鼻咽部干红少津，或有黏痰、血痂、脓痂附着；干呕或呃逆，干咳少痰，胃纳欠佳，大便干结，小便短少，舌红而干，少苔或无苔，脉细数。

证候分析：肺胃阴虚，虚火上炎，故口干咽燥、口渴喜饮或口烂疼痛；肺开窍于鼻，肺阴虚致鼻腔及鼻咽部干红少津，干咳少痰；胃阴虚，胃气上逆致干呕或呃逆；脾失健运，故胃纳欠佳；阴津不足，故大便干结，舌红而干，少苔或无苔，脉细数。

治法：清肺养胃，生津润燥。

方药：沙参麦冬汤合泻白散加减。沙参麦冬汤甘寒生津，清养肺胃，泻白散清泻肺热。可加葛根、玉竹养阴生津等；大便干结者，加地黄、玄参清热通便；若口烂疼痛较甚者，为体内津液耗伤，心脾两经火炽，可配合导赤散清泻心火。

2）气血亏虚

主证：头晕目眩，面色萎黄或苍白，或涕中带血；鼻腔及鼻咽、口咽黏膜淡红，或有少许痂块附着；气短乏力，手足麻痹，心悸怔忡，失眠多梦，甚则头发脱落，爪甲无华，舌淡，脉细无力。

证候分析：脾胃虚弱，气血生化之源不足，清阳不升，故头晕目眩；气虚则气短乏力；血虚则面色无华，萎黄或苍白，手足麻痹；脾气虚弱，气不摄血，故涕中带血；气血虚甚，则致心悸怔忡，失眠多梦，甚则头发脱落，爪甲无华；气血亏虚，故舌淡，脉细无力。

治法：益气补血，健脾养心。

方药：归脾汤加减。方中以人参、黄芪、白术、甘草温补气健脾；当归、龙眼肉补血养心，酸枣仁、茯苓、远志宁心安神；更以木香理气醒脾，以防补益气血药腻滞碍胃，组合成方，心脾兼顾，气血双补；可加鸡血藤、枸杞子补血养血；若心悸怔忡，失眠多梦者可加柏子仁、百合等养心安神；若头发脱落，爪甲无华，为气血亏虚、精气不足的表现，可用大补元煎加何首乌、菟丝子、补骨脂、黑芝麻等益气补血。

3）脾胃不和

主证：咽部或鼻咽黏膜淡红、微干，鼻咽部或见脓涕痂块附着；胃纳欠佳，恶心呕吐，或呕吐酸水，呃逆心烦，腹胀腹痛，胸脘痞满，大便溏，舌淡，苔白厚，脉细弱。

证候分析：脾胃不和，运化失司，脾胃功能失调，故致胃纳欠佳，恶心呕吐，或呕吐酸水；胃不和则卧不安，易致心烦；脾胃不和，水湿失运，故胸脘痞满，大便溏；舌淡、苔白厚、脉细弱为气虚之象。

治法：健脾益气，和胃止呕。

方药：六君子汤加减。方中以四君子汤益气健脾，半夏化痰降逆止呕，陈皮理气燥湿化痰。可选加藿香、布渣叶、神曲、麦芽、鸡内金、竹茹等健脾和胃止呕；若脾虚较甚者，亦可加黄芪、党参等健脾益气。

4. 外治法 根据鼻咽癌不同时期所出现的不同症状，采用不同的外治法。

（1）外敷

1）局部疼痛：可用1%冰片酒精涂敷疼痛部位。

2）放射性皮炎：外用花椒、白矾水清洗，外敷三黄软膏。皮损渗液者，以珍珠粉收敛生肌。

3）颈部恶核溃烂：可外敷阳和解毒膏，以解毒散结，补托排脓祛腐，敛伤口之痛。

（2）滴鼻：放疗后，鼻咽黏膜萎缩，干燥痂多者，可用滋养润燥的滴鼻液滴鼻，如复方薄荷油。

（3）含漱：口咽黏膜溃烂疼痛者，可用金银花、连翘、甘草煎汤含漱。

（5）外洗：放射性皮炎，轻者皮肤粗糙、瘙痒，重者起颗粒，皮肤增厚、水肿、发红、丘疹，甚则皮损难愈。可外用花椒、白矾水清洗，外敷三黄软膏；皮损渗液者，可掺珍珠粉以收敛生肌。

5.针灸等中医特色疗法

（1）体针：按照肿块发生的部位分经取穴，取局部穴位和全身穴位相结合，毫针刺，用泻法。主穴：风池、下关、上星、大迎。配穴：臂臑、手三里、合谷。

（2）艾灸法：脾虚者，可选足三里、合谷。

（3）穴位注射：痰浊结聚型，选用核葵注射液；气血凝滞者，选用当归注射液、柴胡注射液、川芎注射液；火毒困结可选用蟾酥注射液。每穴0.5ml，每次1~2穴，每日或隔日1次，10次为1个疗程，有散结消肿止痛作用。

6.物理疗法 如光动力学疗法等。

喉 核 菌

喉核菌是指发生于腭扁桃体的恶性肿瘤。男性患者多于女性患者，发病年龄相对偏青壮年，早期常表现为咽部不适及有异物感，随着病情进展可出现患侧咽痛及吞咽痛等，本病类似于西医学的扁桃体癌（carcinoma of tonsil）。

（一）病因病机

1.病因 本病多与内因相关，主要因禀赋不足，七情失调，饮食不节，致痰瘀火毒结聚喉核而发病。

2.病机 喉核菌病发咽（喉）关，乃胃所系，易受脾胃积热所乘，触动伏邪，致气血瘀滞、痰热壅滞或火毒困结而为病。

（二）临床表现

1.发病特点及主要症状 本病早期症状不多，常仅表现为咽部不适及有异物感，易被忽视。待病变发展到较晚阶段时，可有患侧咽痛及吞咽痛，吞咽困难，反射性耳痛，语音改变，痰中带血，口气秽臭，甚至张口困难等症；还可能以咳嗽症状作为初始表现，也可早期出现颈部肿块。

2.专科检查及主要体征 局部检查多见单侧扁桃体肿大，扁桃体表面可有溃疡形成，边缘硬实，凹凸不平，中央深陷，底覆秽膜。病变多为单侧，但有时也可为双侧同时患病。颈部常可扪及肿大淋巴结。

3.特殊检查和（或）实验室检查 口咽部常规CT检查，有助于确定肿瘤部位及侵犯范围。磁共振检查更有利于显示病变部位的解剖结构及其周围受累情形。正电子发射计算机断层显像（PET/CT）可用于扁桃体癌原发灶的确定及远处转移灶的筛查，最终依据病理确诊。B超检查则主要用于了解颈部转移性肿块的情况。

（三）诊断与鉴别

1.诊断要点 依据病史和临床表现，结合口咽部的影像学检查，最终依据病理确诊。

2.鉴别诊断 需要鉴别的疾病有扁桃体真菌感染、结缔组织病、自身免疫性疾病、传染性单核细胞增多症、淋巴瘤等，宜仔细进行全身检查，包括血液细胞学、血清学及血液生化、细菌学、病毒学、相关脏器CT检查、局部体检与活检，详细收集各种相关资料以资鉴别。

（四）辨证分析

1.气血凝滞 喉关属胃系，乃饮食物进入胃腑必经之处，易受外物（包括各种可进入的邪毒）刺激。若内有禀赋不足，真气亏虚，兼夹伏邪，情志不遂，忧思愤怒，致肝气郁结，气机不畅，可致气血瘀滞，加上新感外邪，诱生喉核菌。

2. 痰热壅结 喉核菌一旦发生，气血瘀阻日甚，肝气郁结更剧，横逆犯脾，进而相乘于肺，致肺胃积热，火毒上蒸咽门，灼津成痰，痰热壅滞，喉核菌得以快速发展。

3. 火毒困结 病变进一步发展，肺胃积热壅滞日甚而熏灼喉关，加之喉关易受外邪侵袭，遂化火生毒，腐蚀喉核肌膜，变生火毒困结，岩毒得以扩散外侵。

（五）治疗

1. 治疗原则 应基于综合治疗的基本原则合理安排手术、放疗与化疗，因该处癌肿多数分化较差，范围大者多主张仍以放化疗为首选。对放疗后残留病灶或复发者，则采用手术治疗，或术前放疗加手术的综合治疗方案。考虑到手术所能及的范围和肿瘤病灶的多中心性问题，首选手术治疗者，最好于手术后常规加用放化疗。中医药不仅可以作为重要的辅助治疗手段，还是增敏减毒的主要措施，在围手术期及康复期，更可以作为其综合治疗方案的有机组成部分，有利于预防复发与转移。

2. 一般治疗 注意口腔清洁，常予噙化类药物，多进食富有营养的软食。

3. 辨证论治

（1）气血凝滞

主证：喉核菌初发，或放化疗前，症状不显，或仅有咽喉不适，轻微痛感，吞咽不利。喉核肿胀而暗红，粗糙不平，血丝缠绕，或见有肿块凸起。兼见胸胁闷痛不舒。舌质红或有瘀点，苔黄白，脉弦细或缓。

证候分析：气血凝结，脉络瘀阻，日久结聚于喉核为癌肿，阻塞咽喉经络，见咽喉不适、吞咽不利或喉核肿胀；经气不通，不通则痛，见咽痛、胸胁闷痛不舒，舌质红或有瘀点，苔黄白，脉弦细或缓。

治法：活血祛瘀，行气散结。

方药：丹栀逍遥散加减。方中柴胡、薄荷行气疏肝；当归养血柔肝；白术、茯苓健脾行气；牡丹皮、栀子清肝凉血，解毒消肿；甘草调和诸药。一般情况下可酌加三棱、莪术、水蛭、王不留行等活血散瘀。

（2）痰热壅结

主证：咽痛不适，吞咽痛剧，语音改变，痰中带血，颈部可有恶核，喉核肿胀，凹凸不平，有片状溃疡，创面凹陷，兼见咳嗽痰多，胸闷不适，舌红苔黄腻，脉滑。

证候分析：肺胃积热，火毒上蒸咽门，灼津成痰，痰热壅滞，灼伤脉络，见痰中带血；痰热壅滞，咽部经气不利，见咽痛、语音改变、咳嗽痰多；痰热壅滞，见舌红苔黄腻，脉滑。

治法：清热泄肺，化痰散结。

方药：黄连清喉饮加减。方中黄连、牛蒡子、玄参、连翘、黄芩清热解毒散结，射干、桔梗、牛蒡子利咽，赤芍活血散结，荆芥散瘀止血，防风止痛，天花粉清热生津，甘草调和诸药，可酌加浙贝母、土茯苓、胆南星、半夏、猫爪草、蚤休等化痰散结解毒。

（3）火毒困结

证候：病至极期，或放化疗中、后期，咽痛甚，吞咽困难，头痛剧，张口受限，伸舌不易，口气秽臭。喉核肿甚，溃烂明显，污秽腐物甚多，颈有恶核。兼见气喘痰鸣、口干苦，小便短赤，大便秘结。舌质红绛，苔黄燥，脉滑数。

证候分析：肺胃积热，壅滞日甚而熏灼喉关，化火生毒，腐蚀喉核肌膜，火毒困结，见咽痛甚、头痛剧及口气秽臭；咽喉经气不利，见吞咽困难、张口受限，舌质红绛，苔黄燥，脉滑数均为火毒困结之征。

治法：泻火解毒，活血散结。

方药：黄连解毒汤加减。方中黄连、黄芩、黄柏、栀子合用，可治一切火热邪毒之证，可选加山豆根、夏枯草、马鞭草、白花蛇舌草、半枝莲等泻火解毒。

4. 外治法

（1）常以金银花、桔梗、玄参、甘草煎水含漱，继以硇砂散、麝香散吹布患处，或以喉咽清口服液（颗粒）缓缓含咽。

（2）局部点以消瘤碧玉散。

咽 菌

咽菌是指发生于下咽的恶性肿瘤，男性发病率高于女性，早期以咽部异物感为主要症状，随着病情进展，可出现咽痛、吞咽不畅、进食困难、呛咳等。本病类似于西医学的下咽癌（carcinoma of hypopharynx）。

（一）病因病机

1. 病因 本病多与内因相关，主要因禀赋不足，七情失调，饮食不节，致痰瘀火毒结聚咽部而发病。

2. 病机 咽菌病发于咽（喉）关，乃胃所系，易受脾胃积热所乘，触动伏邪，致气血瘀滞、痰热壅滞或火毒困结而为病。

（二）临床表现

1. 发病特点及主要症状 常见症状有咽部异物感，进食后易出现食物残留感觉，常持续数月之久，病变到后期可有咽喉疼痛，逐渐加剧，多为单侧性，部位较明确，可有耳部放射痛，或有吞咽不畅，进食呛咳，随着病情进展，可相继出现声嘶、吞咽与呼吸困难、咯血诸症，伴有贫血、消瘦、器官衰竭等恶病质表现。颈部无痛性肿块为常见早期表现，有时为首发症状，多为单侧，少数为双侧。

2. 专科检查及主要体征 梨状隐窝、下咽后壁隆起之肿块，多呈菜花状或溃疡，并可见下咽或披裂黏膜水肿，梨状隐窝积液，声带运动障碍，梨状隐窝开放异常等。颈部检查时，可以发现喉外形改变，喉摩擦感减弱或消失，单侧或双侧颈部有肿块等体征。

3. 特殊检查和（或）实验室检查 内镜检查直接详细观察梨状隐窝底部、下咽后壁、环后区等有无病变及病变形状、范围、性质、对周围结构的影响，还可同时在病变部位取活检以明确诊断。影像学检查包括 CT、MRI、电子食管镜等，可以显示病变部位及其范围、向周围浸润情况等。B超检查则主要用于了解颈部转移性肿块的检查。

（三）诊断与鉴别

1. 诊断要点 依据病史和临床表现，结合咽部的影像学检查，最终依据病理结果确诊。

2. 鉴别诊断

（1）咽炎及咽异感症：经详细检查（包括内镜等），排除占位性病变后方可诊断。

（2）下咽良性肿瘤：少见，良性肿瘤一般肿物表面光滑，颈部无恶核，活体组织检查病理良性。

（四）辨证分析

1. 气血凝滞 咽喉关属胃系，乃饮食物进入胃腑必经之处，易受外物（包括各种可进入的邪毒）刺激。若内有禀赋不足，真气亏虚，兼夹伏邪，情志不遂，忧思愤怒，致肝气郁结，气机不畅，可致气血瘀滞，加上新感外邪，诱生咽菌。

2. 痰热壅结 咽菌一旦发生，气血瘀阻日甚，肝气郁结更剧，横逆犯脾，进而相乘于肺，致肺胃积热，火毒上蒸咽门，灼津成痰，痰热壅滞，咽菌得以快速发展。

3. 火毒困结 病变进一步发展，肺胃积热壅滞日甚而熏灼咽喉，加之咽喉易受外邪侵袭化火生毒，腐蚀下咽肌膜，变生火毒困结，岩毒得以扩散外侵。

（五）治疗

1. 治疗原则 在综合治疗的基本原则下合理安排手术、放疗与化疗，本病的有效治疗为手术、放疗或手术加放疗，而化疗只能作为辅助或姑息性治疗手段。单纯放疗仅适用于早期，或病至晚期的姑息性治疗。综合治疗方案中，以术后联合放疗或放化疗联合应用方案为佳。与免疫疗法一样，中医药治疗对患者有重要的辅助支持作用，在增敏减毒方面发挥良好效用。但在围手术期及康复期，中医药治疗却具有优势，已成为促进康复、预防复发与转移的主要措施。

2. 一般治疗
（1）注重精神调节，保持心情舒畅，避免忧郁、思虑过度。
（2）注意饮食卫生，避免过食辛辣炙煿之品，节制烟酒，忌食发霉食品。

3. 辨证论治

（1）气血凝滞

主证：咽菌初发，或放化疗前，症状不显，或仅有咽喉不适，轻微痛感，吞咽不利。咽部肿物暗红，粗糙不平，血丝缠绕，或见有肿块凸起。兼见胸胁闷痛不舒。舌质红或有瘀点，苔黄白，脉弦细或缓。

证候分析：气血凝结，脉络瘀阻，日久结聚于咽部为癌肿，阻塞咽喉经络，见咽喉不适、吞咽不利或咽部肿胀，经气不通，不通则痛，见咽痛、胸胁闷痛不舒，舌质红或有瘀点，苔黄白，脉弦细或缓。

治法：活血祛瘀，行气散结。

方药：丹栀逍遥散加减。方中柴胡、薄荷行气疏肝；当归养血柔肝；白术、茯苓健脾行气；牡丹皮、栀子清肝凉血，解毒消肿；甘草调和诸药。一般情况下可酌加三棱、莪术、水蛭、王不留行等活血散瘀。

（2）痰热壅结

主证：咽痛不适，吞咽痛剧，语音改变，痰中带血，颈部可有恶核，咽肿胀，凹凸不平，有片状溃疡，创面凹陷，兼见咳嗽痰多，胸闷不适，舌红苔黄腻，脉滑。

证候分析：肺胃积热，火毒上蒸咽门，灼津成痰，痰热壅滞，灼伤脉络，见痰中带血；痰热壅滞，咽部经气不利，见咽痛、语音改变、咳嗽痰多；痰热壅滞，见舌红苔黄腻，脉滑。

治法：清热泄肺，化痰散结。

方药：黄连清喉饮加减或清气化痰丸加减。方中黄连、牛蒡子、玄参、连翘、黄芩清热解毒散结；射干、桔梗、牛蒡子利咽；赤芍活血散结；荆芥散瘀止血；防风止痛；天花粉清热生津；甘草调和诸药，可酌加浙贝母、土茯苓、胆南星、半夏、猫爪草、蚤休等化痰散结解毒。

(3) 火毒困结

证候：病至极期，或放化疗中、后期，咽痛甚，吞咽困难，头痛剧，张口受限，伸舌不易，口气秽臭。下咽肿甚，溃烂明显，污秽腐物甚多，颈有恶核。兼见气喘痰鸣、口干苦，小便短赤，大便秘结。舌质红绛，苔黄燥，脉滑数。

证候分析：肺胃积热壅滞日甚而熏灼喉关，化火生毒，腐蚀喉核肌膜，火毒困结，见咽痛甚、头痛剧及口气秽臭；咽喉经气不利，见吞咽困难、张口受限；舌质红绛，苔黄燥，脉滑数均为火毒困结之征。

治法：泻火解毒，活血散结。

方药：黄连解毒汤加减。方中黄连、黄芩、黄柏、栀子合用，可知一切火热邪毒之证，可选加山豆根、地胆头、夏枯草、马鞭草、白花蛇舌草、半枝莲等泻火解毒。

4. 外治法

（1）常以金银花、桔梗、玄参、甘草煎水含漱，再用麝香散吹咽部。

（2）局部点以消瘤碧玉散。

（3）接受放射治疗者，放疗期间含服新癀片，每次 1 片，每日 4～5 次，可以缓解咽喉部的放疗反应。

喉　菌

喉菌指发生于喉部的恶性肿瘤，本病患者以男性居多，男女之比约为 10∶1，多发于 50～70 岁。临床以声嘶、喉部肿块为主要特征，常伴有喉内异物感或疼痛、咳痰带血、口气恶臭、颈部恶核、吞咽梗阻等症状。本病类似于西医的喉癌（carcinoma of larynx）。

（一）病因病机

1. 病因　邪毒外犯、情志不遂、饮食所伤、不良嗜好及年老体虚引起喉部气血痰浊火毒凝结而成喉菌。

2. 病机　喉为肺系，上连胃系之咽，又为声音所出之器。肝乃声音之主，肝经循行于喉咙，故喉菌的发生，与肺、脾胃、肝之关系至为密切。其病亦为虚实夹杂之证，正虚为本，邪实为标，致痰瘀火毒结聚于喉部而发病。

（二）临床表现

1. 发病特点及主要症状　声嘶，甚至失声，可伴咽喉有异物感或疼痛、咳痰带血、口气恶臭、吞咽困难等，晚期可出现呼吸困难致喉阻塞及恶病质等危重症。

2. 专科检查及主要体征　声带、喉室、披裂、会厌等处可见结节状或菜花样肿物，或表面溃烂，有污秽分泌物附着，常致声门狭窄。晚期则声带固定，喉摩擦音消失，颈部或有恶核。

3. 特殊检查和（或）实验室检查　喉镜、CT 及 MRI 检查可显示肿瘤大小及其与周围组织关系，病理结果可明确诊断。

（三）诊断与鉴别

1. 诊断要点　依据病史和临床表现，结合喉部的影像学检查，最终依据病理确诊。

2. 鉴别诊断

（1）喉结核：典型喉结核的主要临床表现为咽喉疼痛，病变局部黏膜苍白水肿，或有浅表溃疡等。主要根据病理结果进行鉴别诊断。

（2）喉乳头状瘤：典型的喉乳头状瘤虽然诊断不难，但有时仍然须与喉癌相区别，而且其本身也存在恶变可能，故应小心鉴别。病理检查可以得出确切结论。

（3）喉息肉：本身恶变者极少，但有些早期喉癌可表现为类似息肉之形式。所以，凡以喉息肉摘除之组织，均应行常规病检，以免漏诊。

（四）辨证分析

1. 气血凝滞 在正气内虚兼夹伏邪的基础上，长期受烟、毒等外邪侵袭，加上情志不遂，声户过劳，扰动伏邪，乱其脏腑，致肝气郁结不畅，气机疏泄不利，血因而凝，痰由此生，阻塞脉络，遂于喉内结聚成块，菌由此而生。

2. 痰热壅结 喉菌既成，内毒渐盛，伤损肺胃，气机瘀滞，久而化热，灼津炼痰，壅结肺系，上蒸喉窍，痰热交结，致岩菌逐渐发展长大。

3. 火毒困结 脾胃损伤，濡养失源，菌体极易受邪所伤，内外合邪，热积化火，困于中焦，上蒸喉窍，灼伤肌膜，菌体坏死溃烂，岩毒阻喉并易向喉外扩展，颈现恶核，甚或累及他脏而发生远处转移。

（五）治疗

1. 治疗原则 多首选手术治疗，再根据综合治疗原则配合适当的放化疗以善其后。中医药的应用，主要在于阻断癌前病变的发展、围手术期治疗及预防复发和转移，促进康复。对于晚期病例，中医疗法则可作为扶正固本祛邪抗癌的主要手段，可改善生活质量，延长带瘤生存期。

2. 一般治疗

（1）注重精神调节，保持心情舒畅，避免忧郁、思虑过度。

（2）注意饮食卫生，避免过食辛辣炙煿之品，节制烟酒，忌食发霉食品。

3. 辨证论治

（1）气血凝滞

主证：病之初起，声音嘶哑，咽喉有异物感，痰中带血。喉部肿块凹凸不平，色暗红，触之出血。伴胸胁闷痛，心烦易怒。舌质红或有瘀点，苔白或微黄，脉弦细或弦缓。

证候分析：肿块阻塞，则咽喉有异物感；肿块阻于声门，妨碍发音则声音嘶哑；肝气郁结，气滞血瘀，脉络瘀阻，故肿物色暗红，触之出血；肝郁化火，故见心烦易怒，胸胁闷痛，舌质红或有瘀点，苔白或微黄，脉弦细或弦缓。

治法：理气活血，化痰散结。

方药：会厌逐瘀汤加减。方中柴胡、枳壳疏肝行气解郁；桃仁、红花、地黄、当归、赤芍活血祛瘀；桔梗、甘草利咽化痰，散结开音。若血瘀证明显，加三棱、莪术、王不留行、泽兰破血逐瘀；若咳嗽痰多，加马勃、猫爪草、前胡、瓜蒌化痰散结；若咽喉疼痛，加山豆根、射干散结利咽。

（2）痰热壅结

主证：声音嘶哑，咽喉有异物感，咳嗽痰多，痰中带血，咽喉疼痛。局部漫肿，表面分泌物较多，或有颈部恶核，伴呼吸气粗，胸痛，或有呼吸困难。舌质红，苔白而干或黄腻，脉缓滑或细滑。

证候分析：长期过食辛辣炙煿及不洁之物，脾胃受伤，健运失职，聚湿成痰，凝结成块，结于喉咙，故咽喉有异物感；肿物阻于声门，故声音嘶哑；痰浊内生，阻滞脉络，故咳嗽有痰，带有血丝；痰湿结聚，则颈部有恶核；脾失健运，水湿内停，则胸闷气促，身倦体重，舌质红，苔白而干或黄腻，脉缓滑或细滑。

治法：清热解毒，化痰散结。

方药：清气化痰丸或黄连清喉饮加减。可加黄芩、山慈菇、蚤休、半枝莲散结消积；若痰热征象较著，可加鱼腥草、猫爪草、海浮石清热化痰。

（3）火毒困结

证候：声音嘶哑或失音，喉痛剧，吞咽不利，咽喉有异物感、堵塞感，咳嗽痰稠，痰中带血，呼吸困难，气粗喘鸣。肿物溃烂，覆有秽膜，颈有恶核。伴体质消瘦，饮食难下，睡卧不宁，口干口苦，气息秽臭，便结溺赤，舌质红或红绛，苔黄厚腻，脉弦滑数。

证候分析：肺胃热盛，火毒上攻，故咽喉疼痛；肿块阻塞咽喉，故咽喉有异物感、堵塞感；肿块阻于声门，故声音嘶哑；火毒内困，灼津成痰，损伤脉络，故咳痰带血；热盛肉腐，故肿物如菜花样，表面有污秽腐物；肺胃热盛，胃腑积热，则口干口臭，大便秘结，舌质红或红绛，苔黄厚腻，脉弦滑数。

治法：泻火解毒，化瘀散结。

方药：黄连解毒汤合柴胡清肝饮加减。方中黄芩、栀子、连翘清热解毒；柴胡、当归、川芎、赤芍、地黄疏肝凉血养血；防风、牛蒡子清散邪热；天花粉、甘草清热养阴生津。若热毒盛，加山豆根、夏枯草、马鞭草加强清热解毒泻火之效；若大便秘结，加大黄、玄明粉通便泻热。

4. 外治法

（1）常以金银花、桔梗、玄参、甘草煎水含漱，再用麝香散吹喉。

（2）局部点以消瘤碧玉散。

（3）接受放射治疗者，放疗期间含服铁笛润喉丸，每次3～5丸，每日4～5次，或缓缓含咽喉咽清口服液（或以其颗粒剂型水溶化后缓缓含咽），可以缓解咽喉部的放疗反应。

5. 针灸疗法

（1）体针：主穴取肺俞、风池、天突、哑门；配穴取足三里、合谷；补泻兼施，每日1次，留针30分钟。

（2）耳针：耳穴选肺、大肠、肾上腺。

（3）穴位按摩或穴位注射：取风池、哑门、合谷等，采用按、摩、擦、拿、摇等手法，能起到扶正固本、理气止痛的功效。

耳　菌

耳菌是指发生于耳部的恶性肿瘤，本病不常见，发病的性别差异不明显，多发生于40～60岁，以耳部肿块、疼痛、流污秽脓血、听力下降为主要临床表现，本病类似于西医的外耳道癌（external auditory canal cancer）或中耳癌（cancer of middle ear）。

（一）病因病机

1. 病因　脾胃虚弱，湿浊不化，湿毒困结，血脉瘀阻；脉络瘀阻，肝气郁结，气血凝滞。

2. 病机　耳为肾窍，其病理与禀赋失常及肝肾关系密切，又因耳紧邻脑海，岩病之际，虽常始于肝郁气滞，扰动伏邪，历经肝侮脾土，湿热痰毒积聚，虚火上炎损骨，却往往终于肾阳虚衰，神志错乱。

（二）临床表现

1. 发病特点及主要症状　耳痛剧烈、耳流脓血、耳鸣、听力减退呈渐进性加剧，可出现眩晕、面瘫等症状。

2. 专科检查及主要体征　外耳道见菜花样肿物，或鼓室见赘生物，质脆易出血，常有脓血，耳下或颈部淋巴结肿大，质硬。

3. 特殊检查和（或）实验室检查 颞骨 CT 及 MRI 等影像学检查，有助于确定病变的定位及其浸润范围，依据病理检查可确诊。

（三）诊断与鉴别

1. 诊断要点 依据病史和临床表现，结合影像学检查、病理结果确诊。

2. 鉴别诊断 本病应与耳部良性肿瘤相鉴别，根据上述症状特点及病理组织学结果，可以做出判断。

（四）辨证分析

1. 湿毒困结 脓耳日久，脾气虚弱，或饮食不节，脾胃损伤，湿浊不化，上犯于耳，湿毒困结，血脉瘀阻，结聚成块，骨肉腐烂。

2. 气滞血瘀 脓耳日久，邪毒滞留于耳，气血运行不畅，脉络瘀阻，或情志不遂，肝气郁结，气郁日久，气血凝滞经络，结聚成块。

（五）治疗

1. 治疗原则 早期病例以手术切除加术后放疗治之，晚期病例则采用综合疗法或姑息疗法。与免疫疗法一样，中医药可以作为重要的辅助治疗措施，尤其是在增效减毒方面发挥效用。但在围手术期，特别是在康复期，中医药治疗具有不可替代的作用，不仅有利于促进康复，更能在预防转移与复发方面发挥重要作用。

2. 一般治疗 积极治疗脓耳，戒除挖耳陋习，减少对外耳道的不良刺激；忌吃辛辣之品。

3. 辨证论治

（1）湿毒困结

主证：耳内流脓，缠绵日久，或忽然流脓血腥臭，耳痛不止，耳内闷胀，耳鸣耳聋，头重眩晕。耳内肿物淡红，易出血；舌苔黄腻，脉濡缓。影像学检查可显示耳部骨质破坏。

证候分析：耳内流脓日久不愈，脾胃虚弱，耳窍失养，更兼脾虚水湿不化，湿毒瘀阻困结，脉络阻滞日久而成肿块；湿毒浸渍耳窍，窍内血肉腐烂，故脓血腥臭；肿块阻塞，血脉不通，故耳痛不止、耳内闷胀、耳鸣耳聋；湿浊蒙蔽，则头重眩晕，舌苔黄腻、脉濡缓。

治法：祛湿解毒，化痰散结。

方药：清气化痰丸加减。方中半夏、胆南星、瓜蒌皮、杏仁、陈皮行气化痰散结；枳实消散结聚；茯苓健脾利湿；黄芩清热解毒；可酌加黄芪、党参、白术健脾益气。

（2）气滞血瘀

主证：耳郭痒痛，或耳内胀痛，耳鸣耳聋，甚或头痛剧烈，口眼㖞斜，张口困难。耳内肿物暗红，出血或溃烂流血水，耳下或颈部淋巴结肿大，质硬。舌红或有瘀点，苔微黄，脉弦。

证候分析：肝气郁结，疏泄失常，肝郁气滞，或邪毒滞留耳窍，致气血凝滞成块，血脉不通，清窍失养，或肿块堵塞耳道，气机不利，故耳内胀痛、耳鸣耳聋；若肿块染毒，血肉腐败，则易出血或渗流血水；肿块侵及耳窍脉络，故头痛剧烈、口眼㖞斜、张口困难；肝郁气滞血瘀，故舌红或有瘀点，苔微黄，脉弦。

治法：活血祛瘀，行气散结。

方药：丹栀逍遥散加减。方中柴胡疏肝解郁；当归、白芍补血养肝；茯苓、白术健脾祛湿；薄荷、生姜疏散条达；炙甘草健脾而调和诸药；牡丹皮、栀子清热凉血，祛瘀消肿。

4. 外治法

（1）清洗：彻底清洁外耳道，可用棉签蘸3%过氧化氢，洗净外耳道脓液。

（2）滴耳：合并感染可选用具有清热解毒、消肿止痛、敛湿祛脓作用的滴耳药物，或抗生素类滴耳液。

（3）吹药：选用清热解毒、敛湿祛脓的药物。药粉必须容易溶解吸收，避免妨碍脓液引流。

5. 针灸等中医特色疗法

（1）体针：实证可取听会、阳陵泉、侠溪、外关。

（2）灸法：适用于虚证，选足三里、阳陵泉、脾俞、肾俞、丰隆等，用补法。

1. 耳鼻咽喉头颈部的痰包大致包括哪些？
2. 耳鼻咽喉头颈部瘤病主要包括哪些？
3. 简述颃颡岩的临床表现、诊断要点及鉴别诊断。
4. 简述咽喉菌如何辨证论治。

思维导图二维码

课件二维码

附 录

常 用 方 剂

二画

二陈汤（《太平惠民和剂局方》）：半夏 橘红 白茯苓 甘草 生姜 乌梅

十全大补汤（《太平惠民和剂局方》）：人参 肉桂 川芎 地黄 茯苓 白术 炙甘草 黄芪 白芍 当归

八珍汤（《正体类要》）：当归 川芎 白芍 熟地黄 人参 白术 茯苓 甘草

人参紫金丹（《医宗金鉴》）：人参 丁香 当归 血竭 骨碎补 五味子 甘草 五加皮 没药 茯苓

七厘散（《同寿录》）：血竭 冰片 红花 麝香 乳香 没药 儿茶 朱砂

三画

三甲复脉汤（《温病条辨》）：炙甘草 干地黄 白芍 麦冬 生牡蛎 阿胶 火麻仁 生鳖甲 生龟甲

三拗汤（《太平惠民和剂局方》）：麻黄 杏仁 甘草

大补元煎（《景岳全书》）：人参 炒山药 杜仲 熟地黄 当归 枸杞子 山茱萸 炙甘草

川芎茶调散（《太平惠民和剂局方》）：川芎 荆芥 白芷 羌活 甘草 细辛 防风 薄荷

四画

天麻钩藤饮（《中医内科杂病证治新义》）：天麻 钩藤 生石决明 山栀 黄芩 川牛膝 杜仲 益母草 桑寄生 夜交藤 茯神

五味消毒饮（《医宗金鉴》）：金银花 野菊花 蒲公英 紫花地丁 紫背天葵子

止嗽散（《医学心悟》）：荆芥 桔梗 白前 紫菀 百部 甘草 陈皮

丹栀逍遥散（《内科摘要》）：柴胡 白芍 茯苓 当归 白术 甘草 生姜 薄荷 牡丹皮 栀子

六君子汤（《医学正传》）：人参 白术 茯苓 炙甘草 陈皮 半夏

六味地黄丸（《小儿药证直诀》）：熟地黄 山茱萸 山药 茯苓 泽泻 牡丹皮

六味汤（《喉科秘旨》）：荆芥 防风 桔梗 僵蚕 薄荷 甘草

六神丸（《雷氏方》）：中成药，处方略

五画

玉屏风散（《医方类聚》）：黄芪 白术 防风

正骨紫金丹（《医宗金鉴》）：丁香 木香 血竭 儿茶 熟大黄 红花 当归 莲子 茯苓 牡丹皮 白

芍 甘草

甘露饮（《阎氏小儿方论》）：熟地黄 生地黄 天冬 麦冬 枳壳 生甘草 茵陈 枇杷叶 石斛 黄芩

甘露消毒丹（《医效秘传》）：白豆蔻 藿香 绵茵陈 滑石 木通 石菖蒲 黄芩 川贝母 射干 薄荷 连翘

左归丸（《景岳全书》）：熟地黄 炒山药 山茱萸 枸杞子 川牛膝 制菟丝子 鹿角胶 龟甲胶

右归丸（《景岳全书》）：熟地黄 炒山药 山茱萸 枸杞子 制菟丝子 鹿角胶 当归 杜仲 制附子 肉桂

龙虎二仙汤（《时疫白喉捷要》）：龙胆草 生地黄 生石膏 犀角 牛蒡子 板蓝根 知母 玄参 马勃 木通 黄连 焦栀子 黄芩 僵蚕 大青叶 粳米 甘草

龙胆泻肝汤（《医方集解》）：龙胆草 栀子 黄芩 柴胡 泽泻 木通 车前子 当归 生地黄 甘草

归脾汤（《正体类要》）：人参 炒白术 黄芪 茯神 龙眼肉 当归 远志 炒酸枣仁 木香 炙甘草 生姜 大枣

四君子汤（《太平惠民和剂局方》）：人参 白术 茯苓 甘草

四物汤（《仙授理伤续断秘方》）：当归 熟地黄 白芍 川芎

四物消风饮（《外科证治》）：生地黄 当归 赤芍 川芎 荆芥 薄荷 柴胡 黄芩 生甘草

四黄散（《证治准绳》）：黄连 黄芩 黄柏 大黄 滑石 五倍子

生肌散（《医宗金鉴》）：煅石膏 血竭 乳香 轻粉 冰片

生脉散（《医学启源》）：人参 麦冬 五味子

仙方活命饮（《校注妇人良方》）：穿山甲 天花粉 甘草 乳香 白芷 赤芍 贝母 防风 没药 炒皂角刺 当归尾 陈皮 金银花

半夏白术天麻汤（《医学心悟》）：半夏 白术 天麻 茯苓 陈皮 甘草 生姜 大枣

半夏厚朴汤（《金匮要略》）：半夏 厚朴 茯苓 生姜 苏叶

六画

耳聋左慈丸（《重订广温热论》）：熟地黄 怀山药 山茱萸 牡丹皮 泽泻 茯苓 五味子 磁石 石菖蒲

芎芷散（《仁斋直指方论》）：川芎 白芷 细辛 陈皮 半夏 苍术 厚朴 石菖蒲 木通 肉桂 苏叶 生姜 葱白 甘草

托里消毒散（《外科正宗》）：黄芪 人参 白术 茯苓 甘草 川芎 当归 白芍 金银花 皂角刺 桔梗 白芷

百合固金汤（《医方集解》）：生地黄 熟地黄 麦冬 百合 贝母 当归 白芍 甘草 玄参 桔梗

至宝丹（《太平惠民和剂局方》）：犀角 朱砂 雄黄 玳瑁 琥珀 麝香 冰片 金箔 银箔 牛黄 安息香

血府逐瘀汤（《医林改错》）：当归 生地黄 桃仁 红花 枳壳 赤芍 柴胡 桔梗 川芎 牛膝 甘草

会厌逐瘀汤（《医林改错》）：桃仁 红花 当归 赤芍 柴胡 枳壳 桔梗 生地黄 玄参 甘草

交泰丸（《韩氏医通》）：黄连 肉桂

冰硼散（《外科正宗》）：冰片 硼砂 朱砂 玄明粉

安宫牛黄丸（《温病条辨》）：牛黄 郁金 犀角 黄连 朱砂 栀子 雄黄 黄芩 珍珠 冰片 麝香 金箔衣

导赤散（《小儿药证直诀》）：生地黄 木通 竹叶 生甘草梢

导痰汤（《妇人良方》）：半夏 陈皮 枳实 赤茯苓 甘草 制南星 生姜

如意金黄散（《外科正宗》）：大黄　黄柏　姜黄　白芷　生南星　陈皮　苍术　厚朴　甘草　天花粉

七画

苍耳子散（《重订严氏济生方》）：苍耳子　辛夷花　白芷　薄荷
杞菊地黄丸（《麻疹全书》）：枸杞子　菊花　熟地黄　山茱萸　山药　泽泻　牡丹皮　茯苓
辰砂定痛散（《医宗金鉴》）：朱砂　烧石膏　胡黄连　冰片
辛夷清肺饮（《医宗金鉴》）：辛夷花　石膏　知母　栀子　黄芩　枇杷叶　升麻　百合　麦冬　生甘草
沙参麦冬汤（《温病条辨》）：北沙参　麦冬　玉竹　生甘草　桑叶　生扁豆　天花粉
补中益气汤（《内外伤辨惑论》）：黄芪　人参　白术　炙甘草　当归　陈皮　升麻　柴胡
补阳还五汤（《医林改错》）：黄芪　当归尾　川芎　赤芍　桃仁　红花　地龙

八画

青蛤散（《医宗金鉴》）：青黛　蛤粉　石膏　轻粉　黄柏
青黛散（《赵炳南临床经验集》）：青黛粉　黄柏　滑石粉
肾气丸（《金匮要略》）：干地黄　山药　山茱萸　泽泻　茯苓　牡丹皮　桂枝　炮附子
知柏地黄丸（《医方考》）：熟地黄　山茱萸　怀山药　泽泻　牡丹皮　茯苓　知母　黄柏
泻心汤（《金匮要略》）：大黄　黄芩　黄连
泻白散（《小儿药证直诀》）：桑白皮　地骨皮　甘草　粳米
参附龙牡汤（《世医得效方》）：人参　附子　龙骨　牡蛎
参附汤（《妇人良方》）：人参　附子　生姜　大枣
参苓白术散（《太平惠民和剂局方》）：人参　茯苓　白术　炙甘草　炒扁豆　怀山药　莲子肉　薏苡仁　砂仁　桔梗
细辛膏（《外台秘要》）：细辛　蜀椒　干姜　吴茱萸　皂角刺　附子　猪油

九画

荆防败毒散（《摄生众妙方》）：荆芥　防风　羌活　独活　前胡　桔梗　枳壳　柴胡　川芎　茯苓　甘草
牵正散（《杨氏家藏方》）：白附子　白僵蚕　全蝎
香砂六君子汤（《古今名医方论》）：人参　茯苓　白术　炙甘草　制半夏　陈皮　木香　砂仁
复元活血汤（《医学发明》）：柴胡　瓜蒌根　当归　红花　生甘草　穿山甲　大黄　桃仁
独参汤（《伤寒大全》）：人参
养阴清肺汤（《重楼玉钥》）：玄参　生甘草　白芍　麦冬　生地黄　薄荷　贝母　牡丹皮
活血止痛汤（《外科大成》）：当归　苏木　落得打　川芎　红花　乳香　没药　三七　赤芍　陈皮　地鳖虫　紫金藤
除瘟化毒汤（《白喉治法忌表抉微》）：桑叶　葛根　薄荷　金银花　生地黄　川贝母　枇杷叶　淡竹叶　木通　甘草

十画

桂枝汤（《伤寒论》）：桂枝　白芍　生姜　大枣　炙甘草
桃红四物汤（《医垒元戎》）：桃仁　红花　川芎　当归　熟地黄　白芍
真武汤（《伤寒论》）：附子　茯苓　白术　生姜　白芍
柴胡清肝汤（《医宗金鉴》）：生地黄　当归　赤芍　川芎　柴胡　黄芩　栀子　天花粉　防风　牛蒡子　连

翘 甘草

柴胡疏肝散（《证治准绳》）：柴胡 白芍 枳壳 甘草 香附 川芎 陈皮

逍遥散（《太平惠民和剂局方》）：柴胡 白芍 茯苓 当归 白术 薄荷 生姜 甘草

凉膈散（《太平惠民和剂局方》）：大黄 朴硝 栀子 黄芩 连翘 薄荷 甘草 竹叶 蜜

益气聪明汤（《东垣试效方》）：黄芪 人参 升麻 葛根 蔓荆子 白芍 黄柏 甘草

消风散（《外科正宗》）：荆芥 防风 蝉蜕 牛蒡子 苍术 苦参 木通 石膏 知母 生地黄 当归 胡麻仁 甘草

涤痰汤（《奇效良方》）：制半夏 陈皮 茯苓 甘草 生姜 制南星 枳实 人参 石菖蒲 竹茹

调胃承气汤（《伤寒论》）：大黄 芒硝 甘草

通气散（《医林改错》）：柴胡 香附 川芎

通关散（《丹溪心法附余》）：皂角刺 细辛

通窍汤（《古今医鉴》）：麻黄 白芷 防风 羌活 藁本 细辛 川芎 升麻 葛根 苍术 川椒 甘草

通窍活血汤（《医林改错》）：桃仁 红花 赤芍 川芎 老葱 麝香 红枣 黄酒

桑菊饮（《温病条辨》）：桑叶 菊花 桔梗 连翘 杏仁 薄荷 芦根 甘草

十一画

黄芩汤（《医宗金鉴》）：黄芩 栀子 桑白皮 麦冬 赤芍 桔梗 薄荷 甘草 荆芥穗 连翘

黄连解毒汤（《肘后备急方》，名见《外台秘要》引催氏方）：黄连 黄柏 黄芩 山栀子

黄连膏（《医宗金鉴》）：黄连 当归尾 黄柏 生地黄 姜黄 麻油 黄蜡

萆薢渗湿汤（《疡科心得集》）：萆薢 薏苡仁 黄柏 赤茯苓 牡丹皮 泽泻 滑石 通草

硇砂散（《外科正宗》）：硇砂 轻粉 冰片 雄黄

银花解毒汤（《疡科心得集》）：金银花 连翘 紫花地丁 犀角 赤茯苓 牡丹皮 黄连 夏枯草

银翘散（《温病条辨》）：金银花 连翘 薄荷 淡豆豉 荆芥穗 牛蒡子 桔梗 甘草 淡竹叶 芦根

麻杏甘石汤（《伤寒论》）：麻黄 杏仁 石膏 甘草

羚角钩藤汤（《通俗伤寒论》）：羚羊角 桑叶 贝母 生地黄 钩藤 菊花 茯神 生白芍 生甘草 竹茹

清气化痰丸（《医方考》）：陈皮 制半夏 杏仁 枳实 黄芩 瓜蒌仁 茯苓 胆南星

清营汤（《温病条辨》）：犀角 生地黄 玄参 竹叶心 麦冬 丹参 黄连 金银花 连翘

清胃散（《兰室秘藏》）：当归身 生地黄 牡丹皮 升麻 黄连

清咽利膈汤（《外科正宗》）：连翘 栀子 黄芩 薄荷 牛蒡子 防风 荆芥 玄明粉 金银花 玄参 大黄 桔梗 黄连 甘草

清瘟败毒散（《疫疹一得》）：石膏 生地黄 玄参 竹叶 犀角 黄连 栀子 桔梗 黄芩 知母 赤芍 连翘 牡丹皮 甘草

清燥救肺汤（《医门法律》）：冬桑叶 石膏 胡麻仁 麦冬 阿胶 人参 甘草 杏仁 枇杷叶

十二画

越鞠丸（《丹溪心法》）：苍术 香附 川芎 神曲 栀子

雄黄解毒丸（《丹溪心法》）：雄黄 郁金 巴豆霜

紫金锭（《百一选方》）：山慈菇 五倍子 千金子仁 红芽大戟 麝香

紫雪丹（《千金翼方》）：石膏 寒水石 滑石 磁石 犀角 羚羊角 青木香 沉香 玄参 升麻 炙甘草 丁香 朴硝 硝石 麝香 朱砂 黄金

普济消毒饮（《东垣试效方》）：黄芩 黄连 陈皮 甘草 玄参 柴胡 桔梗 连翘 板蓝根 马勃 牛蒡子 薄荷 僵蚕 升麻

温肺止流丹（《辨证录》）：人参 荆芥 细辛 诃子 甘草 桔梗 石首鱼脑骨

犀角地黄汤（《小品方》，录自《外台秘要》）：犀角 生地黄 赤芍 牡丹皮

疏风清热汤（《中医喉科学讲义》）：金银花 连翘 荆芥 防风 牛蒡子 甘草 黄芩 桑白皮 赤芍 桔梗 天花粉 玄参 浙贝母

十三画

蒙龙汤（《医醇賸义》）：藕节 白茅根 薄荷炭 黑荆芥 牛膝 牡丹皮 牡蛎 羚羊角 夏枯草 青黛 石斛 麦冬 川贝母 南沙参 茜草根

十四画

碧云散（《医宗金鉴》）：鹅不食草 川芎 细辛 辛夷 青黛

蔓荆子散（《东垣十书》）：蔓荆子 生地黄 赤芍 甘菊花 桑白皮 木通 麦冬 升麻 前胡 炙甘草 赤茯苓

二十一画

麝香散（《喉症全科紫珍集》）：麝香 冰片 黄连